KB271722

마니봉 요법 치료사례 모음집

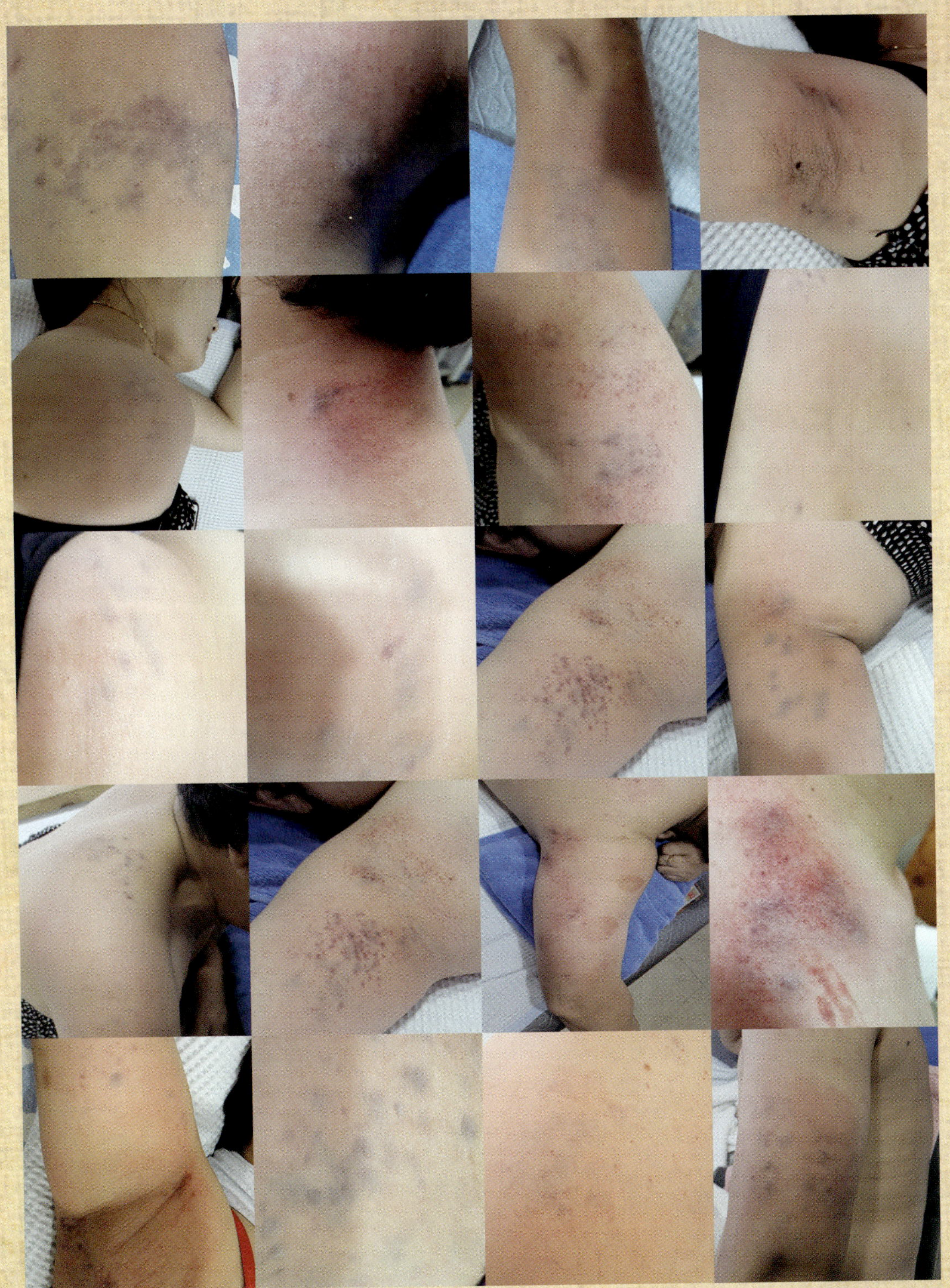

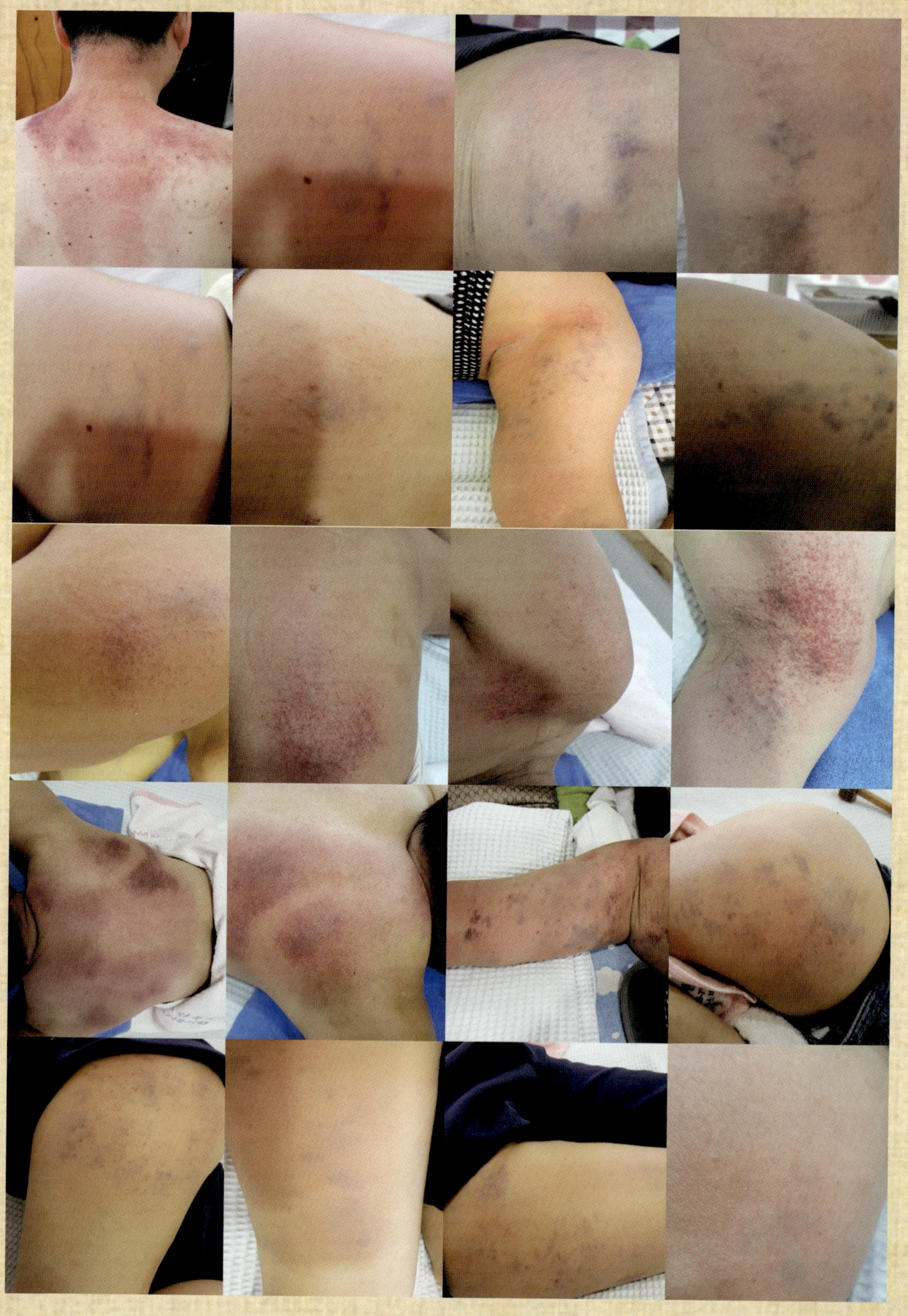

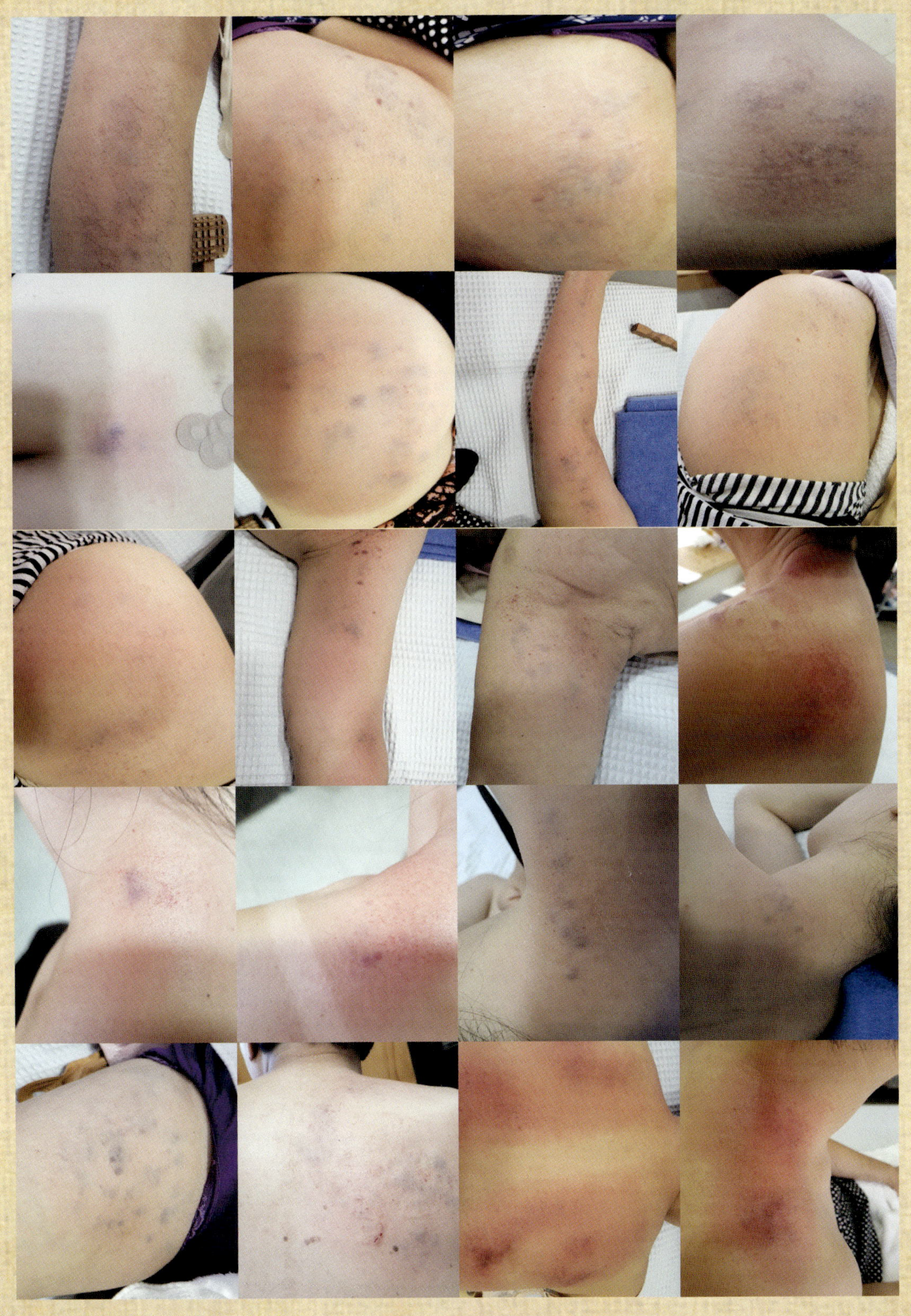

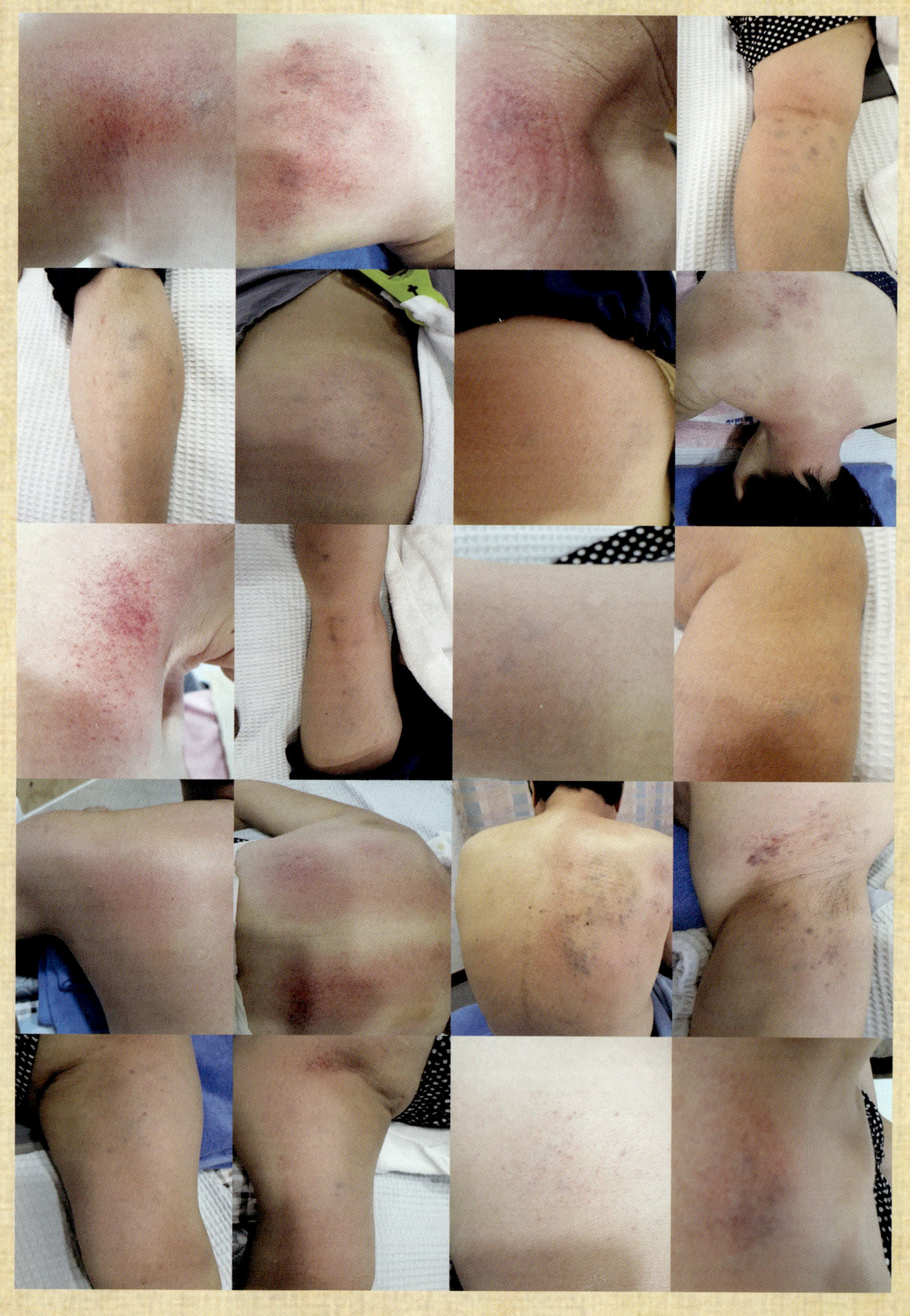

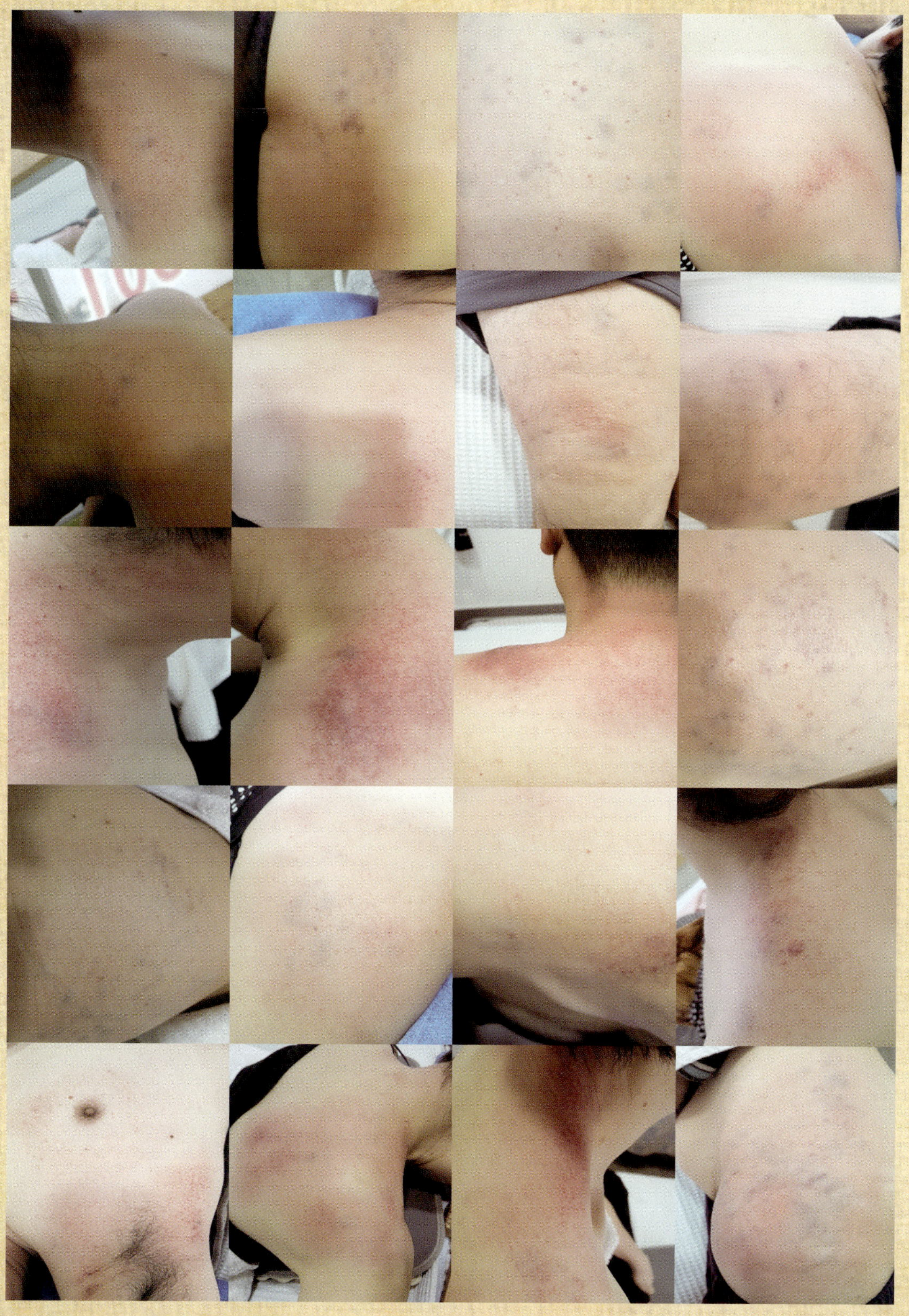

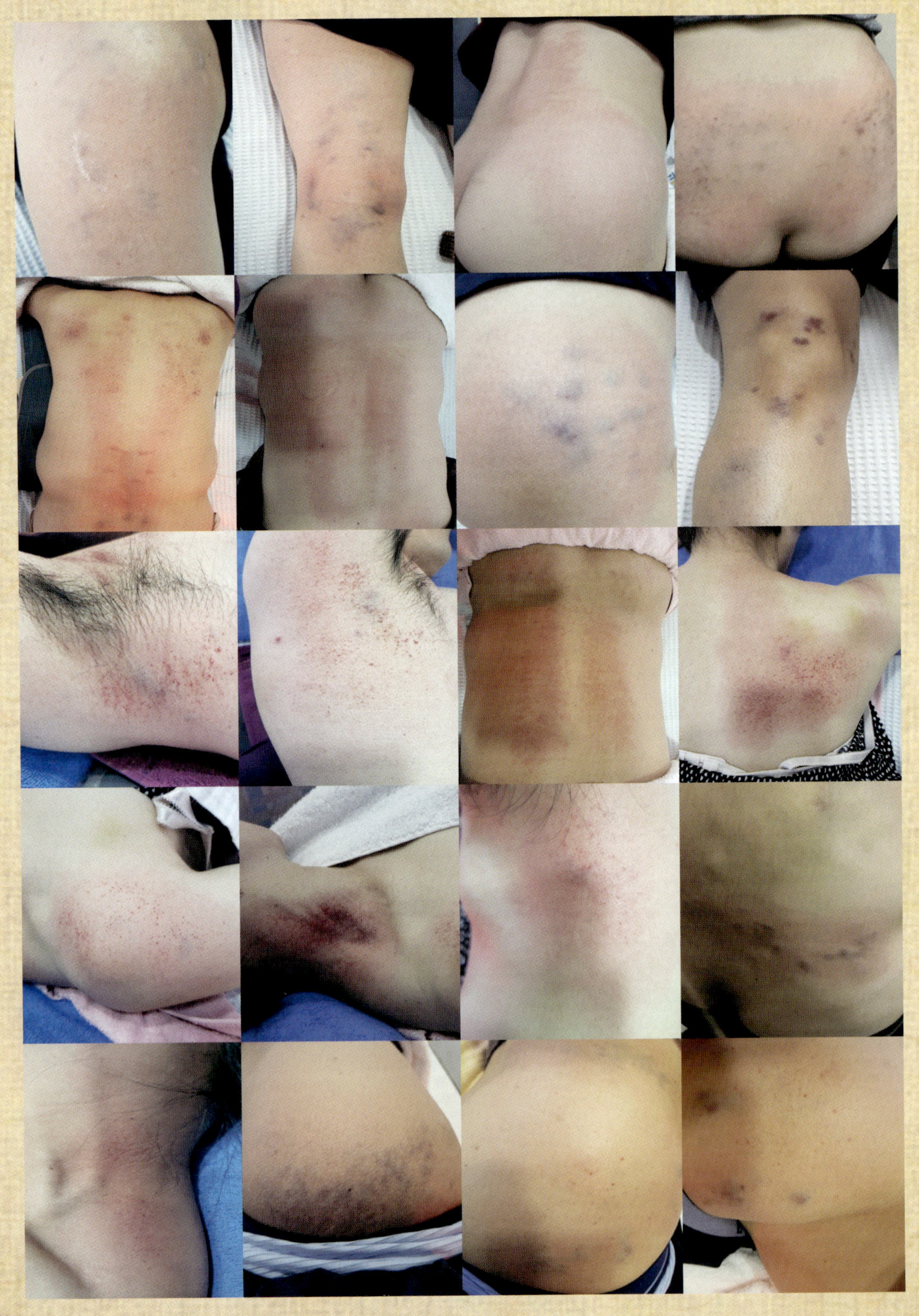

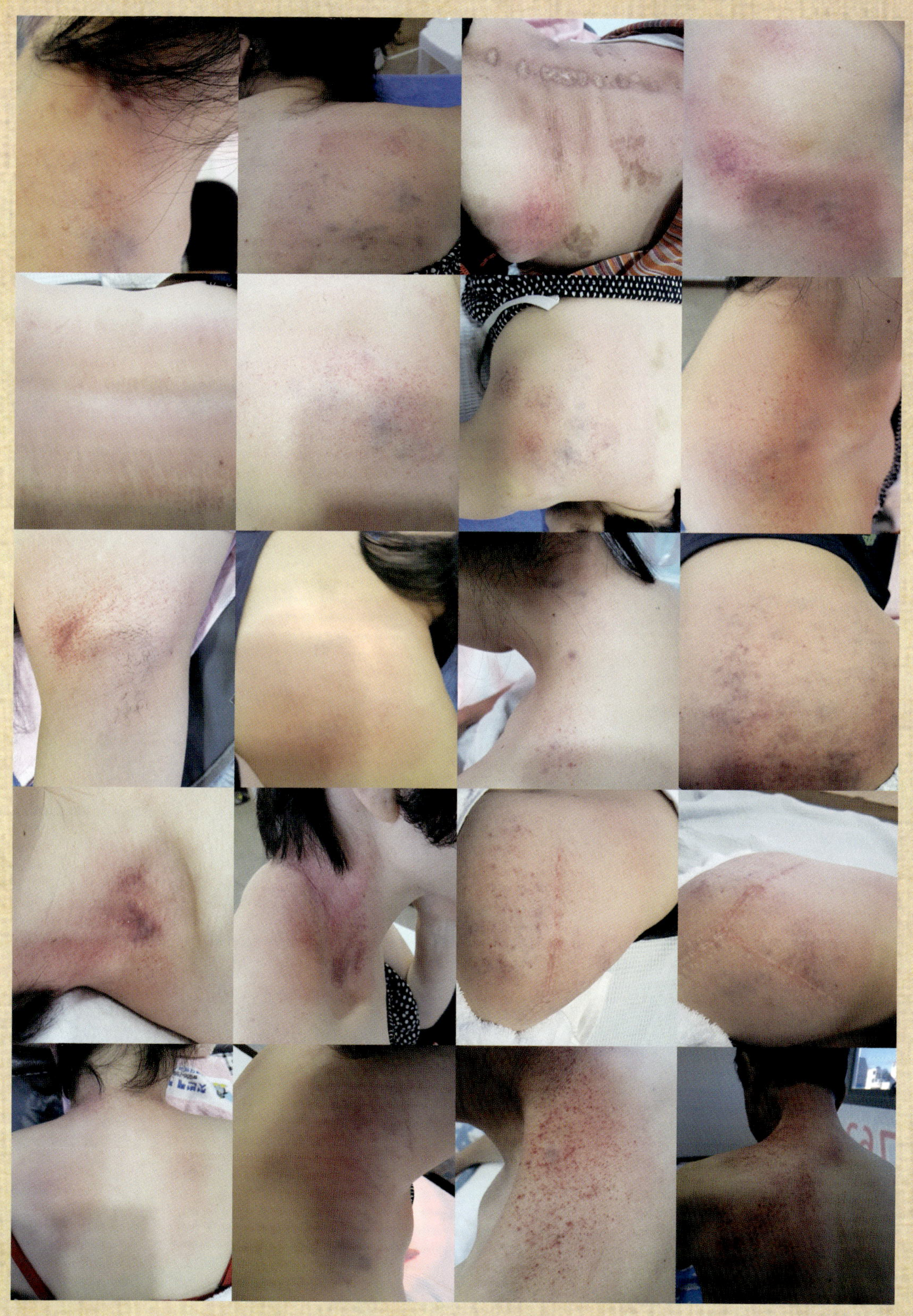

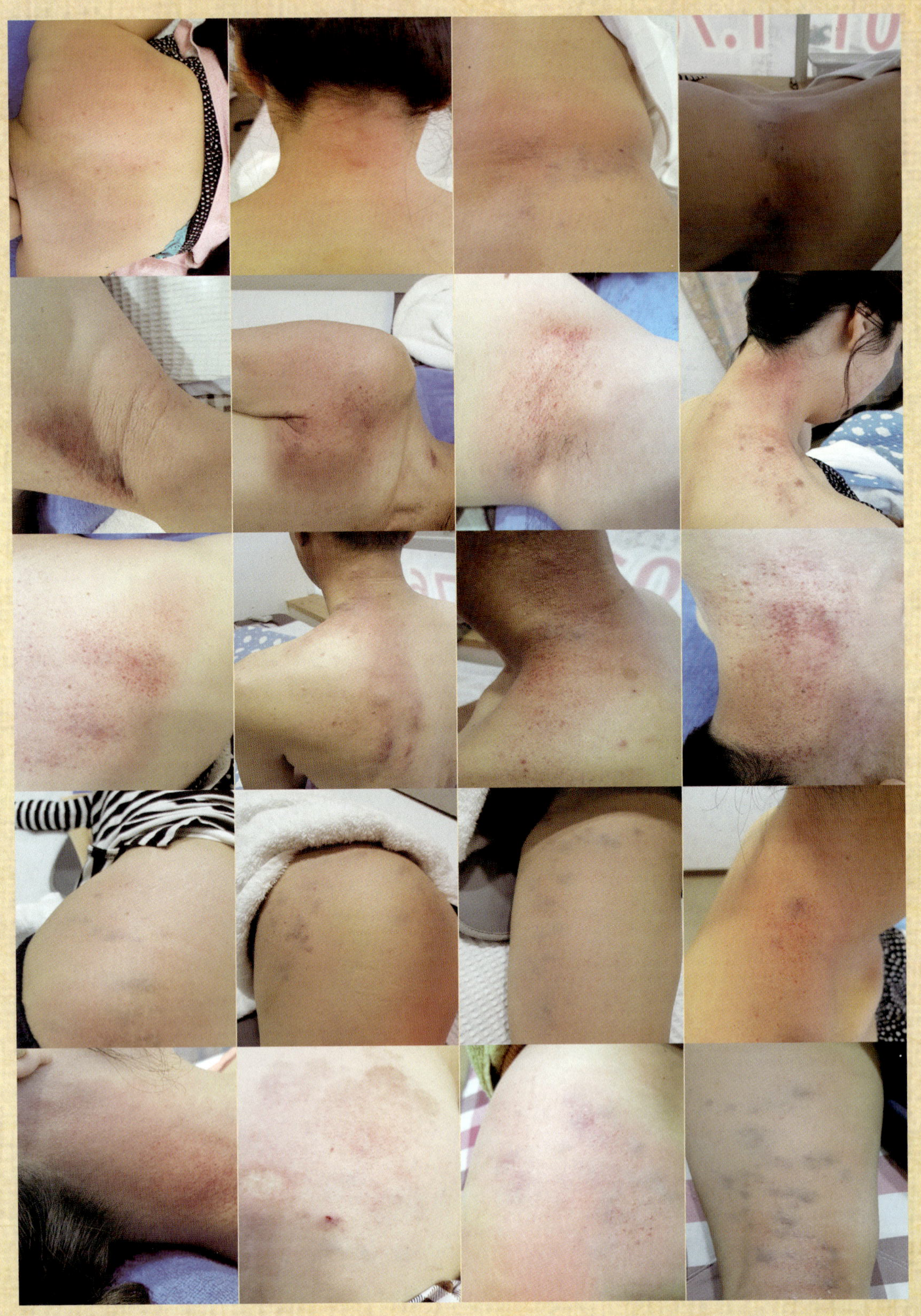

마니봉 요법

마니봉 요법

강석만 지음

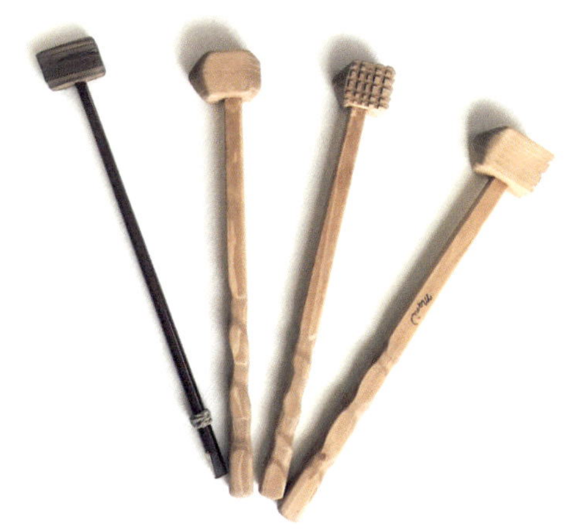

집사재

마니봉 요법

초판 1쇄 인쇄 / 2018년 1월 5일
초판 1쇄 발행 / 2018년 1월 10일

지 은 이 강석만
기   획 (주)엔터스코리아
발 행 인 최화숙
편 집 인 유창언
발 행 처 집사재

등록번호 제1994-000059호
출판등록 1994. 06. 09.

주   소 서울시 마포구 월드컵로8길 72, 3층-301호(서교동)
전   화 02)335-7353~4
팩   스 02)325-4305
이 메 일 pub95@hanmail.net/pub95@naver.com

I S B N 978-89-5775-181-7 13510
값 22,000원

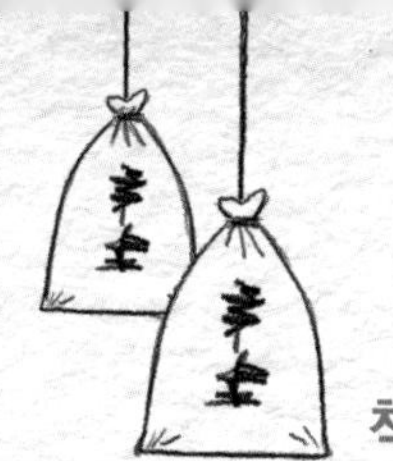

나는 반했다.

20여 년이 넘게 수많은 환자들을 접하면서 경험한 많은 치료법 중에 이토록 탁월한 치료법이 있었던가?

이론 근거가 명확하고 사용법이 간단할뿐더러 누구나 쉽게 배울 수도 있고 수많은 질병에 응용범위가 넓으며 그 효과 또한 빠르며 비용이 거의 들지 않고 병의 예방과 치료, 나아가서 확실한 건강회복에 기여를 할 수 있다는 확신이 드는 순간!!

잠시도 머뭇거림이 없이 바로 원고를 써내려갔다.

사실 마니봉 요법은 그 모태가 꽈사(괄사)요법이다.

꽈사(괄사)요법이라 함은?

刮은 긁을 괄, 깎을 괄로 풀이되며, 즉 긁는다는 의미이고 痧는 괴질사, 병사로 풀이되며 몸의 피부를 도구로 긁어서 병독을 모래알처럼 긁어낸다는 의미를 내포한다. 아마도 한의원을 비롯한 병의원에서 시술한 경험이 있으신 분도 가끔 있었을 것이다.

이러한 꽈사요법은 한의학의 원전이라 불리는 '황제내경'에도 소개가 되어 있기도 하고 고대 티벳에서 전해져 내려온 민간요법 중에 하나로도 많이 알려져 있다. 티벳뿐 아니라 꽈사요법은 중국, 몽고, 대만 등 아시아권 일부 지역에서는 보편화되어 있는 한방치료법 중에 하나로 질병의 근본을 잡고 자가치유능력을 키워주는 데 탁월한 것으로 인정되어 중국에서는 많은 곳에서 꽈사요법을 이용한 치료가 행해지고 있다.

이에 비하여 마니봉 요법은 꽈사요법의 오랜 경험과 이론을 토대로 하여 단순히 피부를 긁어서 치료하는데 그치지 않고 봉으로 병소 부위를 타봉을 하여 피부 깊숙한 곳의 어혈과 독소를 뽑아냄으로써 병의 뿌리를 근본적으로 해소함을 그 목적으로 하여 개발된 것이라 하겠다.

오랜 고민 끝에 팔과 손아귀의 힘을 낭비 없이 봉 끝으로 모아 그 기능을 나름 향상시킨 도구를 만들게 되었는데 이 마니봉은 편백공예 장인으로 알려진 분께 의뢰하여 일일이 수작업을 통하여 편백나무로 제작되어진다.

마니봉 요법은 기존의 꽈사요법을 계승하고 창의적으로 발전시켜 우리 한의학의 치료법 중에 하나로 알려지게 하여 세계 여러 나라로 보급하는데 그 의미와 가치를 두고자 한다.

또한 특별한 전문 지식이 없더라도 질병을 쉽고 편하게 치료하는데 도움을 줄 뿐만 아니라 일상에서 자주 발생할 수 있는 가벼운 통증들은 신속히 해결을 할 수 있는 장점이 있기에 마니봉 요법을 국민의 신체 건강을 위하여 많은 지역의 사람들에게 널리 보급되게 하는 것이 나의 작은 바램이기도 하다.

이 책은 마니봉 요법의 기본 원리는 물론 다양한 질환에 쉽게 활용할 수 있는 방법들을 상세히 설명해 놓았기에 잘 활용하게 되면 예전의 건강한 모습으로 분명 되돌아갈 것이다.

2017. 12.

강석만

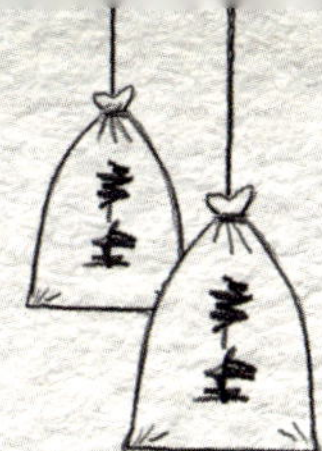

차례

1장
마니봉 요법

일러두기
마니봉으로 타봉하는 부위는 좌우 동일하게 하면 된다.

1. 마니봉 요법이란?

수천 년 동안 중국의 민간에서 전해 내려온 꽈사(괄사)요법을 오랜 시간의 경험을 바탕으로 좀 더 창조적 모델로 변형 발전시킨 마니봉 요법은 꽈사요법처럼 피부를 긁는 것이 아닌 타봉하는 방법으로 부작용 없이 근골격계 질환뿐만 아니라 내과 등 다양한 만성질환을 예방하고 치료하는 방법이라 할 수 있다.

근육통처럼 단순하고 가벼운 질환은 의학적 지식이 없어도 누구나 쉽게 배워서 사용할 수 있는데 많은 사람들이 처음 접할 때 그 효과에 무척 신기해 한다. 마니봉의 치료효과를 스스로 체험한 후에는 마니봉에 매료되어 건강이 좋지 않거나 몸이 불편한 가족이나 주변에 이 신기한 치료방법을 소개하고 널리 알리는 경우를 자주 보게 된다.

우리의 한의학은 천지인의 기운을 음양오행 이론으로 풀어서 인체 내의 기혈의 조화를 통해 질병을 치료한다.

음양오행론에 기초한 경락론과 장상론을 위주로 기운과 혈액 및 체액의 원활한 소통을 통해 인체가 자연치유력을 최대한 발휘하도록 하는 것이 필요하고 우

리 몸의 머리끝에서 발끝까지 흐르는 12개의 경락은 기혈의 통로로써 인체의 내,
외부를 연결하는 연결망으로 질병의 예방과 치료에 매우 중요한 역할을 한다.

　환자의 병소와 체질을 감안하여 경락 위주와 근육의 불균형을 쫓아 마니봉 요
법을 시행하게 되면 인체의 혈액순환을 개선시키고, 세포대사를 촉진하여 통증
을 완화시킬 수 있다. 그 외에도 인체의 면역력을 증강시켜 질병에 대한 치료 및
예방효과가 있으며 이는 한의학의 중요한 치료 관점이며 마니봉 요법의 치료 원
리도 여기서 출발한다고 볼 수 있다.

2. 마니봉 요법의 치료원리

마니봉을 통한 치료의 원리는 피부 체표맥락에 30~60분 정도 타봉을 통하여 반복해서 자극을 주게 되면 피부 아래의 조직이 자연적으로 자극을 받게 되고 이때 혈관과 신경세포, 임파선, 땀샘 등의 부위에 피하 출혈이 일어나게 된다. 그렇기 때문에 혈관 속에 있던 어혈이 열이 나면서 풀리게 되고 사기邪氣(나쁜 기운)는 빠져나가게 된다.

즉, 몸 안에 침체되어 있는 어혈과 노폐물이 타봉에 의해 표피층으로 끌어 올려져 수분대사를 통해 자연스럽게 소변으로 배출되어 몸 안의 혈액이 맑아지면서 기혈이 활성화되는 원리이다.

이때 혈액의 순환 개선, 신진대사 촉진이 이루어지고 면역성이 높아지면서 질병의 치료효과가 생기는 것이다.

즉, 이러한 시술을 통하여 정기(正氣)를 보호할 뿐 아니라 사기(邪氣)를 내쫓아 뭉친독(瘀毒)을 배설하게 하고 열을 쫓아내며 경기(驚氣)를 풀고 기혈을 뚫어 정신을 맑게 하고 혈의 순환을 촉진시키게 되는 것이다.

또한 산소와 영양공급을 원활하게 하여 몸속에 잠자고 있는 항체 기능을 최대한 발휘할 수 있도록 도와주게 됨으로써 인체의 면역 기능은 절로 강화되게 되는 것이다.

타봉을 통한 치유의 경험을 하게 되면 우리 몸엔 한 점의 긴장도, 탁한 울혈도 없어짐을 느낄 수 있다.

모든 기혈이 잘 풀려서 개울물이 좔좔 흐르는 것처럼 기분이 상쾌해지며 마치 인간들의 고된 하루를 소리 없이 위로하고 치유해짐을 온몸으로 경험하게 될 것이다.

3. 마니봉 요법이 왜 필요한가!

　최근 증상은 있으나 병명이 없는 사람들이 늘고 있다. 운동부족, 혈액순환의 문제, 스트레스 등 많은 질병들이 현대의학으로도 고쳐내지 못하는 경우가 늘고 있으며 때문에 자가치유능력, 자연치유법 등에 대한 관심이 점점 높아지는 것도 분명한 사실이다.

　예로부터 우리는 질병과의 싸움에서 오랫동안의 노력에 의해 자연발생적으로 여러 치유법들이 개발되어 왔었다.

　몸이 약간 찌뿌듯하거나 또 아플 경우에 자신도 모르게 벽에 문대거나 자신의 손으로 긁는 그러한 외부적인 자극을 통해 본능적으로 치유하려는 행동을 하게 되는데 이것은 인간이든 짐승이든 다 가지고 있는 본능적인 치료방법들이다. 이 외에도 엄마의 따뜻한 약손, 산속에서 나무에 기대어 등을 두드리거나 해서 자극을 주기도 하는데 이 또한 우리 몸의 자가치유능력을 이용하여 아픈 부위를 회복시키게 되는 다양한 방법들 중에 하나인 것이다.

　우리 몸은 아픈 부위를 연속적으로 반복하여 자극하게 되면 어혈이 풀리고 병을 일으키는 독소가 빠지게 되고 말초신경 또는 감수 기관의 활동이 활발해지면서 신체 기능이 정상적으로 회복되게 되는데 이때 마니봉을 이용하여 두드리는 치료법을 활용하게 되면 깊은 층에 쌓여 있는 어혈을 끌어올리기에 가장 효과가 있게 된다. 즉, 통증과 질병의 원인이 되는 어혈과 노폐물들이 타봉에 의해 표피층으로 끌어올려지게 되면서 모두 소변으로 배출이 되는 것이다.

이러한 우리 몸의 불필요한 찌꺼기가 배출되면 체내의 환경이 맑아지면서 각종 통증뿐만 아니라 공황장애를 비롯한 스트레스, 화병, 우울증, 조울증 등의 정신질환에도 뚜렷한 효과를 낼 수가 있게 되는 것이다.

4. 어혈이 우리 몸에 심각한 질병을 유발하는 이유가 뭘까?

우리 몸은 작은 세포로 이루어진 집합체로 영양물질을 잘 공급받아야 건강할 수 있다. 그런데 어혈로 인해 세포들이 영양물질을 잘 공급받지 못하고 세포 자체가 온전하게 구성되지 못하면 통증과 질병이 발생하게 된다. 또 해부학적으로 볼 때 정맥, 신경, 림프절은 모두 연결되어 있는데 정맥혈이 뭉치면 림프를 눌러서 면역력이 떨어지고 쉽게 붓거나 살이 찌면서 당뇨병, 고지혈증, 고혈압 등의 성인병들이 찾아오게 된다.

마니봉 요법을 통한 어혈치료는 나이와 상관없이 여러 만성 통증으로 고생하시는 많은 분들에게 만족스러운 치료효과를 줄 수가 있다. 특히 서양의학에서 포기한 통증치료 등은 마니봉 요법을 통해 어혈을 모두 풀어 완치를 경험한 환자가 점점 늘고 있다.

또 척추를 타고 흐르는 자율신경계에 의해서 움직이는 내장기관들 또한 어혈로 막혀 있으면 안 좋을 수밖에 없고 치료효과 또한 일시적인 경우가 많은데 척추의 어혈을 풀어냄으로써 소화 기능과 심장 기능 등이 좋아지면서 오랫동안 복용해온 당뇨약, 혈압약 등을 끊게 되는 것이다.

즉, 어혈을 풀어내야 내적 치유력이 채워지게 된다.

어혈이 많고 통증 부위가 많을수록 치료과정이 아프기도 하지만 꾸준히 타봉을 하게 되면 눈에 띄게 호전되어 가는 것을 체험할 수가 있다.

5. 어혈 증상으로 본 자가진단

아래의 증상이 3개 이상이 있는 사람은 마니봉 치료를 권한다!

◎ 피부가 거칠어지고 기미와 다크서클이 생긴다.

◎ 설사, 변비, 치질이 있거나 변이 검고 배변 후에도 시원치 않다.

◎ 눈이 쉽게 충혈된다.

◎ 이유 없이 피곤하고 나른하다.

◎ 혀 밑의 정맥에 울혈이 있다.

◎ 뒷목이 당기거나 묵직하다.

◎ 두통이 잦다.

◎ 손발이 저리고 어지러움이 있다(철분보충제의 섭취로도 소용이 없다).

◎ 만성 소화불량 증세가 있다.

◎ 대변 시 출혈이 있다.

◎ 피부에 멍이 쉽게 들고 잇몸이나 코에서 피가 나는 경우가 잦다.

◎ 옆구리에 통증이 있고 묵직하다.

◯ 숨이 자주 찬다.

◯ 날씨가 궂으면 과거의 상처 부위가 쑤시고 시려온다.

◯ 구취가 심하다.

◯ 객혈이 있다.

◯ 가벼운 운동 후에도 근육의 피로가 잘 풀리지 않고 담이 쉽게 든다.

◯ 집중이 잘 안 되고 기억력이 떨어진다.

◯ 정신이 혼미하거나 의식이 없어질 때가 있다.

◯ 우울감이 잦다.

◯ 매사에 의욕이 없고 자신감이 떨어진다.

2장

마니봉 요법의
뛰어난 시술의 효과와
우리 몸에 미치는 영향

1. 혈액순환을 원활하게 하여 막힌 곳을 뚫어 준다

마니봉을 통하면 병변 조직의 혈액순환이 회복되고 내분비액을 촉진시켜 조직과 세포의 영양 및 산소의 공급이 증가되면서 자연 건강이 회복된다. 혈액은 혈관이라는 폐쇄적 공간의 액체이고 여기에 마니봉으로 일정한 압력을 가하면 그 압력이 각 부분에 동일한 강도로 고루 영향을 주게 되고 이 자극을 되풀이함으로써 혈액순환이 왕성해지면서 자극 부위에 정체되어 있던 노폐물은 신속히 정맥으로 흡수가 되어 신진대사가 활발해지게 된다.

그러므로 혈액 장애에 기인한 여러 가지 질병들이 마니봉 요법으로 호전되어 노화방지와 함께 각 부위의 혈액순환도 좋아져 건강증진에 큰 효과가 있는 것이다.

피하 정맥에 있어서도 정맥이 압박을 받아서 정맥 흐름을 촉진하게 되면 모세혈관까지 혈액이 왕성하게 된다. 때문에 염증성 산출물이나 울혈은 사라지게 된다.

타봉 후 정맥혈을 검사해 보면 적혈구는 별로 증가하지 않으나 백혈구는 많이 증가하는 것을 알 수 있다. 백혈구가 많이 증가하면 자연적으로 외부 질병에 대한 저항력이 높아진다는 것을 의미한다.

2. 뭉친 근육들을 이완시켜 소통이 잘 되도록 한다

근육은 수축과 이완을 통해 인체를 자연스럽게 활동하게 하는 역할을 한다. 근육에는 골격근, 평활근, 심근의 3종류가 있다.

골격근이란 뼈에 붙은 근육을 말하는데 이 근육들의 수축과 이완으로 신체의 운동이 일어나며 어느 정도 자유 의지로 움직일 수 있으며 수의근이라 한다.

평활근이란 소화기나 호흡기 등의 내부 기관의 벽을 이루는 불수의근으로 내장근이라고도 한다. 그 움직임은 자율신경과 호르몬에 의해 조절되어 골격근보다는 천천히 지속적인 수축을 행하는 것이 특징이다.

심근이란 심장의 벽을 이루는 근육으로 자율적인 수축을 하며 골격근과 평활근 양쪽의 특징을 모두 가지고 있다. 만약 근육의 이상으로 세포조직의 신진대사가 활발하지 못하면 그 부위에 노폐물이 정체되고 세포의 활력이 감퇴되게 된다.

따라서 몸의 건강, 즉 피부, 신경, 혈관 등의 건강을 유지하기 위하여 무엇보다 근육의 이상을 조절해야 하는데 근육 자체에 마니봉으로 타봉을 하게 되면 그것을 지배하는 신경부를 자극함으로써 경결, 위축된 부위들이 이완되어 신속하게 회복된다.

타봉을 통하여 몸에서 나오는 노폐물 등의 나쁜 물질이 제거가 되고 새로운 혈액이 들어오기 때문에 근육 내의 물질대사가 활발해지면서 영양도 좋아지고 그 작용과 수축력도 증진이 되어 근육에 누적되어 쌓인 피로가 회복되는 것이다.

3. 기氣와 혈血이 막힌 곳을 뚫어주어 각종 근육의 통증을 해소시킨다

맑은 피는 건강 그 자체이다. 피가 맑지 못하면 동맥에 지방과 이물질이 쌓여 중풍(뇌경색, 뇌출혈), 심장마비, 동맥경화, 당뇨 등의 성인병의 원인이 되고 또한 근육층에 어혈이 모이면 근육의 탄력을 잃어 각종 통증의 원인이 된다. 그래서 근육통증의 원인이 되는 어혈을 마니봉을 통하여 제거함으로써 견비통(오십견), 무릎통증, 좌골신경통, 척추측만증, 협착증, 퇴행성관절, 디스크, 교통사고 후유증 및 각종 통증에 큰 효과가 있게 되는 것이다.

또한 서양의학에서는 거의 치료가 불가한 섬유근육통(fibromylgia)이나 알츠하이머 치료에도 놀랄 만큼 효과적이다.

 # 내장 기관이 튼튼해져 다양한 만성 질병에 탁월한 예방 및 치료효과를 기대할 수 있다

마니봉 요법은 놀랍게도 속병(5장 6부)을 타봉을 통해 밖에서 치료할 수가 있다. 체표의 경혈을 자극하여 내장의 병을 고치는 것은 오래전부터 체계화되어 왔다. 내장에 문제가 생기면 신경세포에 이상흥분을 일으켜 동일 척추 분절에서 피부 세포에 흥분이 전달되고 그 신경이 분포하는 곳에 몇 가지 현상이 나타날 수 있는데 압통, 근육경결, 혈관 수축에 의한 냉감, 지각과민, 발한 등의 현상이다. 이러한 현상은 반응점이자 치료점이 되게 된다. 복부의 장기는 복벽의 어떤 외부 압력에라도 쉽게 영향을 받게 되는데 마니봉을 사용하여 복부에 응용하게 되면 소장 기능이 활성화되어 연동운동을 촉진시킬 뿐 아니라 대장으로부터 가스와 체변 및 숙변의 배설 등을 촉진하게 된다.

5. 피부미용과 체중조절에 탁월하다

마니봉 요법은 시술할 때 일차적으로 피부와 제일 먼저 접촉하게 된다. 그러면 반사적으로 피부의 혈관이 확장되고 피부에 충혈이 발생하게 되고 피의 흐름도 증가하고 신진대사의 활동이 왕성해진다. 따라서 피부 조직이 늘어남과 동시에 온도가 올라가기 때문에 체온 조절이 가능해지고 피부 역시 건강해지기 때문에 외부의 유해물질에 저항력이 강해지며 땀샘의 기능과 호흡도 왕성해진다.

인체의 피부는 많은 혈관, 림프관, 땀샘과 피지선을 가지고 있다. 이러한 기관들은 인체의 각종 대사에 참여하며 체내의 온도를 조절하고 피하조직을 보호하는 기능을 가지고 있다. 때문에 타봉으로 피부의 표피층에 직접 영향을 주게 되면 땀샘의 기능을 개선시키고 지방분비물도 제거하게 된다. 또한 피지선의 분비물을 원활하게 함으로써 피부를 윤택하게 하여 피부 조직의 지방을 감소시키고 대사를 촉진시켜 비만 감소에도 도움을 준다. 또한 피부 조직의 유착이 반흔 조직에 형성되면 마찰운동과 타봉으로 인하여 신장력이 커지면서 기계적으로 유착 조직을 늦추고 반흔 조직을 부드럽게 만들어 더 좋은 피부미용 효과를 얻을 수 있다.

3장
다양하게 활용되는
타봉을 통한
근육의 자극 기법

1. 마니봉 요법의 시술 방법

　보통 마니봉 요법은 시술 후 1주일 이내에 독소로 올라온 부위가 소실되는데 통상적으로 같은 부위일 경우에는 1회 실시 후 5~7일 정도 경과 후에 다시 실시하는 것이 효과적이다. 흔히 신경성 통증은 신경에 의해 지배되는 모든 표적 구조물, 즉 관절, 근육 그리고 이들의 결체조직 부착부에 영향을 미친다. 통증은 일차적으로 근육, 건 또는 관절 등에 나타나며 정도의 차이는 있지만 모든 표적 구조물이 영향을 받는다. 이러한 모든 구조물에 통증을 일으키는 공통 요소는 근육의 단축이다. 근육의 단축은 근육 내 통증성 발통점이 풀리게 되면 근육이건 건이건 관절이건 관계없이 반드시 통증은 완화된다. 그러므로 마니봉을 이용하면 근육의 어느 부위이건 자극이 주어진 부위에 이완은 일어난다.

　그러나 가장 효과적으로 이완시킬 수 있는 부위는 근육의 통증과 압통이 있는 부위이다. 그리고 통증 부위가 적은 경우는 수일 간격으로 여러 번 치료하면 통증은 해결되고, 만성적으로 섬유화된 상태에 대해서는 자극을 더 많이 하거나 더 자주 치료할 필요가 있다. 근육의 단축된 정도가 뼈처럼 딱딱해져서 일반적인 자극이 인접 부위까지 도달할 수 없는 경우가 있을 때에는 타봉의 강도를 높여야 한다. 근육의 단축이 관련되어 있는 신경병성 통증에서는 근육의 단축을 풀어주면 대체로 통증도 경감된다. 이와 같이 단순한 방법으로 효과를 볼 수 있는 것이 바로 근육자극기법이다.

2. 마니봉 시술 시 유의사항

- 시술 후 20~30분 정도 편안한 자세로 누워서 휴식을 취한다. 쉬는 동안 침시술을 하게 되면 보다 효과적이다.

- 피로가 심한 상태라든가, 극도로 과로한 상태 혹은 술을 먹은 상태 또는 배가 심하게 고프거나 부른 상태는 피한다.

- 시술을 하고 난 후에는 타봉 부위에 짙은 검붉은 색의 어혈 및 독소들이 피부로 올라오게 되는데 이러한 독소와 어혈은 수분대사로 1주일 내에 대부분 말끔히 사라지게 되며 치료가 끝나게 되면 신기하게도 타봉 후 더 이상의 독소는 올라오지 않는다. 즉, 치료가 되었음을 의미하는 것이다.

- 중풍 후유증이나 체질이 약한 사람이나 나이가 많은 분들은 안정을 취한 다음 시술을 해 주는 것이 좋다.

- 시술 후에는 여러 가지 약재가 들어간 노폐물을 걷어내고 피를 맑게 하는 탕약인 청혈축어탕을 복용하는 것이 좋고 탕약이 없을 때는 홍차, 생강차, 파뿌리나 귤껍질을 다린 차나 따뜻한 물을 200~300cc 정도 충분히 마시면 좋다.

왜냐하면 혈액을 증가시키면서 올라온 사기邪氣(나쁜 기운)가 소변으로 원활하게 빠

져 나갈 수 있게 이뇨작용을 도와주기 때문이다.

3. 타봉의 여러 가지 경우

1) 타봉을 해서는 안 되는 경우

- 중독성 질환 : 뱀에 물렸거나 독이 있는 벌레에 물렸을 경우
- 정맥혈전 : 정맥염, 동맥류
- 급성염증 : 맹장염, 복막염
- 세균성 질병 : 매독, 임질, 결핵 등
- 심각한 악성종양
- 법정 전염병 : 콜레라, 장티푸스 등
- 주요 기관의 중증 질환 등

2) 세밀하게 관찰해서 타봉할 필요가 있는 경우

- 아주 심한 동맥경화증
- 급성 뇌출혈
- 골절, 탈구
- 피부발진
- 임신의 경우 등

# 4. 우리 몸의 전체를 시술 시 마니봉 요법이 가져다주는 다양한 효과들

우리 몸 전체를 타봉을 하게 되면 피부, 근육, 관절, 신경, 혈관 등에 대해서 직접적인 영향을 끼쳐서 혈액의 순환을 좋게 하고 더불어 신진대사가 왕성해지고 영양상태가 좋아지게 된다. 따라서 우리 몸에 병을 일으키는 노폐물들이 체외로 빠져 나감으로써 근육 기능이 좋아지게 되고 병적인 긴장감, 압박감, 응혈감 등을 없앨 수가 있게 되는 것이다.

각 부위의 타봉에 따른 효과를 정리해 보면 다음과 같다.

1) 우리 몸의 경부(목) 림프절, 겨드랑이 림프절, 팔꿈치 앞쪽 림프절, 서혜부 림프절, 무릎 뒤쪽 림프절 등의 부위를 타봉함으로써 결국 혈액 순환과 같이 각 장기의 말초 조직액을 순환시키는 효과가 있게 된다.

이러한 림프절이 혈관과 다른 점은 혈관은 주로 영양공급과 더불어 산소 및 이산화탄소를 이용한 호흡 등 생명유지 활동에 매우 중요한 역할을 하는 반면에 림프계는 말초조직의 조직액을 몸 밖으로 운반하는 동시에 체내 수분을 적정하게 유지하고, 림프액 속의 림프구가 면역 반응에 참가하여 방어기전을 갖는 역할 등을 하게 된다. 림프절에는 백혈구와 림프구가 존재하여 세균이나 바이러스와 싸우는 역할을 하게 되는데 우리가 어렸을 때 감기나 편도선염만 걸려도 목 부위에 림프절이 커진 상태로 만져지게 되는 것을 흔하게 관찰할 수 있는데 모두 이에 기인한 것이다. 림프절은 일부 근육, 뼈, 피부, 뇌 등을 제외하고는 몸의 어디에서도 관찰이 되나 일반적으로 누구나 쉽게 림프절이 커진 것을 만질 수 있는 부위는 목, 겨드랑이, 팔꿈치의 앞쪽, 무릎의 뒤쪽 그리고 몸통과 허벅지가 만나는 서혜부 쪽이다.

때문에 마니봉 치료에 있어서 림프절의 타봉은 굉장히 중요한 의미가 있으며 통증 주위의 림프절은 기본으로 타봉하는 것이 원칙이다.

01

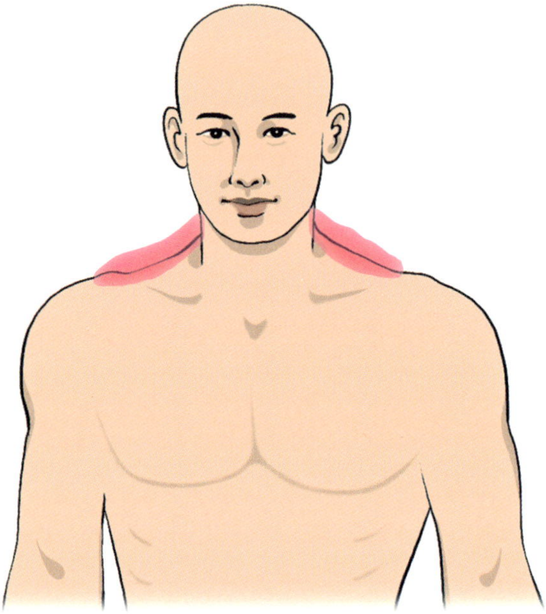

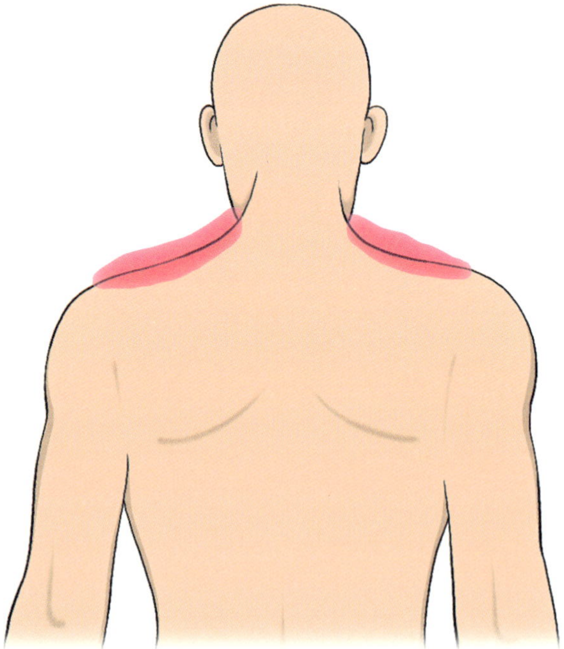

02

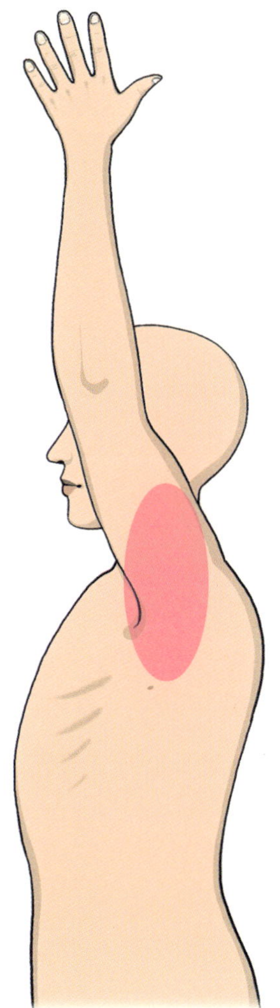

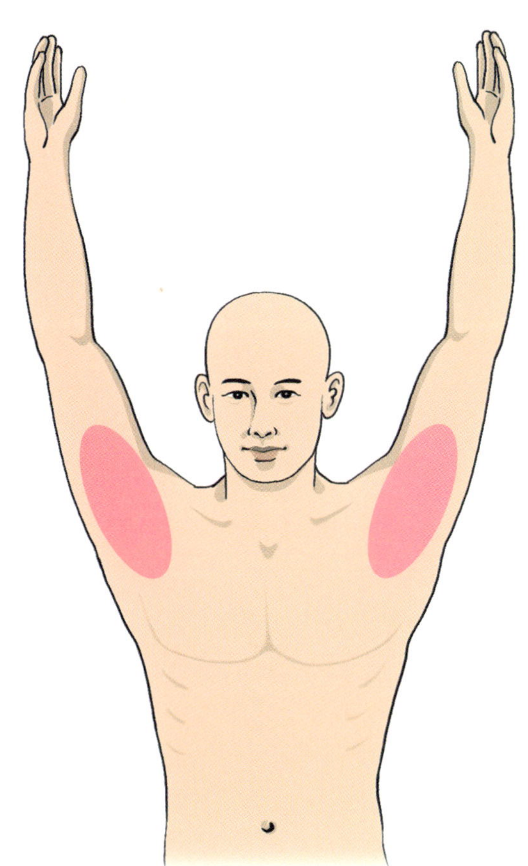

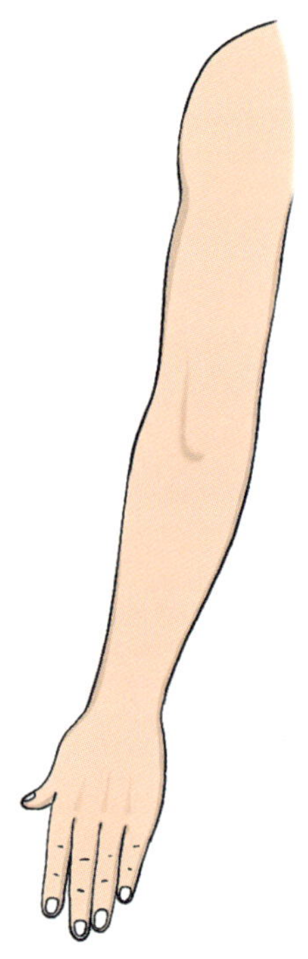

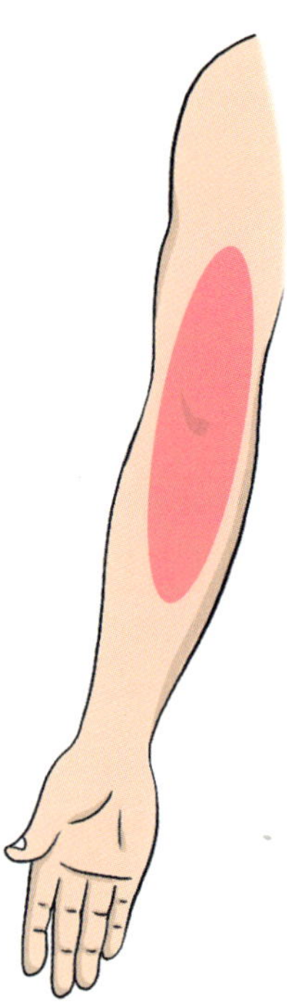

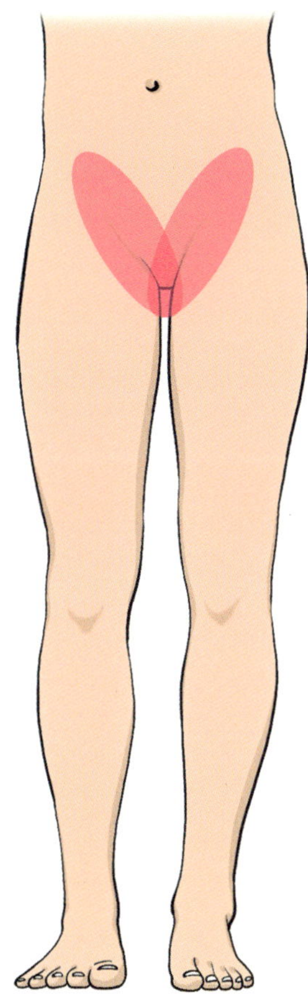

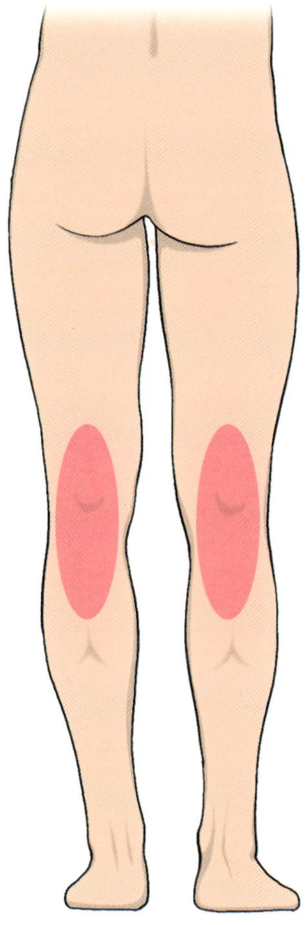

* 림프 혹은 림프계라는 것은 혈관 혹은 혈액에 이은 제2의 순환계로 몸 전체에 존재하지만 뇌와 같은
  중추신경계나 일부 근육, 뼈, 피부에는 존재하지 않는다. 림프계를 구성하는 림프액(Lymphatic fluid)
  은 주로 물과 일부 단백질, 당, 무기염류 등 조직액이 여과된 투명하고 노르스름한 액체를 말하는데 림
  프액은 생명을 유지하는데 절대적인 혈액량의 3~4배에 해당할 정도로 양이 많으며 림프관은 이 림프
  액이 흐르는 통로이다. 이 림프관들이 지나가는 중간 중간에 형성되어 있는 조직 덩어리를 림프절
  (Lymph Node)이라고 한다.

2) 등, 어깨를 포함한 척추기립근 주위를 비롯한 양방 1.5촌 방광경 제 1라인을 타봉하는데 이는 타봉의 가장 기초가 되는 부위이다.

척추에서 빠져나오는 신경이 흘러가는 경로에 따라 시술하게 되었을 경우에는 신경초 내에 혈액순환이 촉진되기 때문에 신진대사가 높아지게 되고 신경초 내에 발생되는 모든 장애, 다시 말해 유착, 응혈, 병적 산출물 등이 완전히 제거된다. 따라서 신경 기능이 변화하므로 더욱 뚜렷한 효과가 있으며 건강은 자연적으로 회복된다. 이곳을 자주 타봉하게 되면 현대의학이 해결 못하는 병을 충분히 다스릴 수 있다.

척추기립근 주우타봉 ★
01

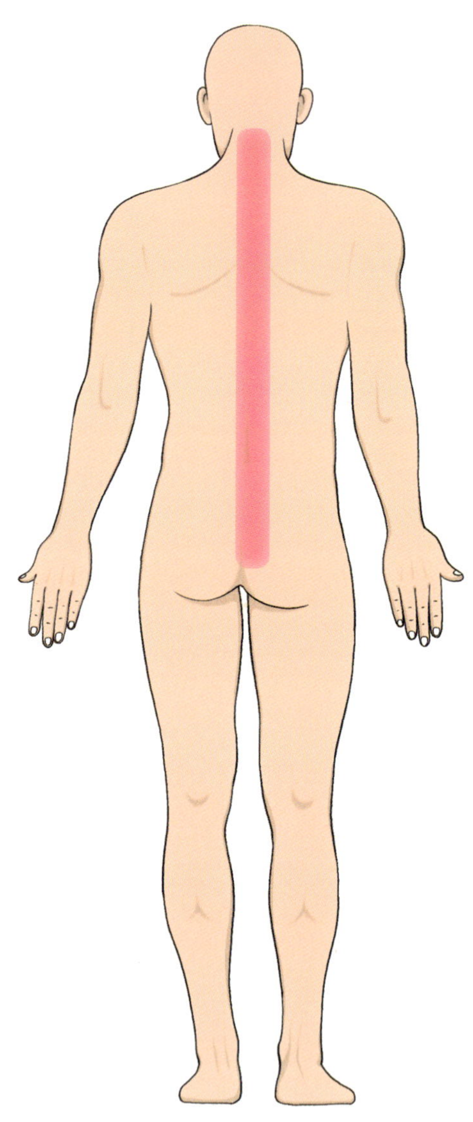

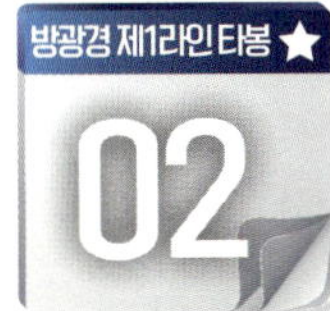
방광경 제1라인 타봉 ★
02

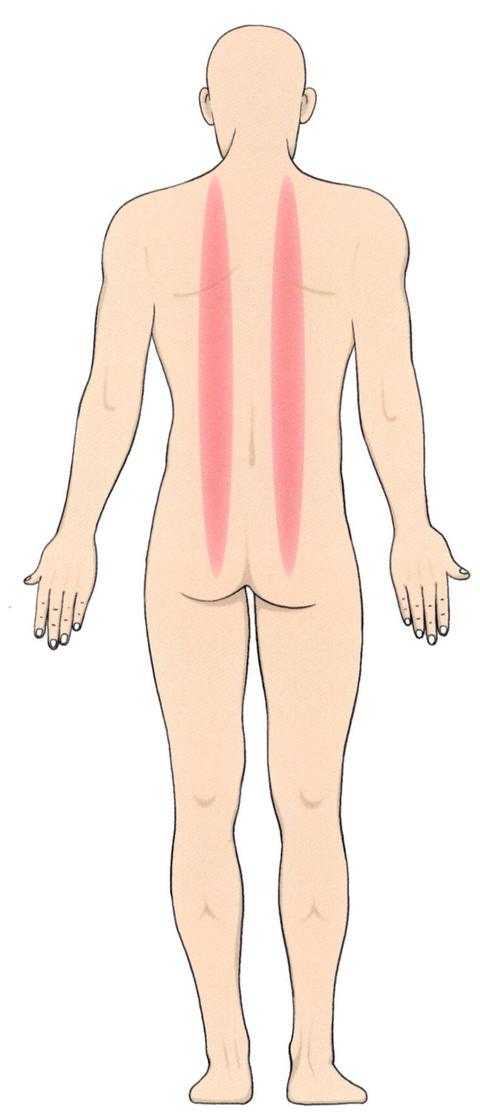

3) 팔, 다리에 시술을 하는 타봉은 정맥혈의 유통을 촉진시키고 그 뒤에
있는 노폐물이나 부종 등을 회복시킨다.

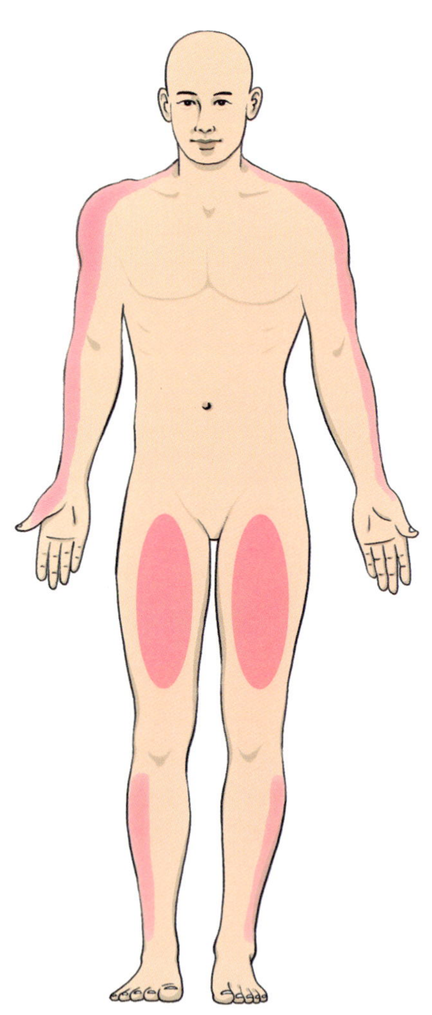

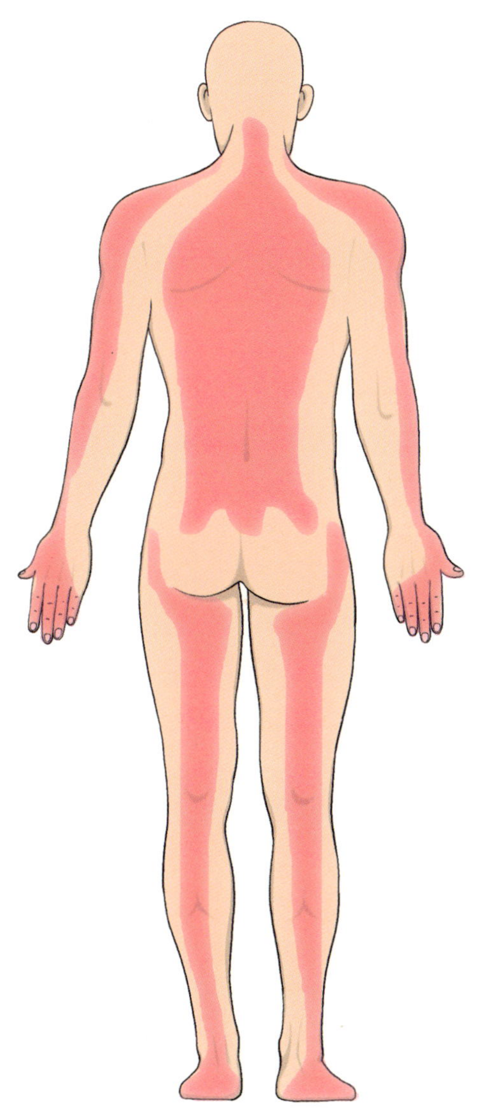

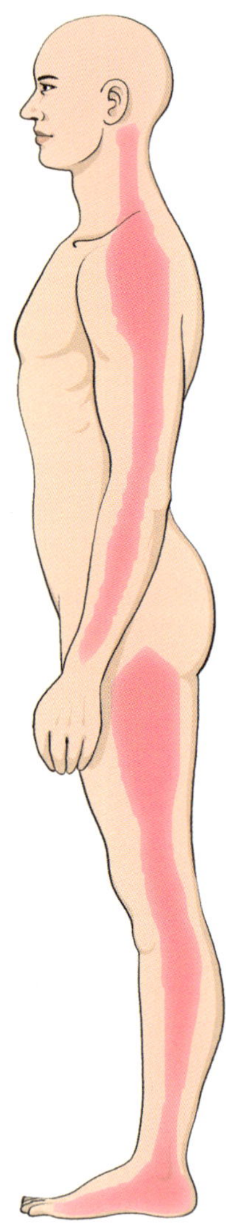

4) 여러 곳의 관절에 타봉을 하게 되면 관절을 둘러싸고 있는 막에 자극을 주어 관절 내 혈액활동을 왕성하게 해준다. 그리하여 신진대사의 활동이 왕성해진다. 때문에 혈액 분비가 촉진되고 또 힘을 받으면서 관절이 움직일 수 있게 되는 것이다.

관절 주위나 근육, 근인대 등이 유착 또는 강직되었을 경우에도 마니봉 요법을 행하게 되면 통증이 완화가 되고 병으로 인한 산출물이 관절 안이나 그 주위에 생겼을 때도 이를 잘게 부수어서 흡수를 촉진시키게 된다.

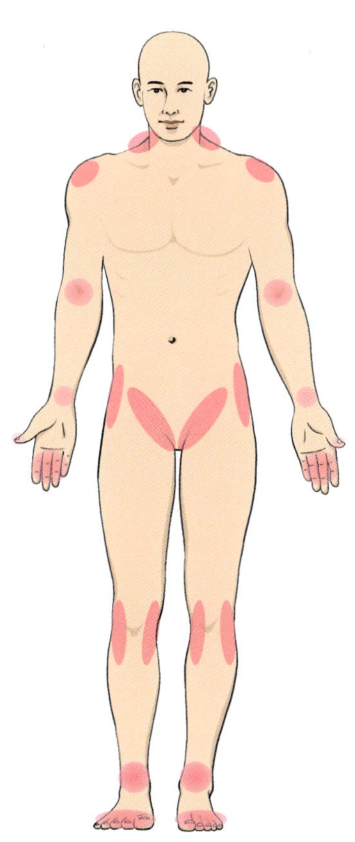

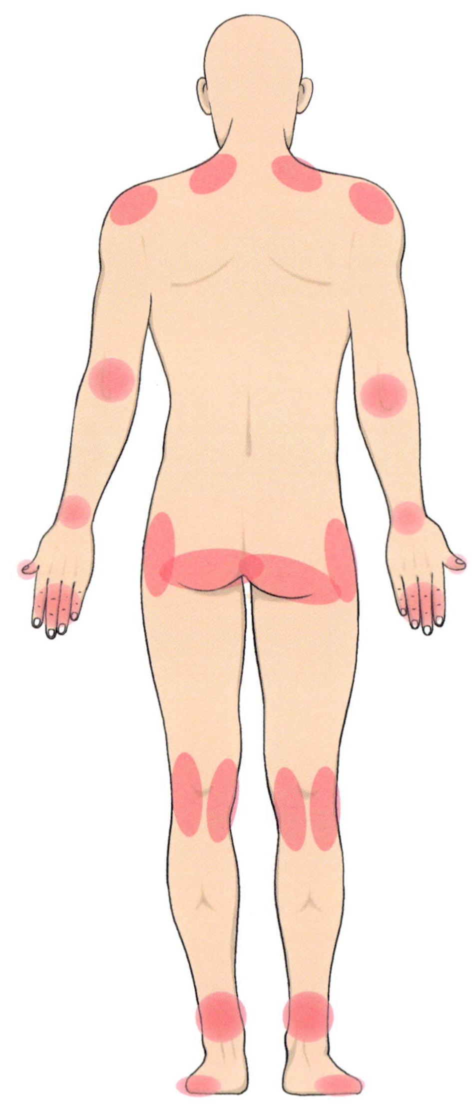

5) 복부에 시술하는 타봉은 복내압을 변화시켜서 위장을 좋게 하기 때문에 위하수증이나 위장의 기능저하 등의 질병에 아주 효과가 있다. 이에 반해 지속적인 타봉은 신경통을 진정시키고 경혈을 완화시키는 데 좋으며 짧은 시간의 압박은 신경을 흥분시키고 강하고 긴 압박은 신경을 진정시키는 작용을 하게 된다.

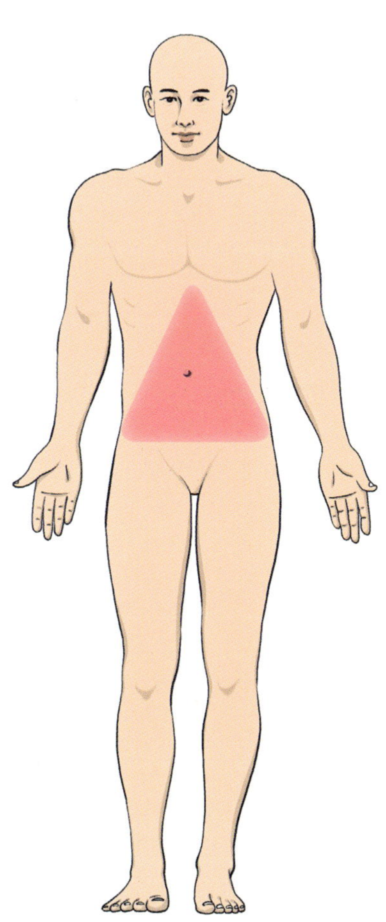

6) 가슴에 타봉을 하게 되면 호흡 근육이 아주 강해지고 운동 시에는 가슴 확장력이 증가되어 폐활량이 아주 커지게 된다.

가슴에 시행할 때 허리와 등에 번갈아가면서 해주면 2~3분이 지나서 심장 근육의 수축력이 좋아지고 동맥의 긴장과 맥박이 감소된다.

타봉은 또한 말초 순환기의 혈액을 좋게 하고 혈관벽의 저항력을 감소시켜서 심장의 부담을 적게 해준다. 그래서 심장활동 능력을 증가시키게 되는 것이다.

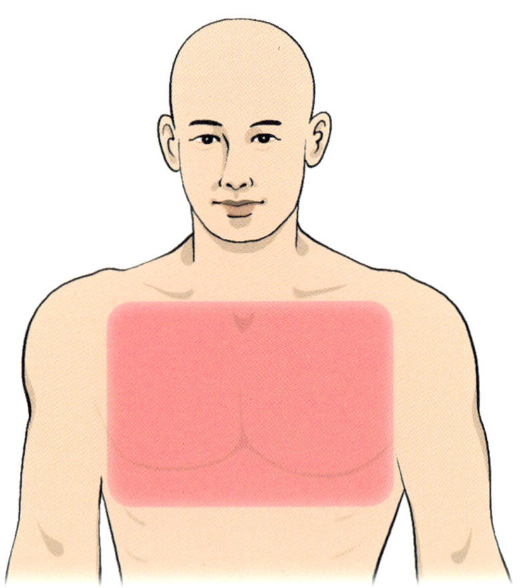

4장
마니봉으로 다스리는 통증 질환

1. 목(경추)과 여러 어깨의 통증(오십견 등)

요즘 사람들은 예전에 비해 어깨를 사용하는 일이 적다. 그래서 가장 심각하게 퇴화하고 있는 근골격계가 바로 어깨가 아닌가 한다.

왜냐하면 우리의 일상을 돌아보면, 마치 작은 틀에 어깨의 움직임을 가둬 두고 있어서 조금만 큰 움직임을 하려 해도 어깨에 무리가 가고 통증이 와서 다시 작은 틀에 갇히도록 하는 꼴이다. 예를 들면 평소에는 운동을 하지 않다가 크게 스윙하여 공을 힘껏 던진다든지, 어깨를 크게 움직이며 철봉을 한다든지 하는 경우다. 이때 근골격의 정렬이 불량해져 염증이 생기고 통증이 일어날 수 있다.

어깨의 고통에서 벗어나는 방법은 어깨 기능을 재발견하는 데서 출발한다. 어깨를 지지해 주는 근육들이 제 기능을 하지 못하게 되면 어깨가 쉽게 손상될 것이다. 일단 어깨가 손상되면 관절의 뼈를 조절하는데 문제가 생겨 뼈가 어긋나게 된다. 이것이 바로 관절을 둘러싼 다른 구조물, 즉 힘줄이나 혈액낭 또는 관절낭과 마찰을 일으키게 된다.

어깨 통증이 무엇인지 이해하려면 약간의 신경 의학적인 지식이 필요하다. 어깨를 지지하는 근육에 공급되는 신경은 하부 경추에서 빠져나오는 신경과 열한

번째 뇌신경이다. 근육의 방어 작용 때문에 목의 신경이 추골들 사이에서 압박을 받게 되면 신경의 흐름이 효과적으로 전달되지 못하게 되고 때문에 어깨 관절을 지지하는 근육들이 제 기능을 다하지 못하게 된다. 이에 마니봉을 이용해 림프의 순환을 촉진시키고 뭉쳐진 노폐물과 독소를 걷어냄으로써 어깨 구조를 재 정렬하여 근육의 균형을 되찾게 되는 것이다.

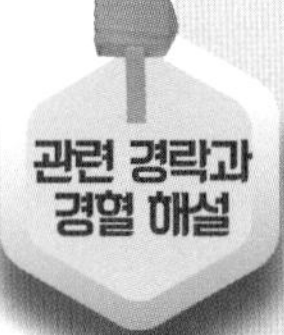

족소양담경 : 풍지, 견정, 현종

독맥 : 대추

족태음비경 : 혈해

족태양방광경 : 천주, 신유, 간유, 격유, 혼문, 고황, 의회, 격관

수소양삼초경 : 외관, 천료

수태양소장경 : 천종, 견중수, 견외수

수양명대장경 : 곡지, 합곡, 아시혈

풍지혈과 외관혈은 풍한과 습濕을 제거하여 경락소통을 하며, 대추혈은 독맥의 양기를 소통하여 차고 습한 기운을 없앤다. 족삼리혈은 비장과 위를 튼튼하게 하여 기氣와 혈血의 생장과 활동을 도우며 신유, 혈해, 격유혈은 보음 보혈 작용이 있으며 근맥에도 영향을 준다. 견정혈과 아시혈(통증 부위)은 기와 혈을 소통시키며 합곡혈은 기혈을 조화롭게 하고 경혈소통을 하게 한다. 풍지혈은 풍風을 없애고 경락을 통하게 하여 경련해소 및 지통시킨다. 견정, 현종혈은 경락을 소통시켜 통증을 멈추게 하고, 곡지혈은 양명경의 기를 소통하여 습을 제거하며 천종, 천료혈은 경락소통하여 지통하며 천주, 혼문, 고황, 의회, 격관혈은 어혈을 풀고 경락을 소통시켜 지통한다.

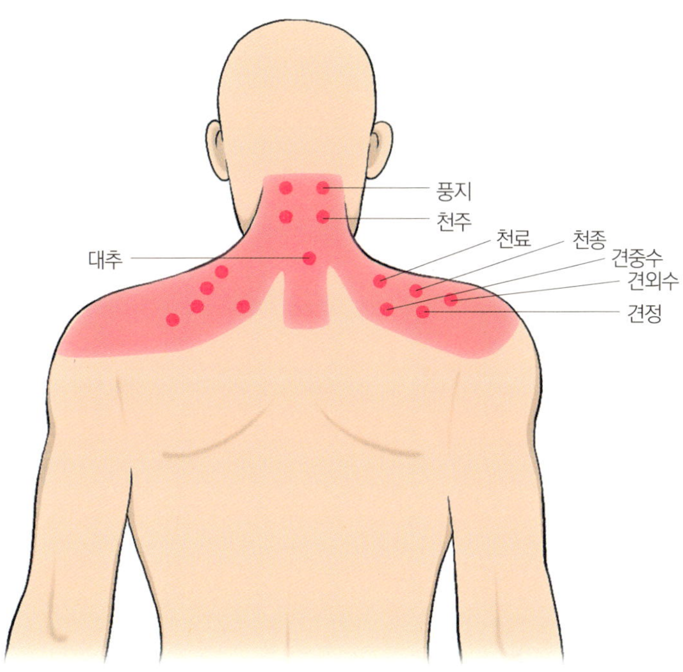
풍지
천주
대추
천료
천종
견중수
견외수
견정

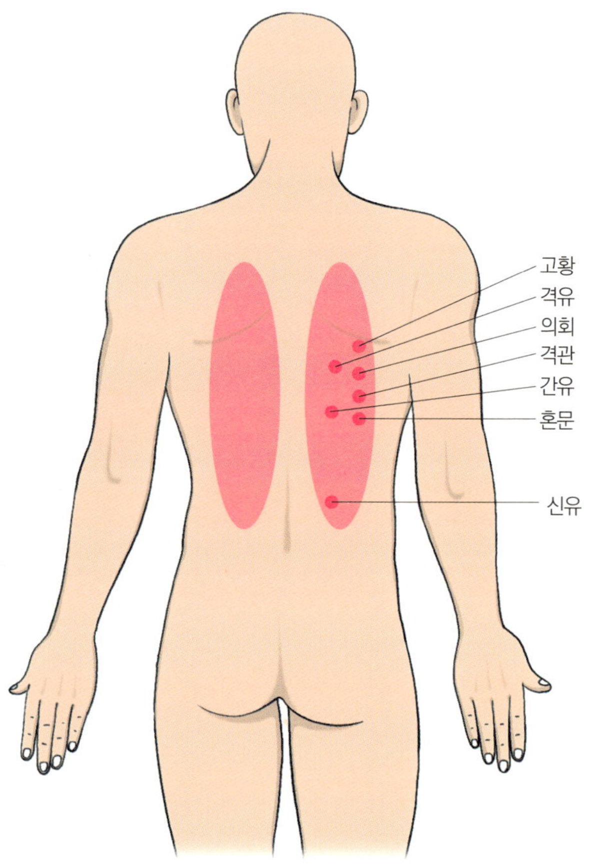
고황
격유
의회
격관
간유
혼문
신유

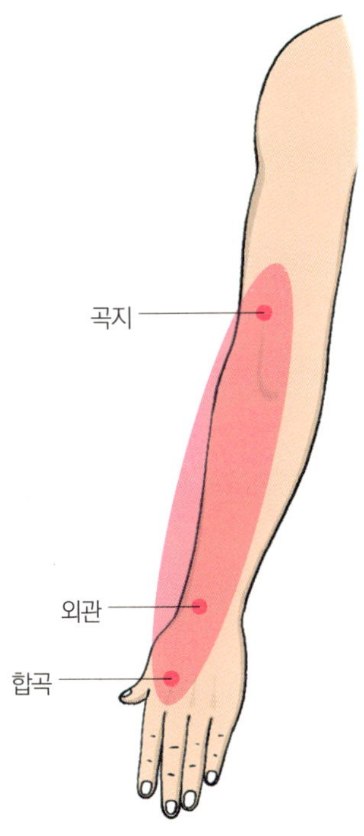

곡지
외관
합곡

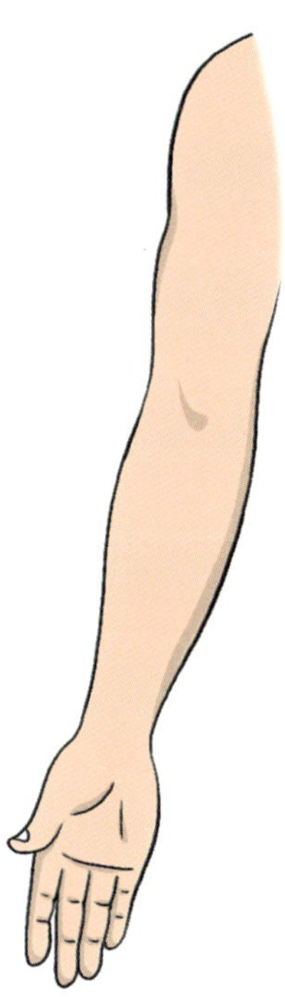

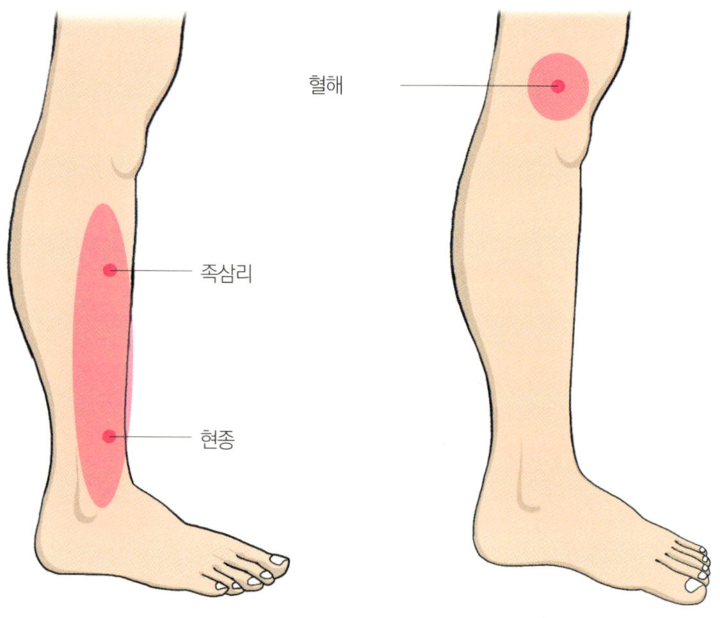

혈해
족삼리
현종

2. 급, 만성허리통증(좌골신경통, 디스크 등)

해부학적으로 엉덩이와 허리 관절은 움직임의 중심에 있는 우리 몸의 중심 관절이다. 그중에서 허리는 척추 뼈, 디스크, 인대, 근육, 신경의 다섯 가지로 이루어져 있다. 흔히들 허리 디스크라고 부르는 허리병은 뼈와 뼈 사이의 쿠션 역할을 하는 디스크(추간판)에서 먼저 문제가 발생하는 것이다. 이처럼 어디서 먼저 문제가 일어났느냐에 따라 좌골 신경통, 척추간 협착증, 척추 분리증, 강직성 척추염, 퇴행성 척추염, 긴장성 근염 증후군 등의 진단명이 붙는다. 이런 모든 허리 질환 치료의 목적은 허리의 기능을 되찾아 건강을 회복하는데 있다. 그러나 현실은 불필요할지도 모르는 수술로 환자들이 더 많은 고통을 감내해야 하는 상황이다.

우리 몸의 구조는 어떤 것이든 이유 없이 고장나지는 않는다. 대형 교통사고나 외부의 엄청난 충격으로 큰 상해를 입었을 때에는 불가피하게 수술을 할 수밖에 없다. 그 경우를 제외하고는 자가치료를 통해서도 충분히 고통에서 벗어날 수 있다. 우리 몸은 수많은 시행착오를 거치면서 몸의 고통을 줄이며 움직이는 법을 깨우치는 자가치료 과정을 알게 되었으며 설사 고통을 없애지는 못하더라도 고통을 줄여 가거나 피하면서 살아가는 방법을 스스로 터득하고 있다. 관절의 마찰을 줄일 수 있게 분비되는 끈끈한 액체인 윤활액이나 연골을 수술로 제거하면 그 부위의 운동 감각이 상실되는데도, 더러 사람들은 관절이 전보다 더 강해졌다고 착각하는 경우가 있다. 알다시피 수술로 몸에 심는 인공관절에는 신경이 없다. 그러나 우리의 근골격계의 요구는 변함이 없고 기능장애는 여전히 존재하게 된다.

만일 허리 근육이 위축되어 있고, 움직임이 활발하지 못하다면 자연스럽게 보상근(중심 근육의 역할을 대신하는 근육)이 움직이게 되고, 이것은 목, 흉곽, 허리에 있는 척추의 곡선을 조금씩 변형시키기 시작할 것이다. 형태학적으로 곡선에 맞도록 근육이 배열되어 있기 때문에, 결국 원래의 척추 곡선을 만들어 내고 유지해 주는 근육들 모두가 편안히 휴식을 취하는 셈이 된다.

척추의 S라인이 희미해지면 척추는 몸의 유연성을 유지하고 하중을 지탱하는 힘과 충격을 흡수하는 능력을 점차 상실하게 된다. 흔히 볼 수 있는 척추관 협착증은 주로 몸에 칼슘이 쌓여서 생기는 질병으로, 근골격계의 정렬이 올바로 되어 있지 않아서 생기는 뼈와 뼈, 뼈와 연골을 통한 온갖 마찰이 일차적인 원인이 된다. 뼈는 마찰에 대항하기 위해 여분의 칼슘이나 칼슘 등의 찌꺼기가 뭉쳐진 덩어리를 끌어오는데, 문제는 이 칼슘이나 덩어리들이 척추 뼈의 움직임을 방해하는 이차적인 원인이 된다는 사실이다. 이럴 때 외과에서는 척추 판(lamina)을 제거하고 칼슘을 제거하는 수술을 시도한다. 척추와 관련된 질환의 대부분은 근육의 기능장애로부터 시작되고 이는 통증의 원인 대부분이 근육에 있다는 의미이다.

올바른 치료는 근육과 인대가 최적의 기능을 발휘하도록 정상적인 정렬 상태로 척추 뼈를 원위치로 돌려 몸의 관절이 제자리를 찾게 하는 것이다. 이로써 흐트러진 근육을 바로 잡고, 추간판으로의 혈액의 흐름을 정상화시키고 신경이 압박받지 않도록 정상적인 전기 신호를 보내도록 해 건강한 척추를 만드는 것이다. 마니봉이 필요한 이유가 여기에 있다. 식물의 잎이 노랗게 말라 간다고 해서 자르기만 하면 남아나는 것이 없다. 뿌리에 거름을 주고 물을 줘야 한다. 식물로 비교하면 뿌리에 해당하는 신경의 상태가 좋고, 줄기 격인 허리와 다리가 다시 싱싱해지며 가벼워지게 되는 것이다.

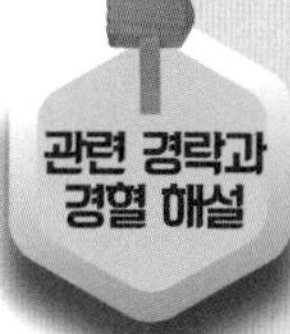

족태양방광경 : 신수, 지실, 대장수, 위중, 승산, 위양, 곤륜, 은문, 격유, 간유, 차료
족소양담경 : 양릉천
아시혈 : 통증 부위
독맥 : 풍부, 명문, 인중
임맥 : 관원
족양명위경 : 족삼리
족소음신경 : 조해, 태계

신수혈은 신장의 기를 도우며 대장수혈은 경락을 소통시켜 지통하며 지실혈은 신장의 음기를 보하고 위중혈은 방광경의 기를 소통하며 허리통증의 원치혈이다. 승산혈은 경락소통하고 지통하며 곤륜혈은 혈을 왕성히 하여 어혈을 풀어 지통작용을 하게 한다. 은문, 승산혈은 방광경의 기를 소통시키고 어혈을 풀어 통증을 없애고, 아시혈은 기혈을 소통시켜 지통한다. 인중혈은 독맥을 소통하여 요추에 기를 다스리고 어혈을 풀어주며 지실, 태계혈은 신장의 음기를 보하며 명문혈은 신장을 따뜻이 하여 정기에 유익하게 하며 양릉천, 족삼리혈은 순환을 촉진시켜 부기를 내리고 지통한다.

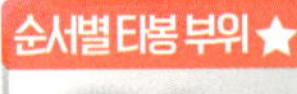

순서별 타봉 부위 ★

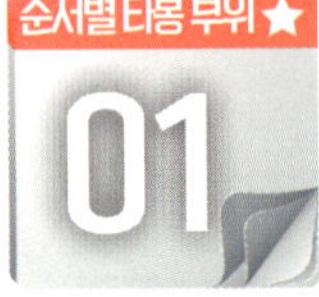

01

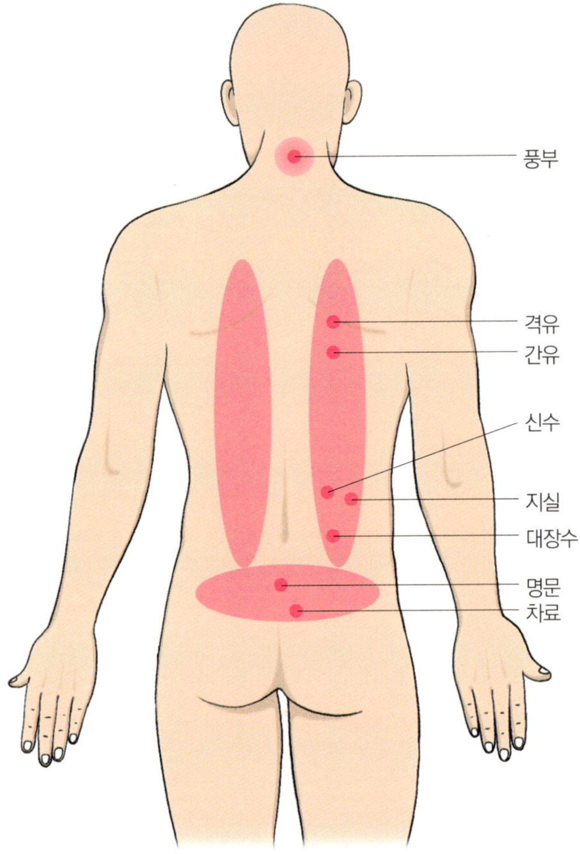

풍부
격유
간유
신수
지실
대장수
명문
차료

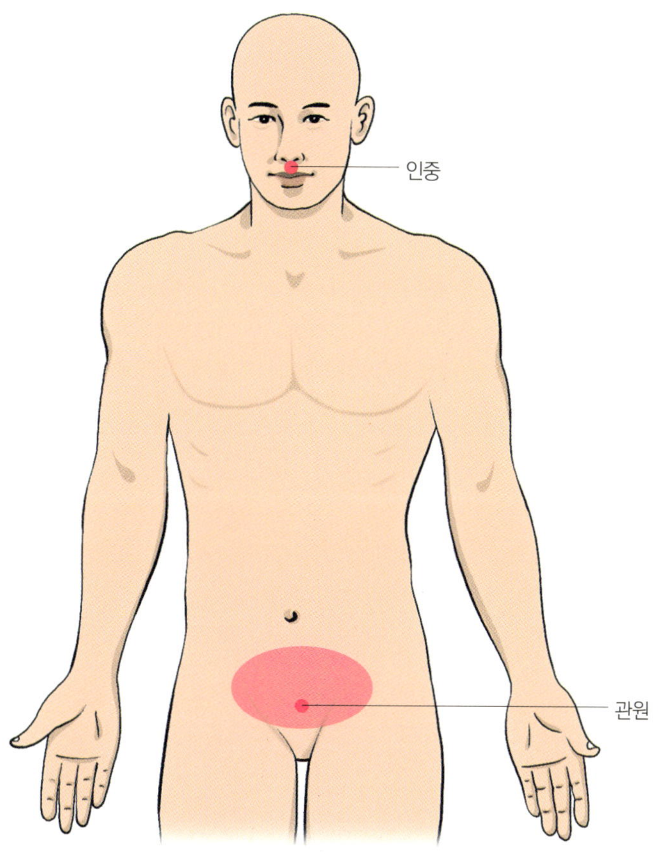
인중
관원

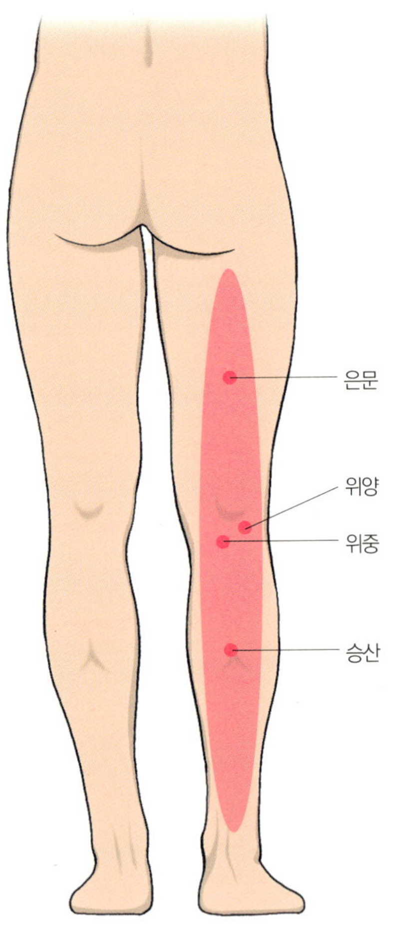

은문
위양
위중
승산

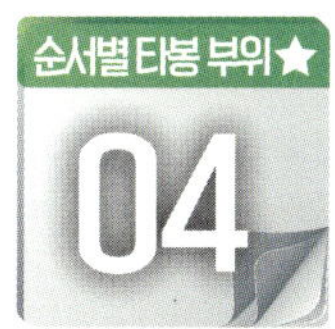

04

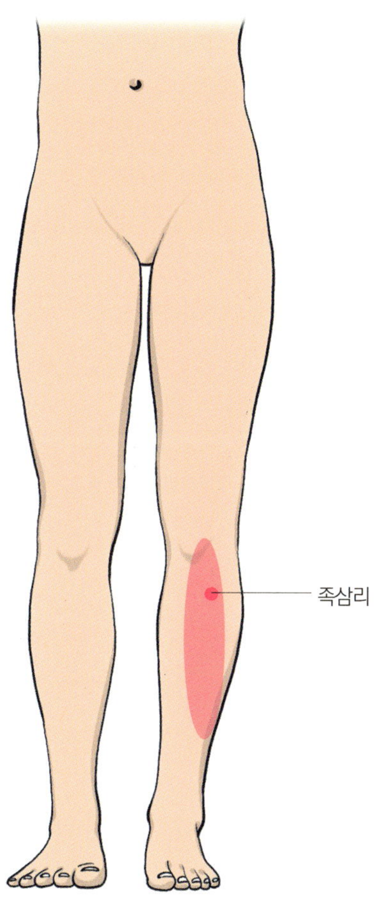

족삼리

순서별 타봉 부위 ★
05

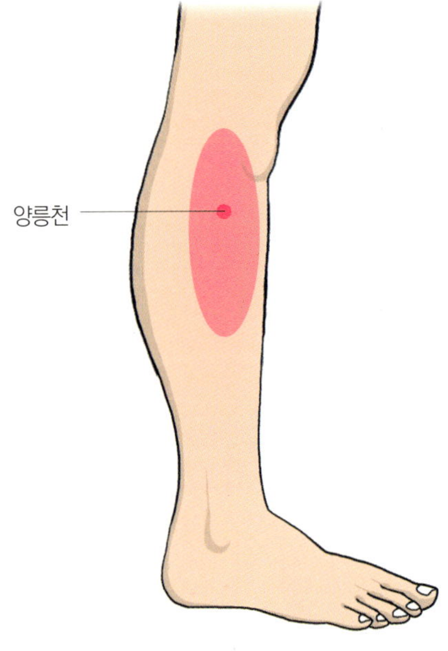
양릉천

곤륜
태계
조해

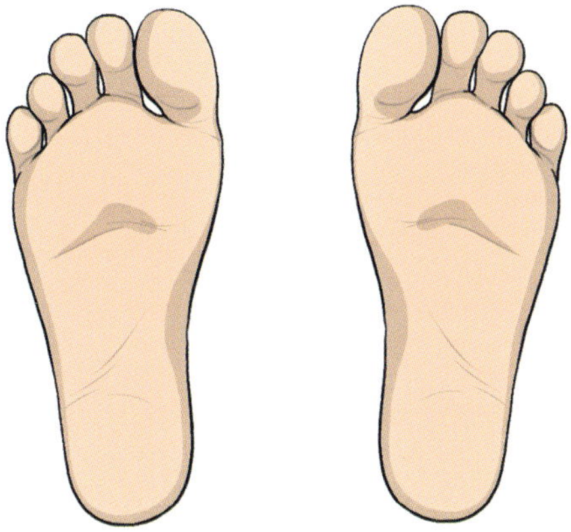

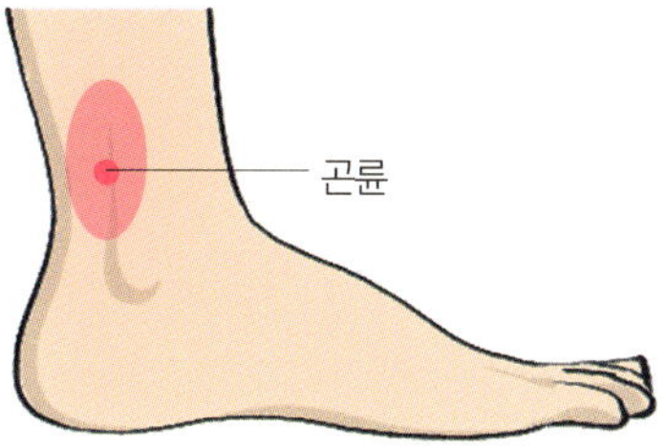

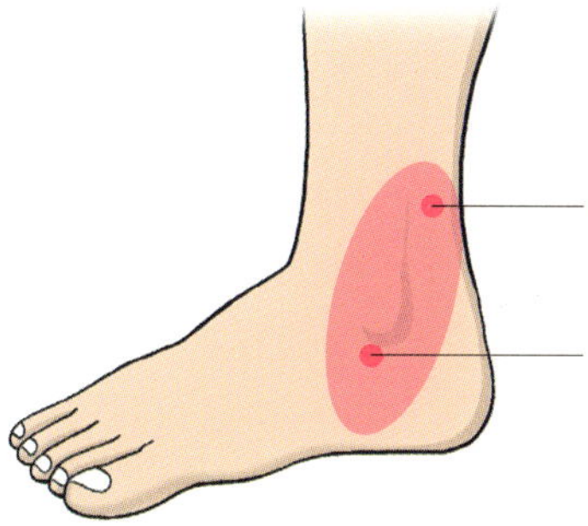

3. 옆구리통증

옆구리통증은 주로 늑막염, 폐결핵을 비롯한 늑골의 골절, 타박으로 인한 손상, 대상포진 등으로 생긴다. 기침이나 재채기로 통증이 더 심해지기도 하고 손상된 늑골 부위에 지각마비나 과민증이 유발되기도 한다. 한의학에서는 간기울결, 어혈, 습담으로 인하여 옆구리로 지나는 경맥순환에 영향을 준 통증으로 해석을 한다.

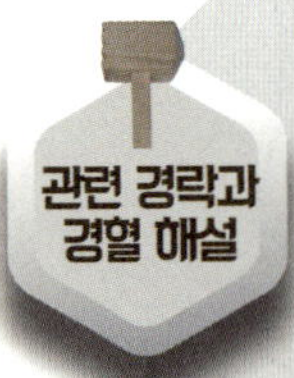

족태양방광경 : 대저, 풍문, 폐유, 간유, 담유

족궐음간경 : 기문, 장문, 행간

족소양담경 : 양릉천, 양보, 구허

수태음폐경 : 척택

수궐음심포경 : 극문, 내관

족태음비경 : 천계

족소음신경 : 신장, 보랑

임맥 : 전중

대저, 풍문, 간유, 담유, 양릉천혈은 간, 담을 소통시켜 기의 운행을 돕고 지통 작용을 한다. 궐음, 소양의 맥은 모두 옆구리에 분포되어 있다. 기문, 장문, 행간, 전중, 신장, 보랑, 천계혈은 기의 운행과 혈의 순환을 도와 뭉친 것을 없앤다. 척택, 극문, 내관혈은 혈의 순환을 도와 통증 완화에 도움을 준다.

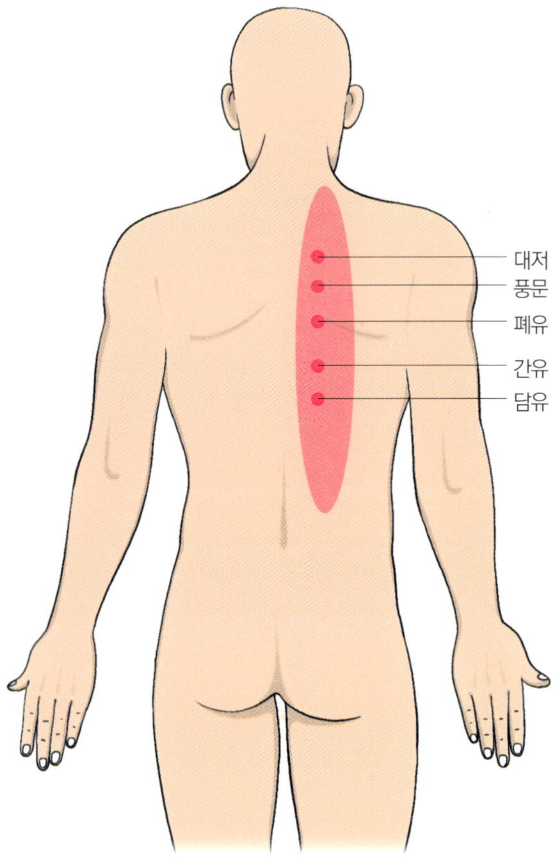
대저
풍문
폐유
간유
담유

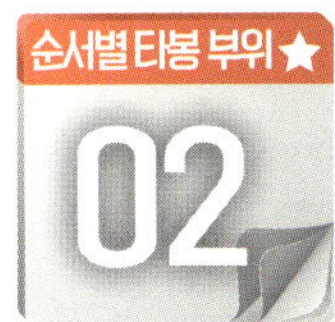
순서별 타봉 부위 ★
02

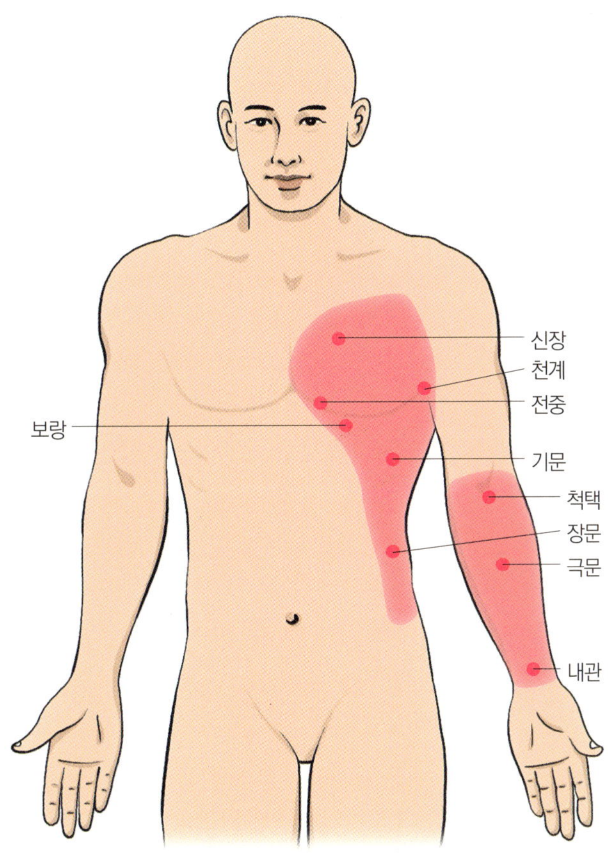
신장
천계
전중
보랑
기문
척택
장문
극문
내관

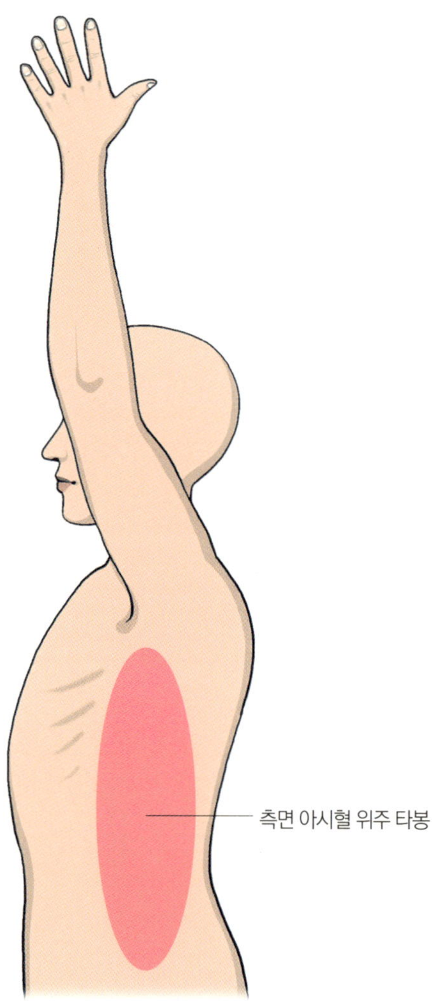
측면 아시혈 위주 타봉

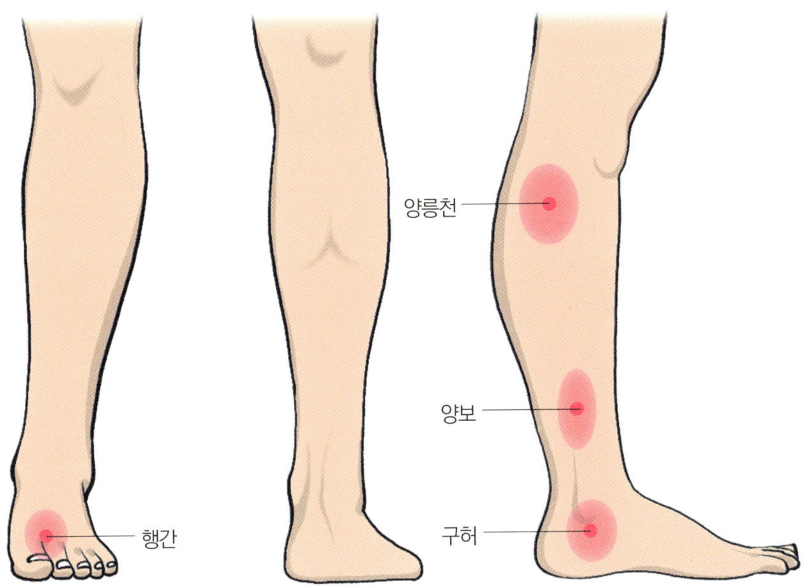

양릉천
양보
구허
행간

4. 엉덩이 근육의 통증

엉덩이는 골반대의 핵심이며 몸이 앞으로 나가는 것을 책임지는 움직임의 중심에 있는 거대한 관절이다. 골반은 움직이는 부분이 작은 반면에 큰 힘과 유연성을 지녔으며 척추 아래에서 척추를 지지해주며 척추를 수직으로 끌어올릴 수 있는 지렛대 역할을 한다. 두개골과 마찬가지로 골반 역시 엄청난 압박을 견뎌내면서 몸의 핵심 기능을 보호할 수 있도록 설계되어 있다.

이런 골반과 넓적다리를 잇는 고관절은 걸을 때에는 적어도 체중의 1.5배, 뛸 때는 체중의 3.5배 정도의 무게를 감당할 정도로 튼튼하게 만들어져 있다.

전형적으로 고관절의 통증은 서혜부 또는 허벅지 안쪽이나 앞쪽에서 느껴진다. 걷는 내내 고관절이 아프다거나 걸을 때 한쪽 무릎만 구부리고 걷는다면 고관절에 이상이 있다고 봐야 한다.

고관절에 이상이 생기면 걸음에도 이상이 나타난다. 일반적으로 아픈 다리의 걸음을 더 가볍고 짧게 하여 걷게 되는데, 이는 무의식중에 아픈 고관절 쪽으로 무게를 싣지 않으려 하기 때문이다. 그 다음에 나타날 수 있는 이상은 근육이 긴장되거나 관절 연골의 변형으로 몸통 전체가 아픈 쪽 다리와 함께 앞쪽으로 흔들

릴 수 있다.

이는 고관절이 경직되면 몸통이 안정되지 않기 때문이다. 그런데 고관절은 수많은 근육에 둘러싸여 있는데 이 근육들이 고관절을 강화시켜 제대로 힘을 발휘할 수 있도록 해준다.

따라서 고관절의 치료는 주위의 근육을 스트레칭시킴으로써 체중이 유발하는 충격을 뼈와 관절이 제대로 흡수하도록 하고, 고관절 근육을 심하게 압박하는 피로와 통증을 완화시켜 엉덩이 관절이 정상적으로 굽혀지고 펴지고 회전하도록 복귀시키는데 그 목적이 있다.

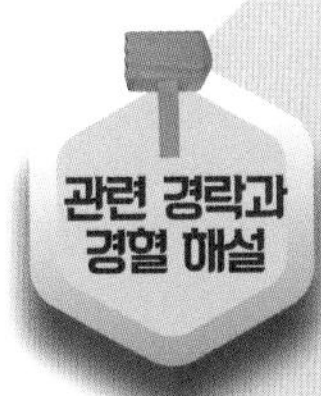

족태양방광경 : 비유, 신유, 대저, 은문, 위중, 승산
족소양담경 : 환도, 양릉천

비유혈은 비장을 튼튼하게 하고 위를 따뜻하게 하며 근골에 영양을 공급한다. 신유혈은 신장의 기를 보하고 대저혈은 골회로서 골수를 보하여 근골을 건장하게 한다. 은문, 위중, 승산혈은 순환을 촉진시켜 어혈을 풀고 환도, 양릉천혈은 근맥을 편안하게 하고 어혈을 풀어준다.

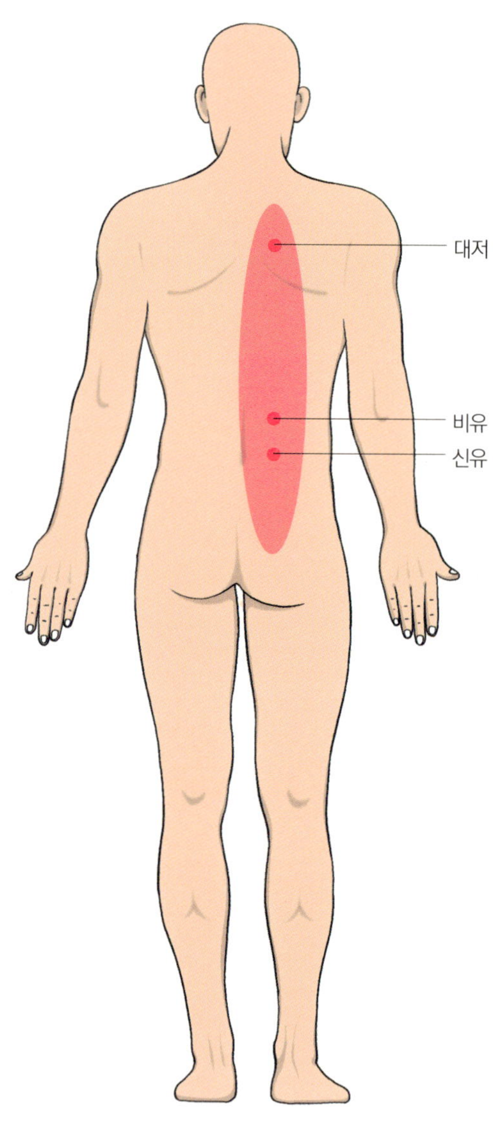
대저
비유
신유

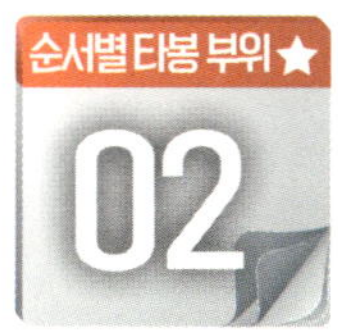

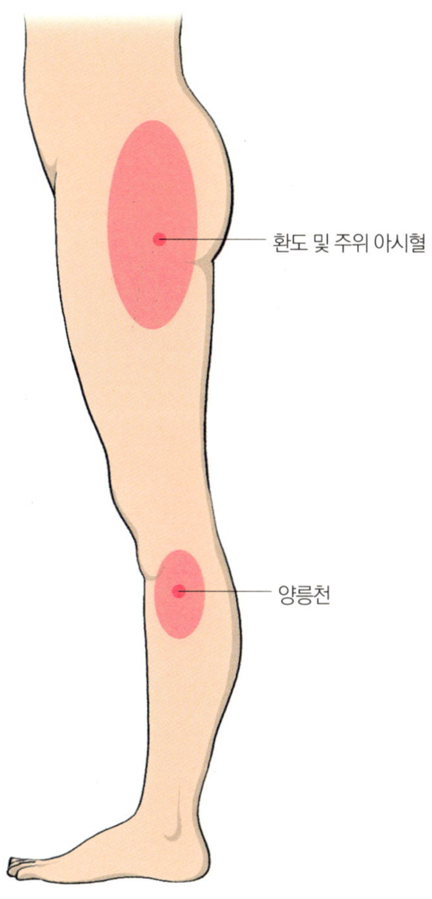

환도 및 주위 아시혈
양릉천

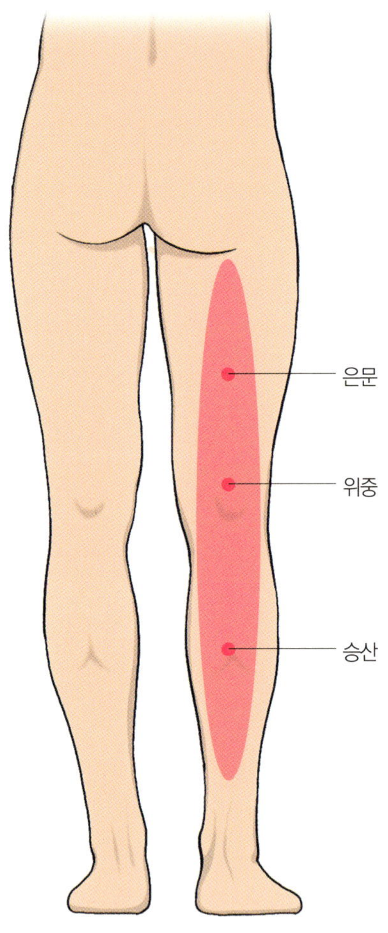
은문
위중
승산

5. 아래턱 관절 통증

아래턱 관절 부위가 통증이 오고 입을 벌리기 힘들며 턱관절의 움직임이 불편하고 입을 벌리고 닫을 때 통증이 온다. 심해지면 어지럼증과 이명, 청각장애도 유발할 수 있다.

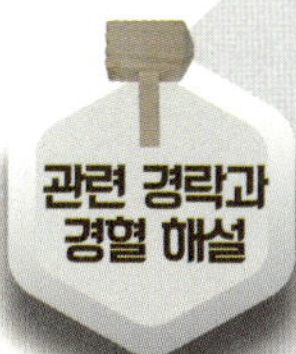

관련 경락과 경혈 해설

족양명위경 : 하관, 협거

수양명대장경 : 수삼리, 합곡

족소양담경 : 청회

청회혈과 협거혈은 배합하면 얼굴 부위의 풍한을 없애고 닫힌 것을 열리게 하며 지통작용이 있기에 아래턱 관절 부위의 주치혈이다. 합곡혈은 두면부의 질환을 주치하며, 하관혈은 청열소통하여 뇌를 맑게 한다.

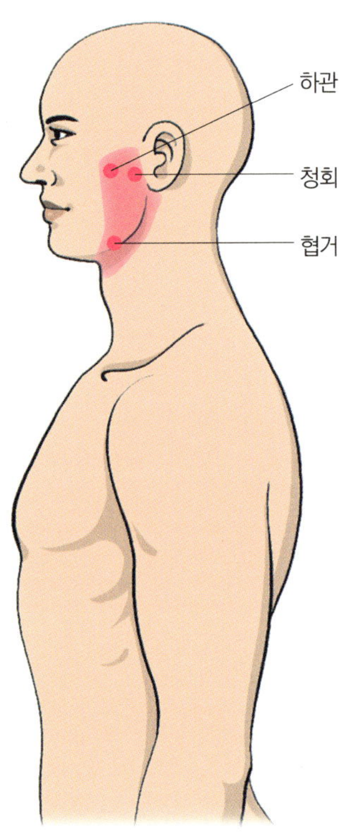

하관
청회
협거

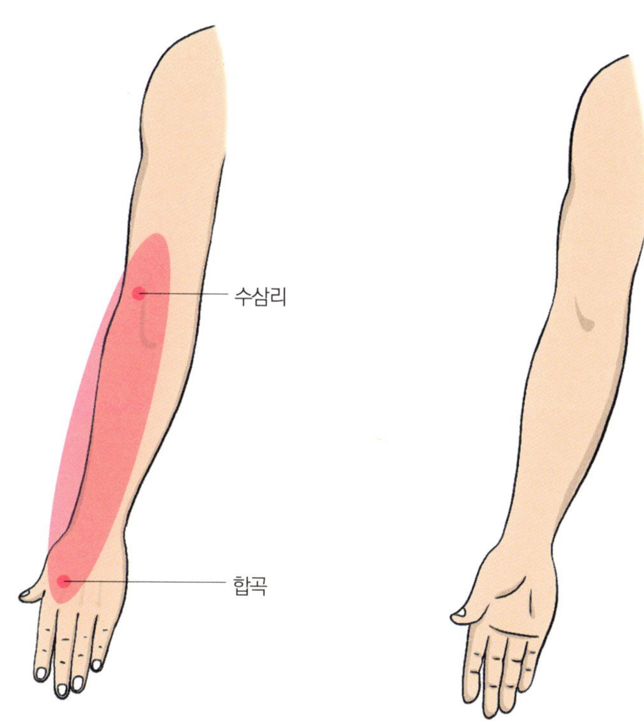
수삼리
합곡

6. 무릎관절의 여러 통증

　최근 들어 나이 드신 분들 뿐만 아니라 젊은 친구들이 무릎 통증을 호소해 오는 경우가 부쩍 잦아졌다. 갈수록 나이 어린 사람들이 무릎을 비롯한 근골격계가 쇠약해지는 현상이 두드러지고 있다. 노인들에 비해 활동이 많은 젊은 친구들은 축구나 농구를 하다가, 아니면 스키를 타다 넘어지면서 십자 인대가 파열되는 경우가 종종 있다.

　이때 자신의 몸을 돌보기보다는 하나같이 운이 나빠 다쳤다고 자신을 탓한다. 무릎과 그 관절을 건강하게 유지하려면 평소 적절한 운동을 해 신진대사가 제대로 돌아가도록 하는 것도 필요하지만, 절대적인 조건은 바로 다른 하중을 받쳐 주는 관절과의 정렬에 있다.

　무릎은 체중을 지탱하는 관절이다. 때문에 구조적으로 내회전과 외회전뿐만 아니라 굴곡과 신전운동(늘리고 펼치는 운동)도 가능하여 가동 범위가 상당히 넓다. 무릎에는 두 개의 근육(넓적다리 근육의 막장근, 중둔근)이 관여하는데 넓적다리 근육의 막장근은 고관절에서 무릎 쪽으로 향하는 아주 길고 강력한 장경인대라는 힘줄을 가지고 있고, 중둔근은 장경 인대와 상호 작용하여 골반과 정강이뼈의 움직임

속에서 넓적다리뼈의 위치를 바로 잡아 주는 역할을 한다.

이 근육이 서로 균형을 이루고 있으면 무릎 위의 골반이 안정되게 된다.

그러나 주변의 근육이 흐트러지거나 하면 무릎 관절이 회전축에서 벗어나게 되고, 이로써 뼈끼리 마찰이 일어나면서 관절을 보호하는 연골이 닳아 고통받게 된다.

일반적인 통증과 고통은 외과 수술과 진통제로 가라앉힐 수 있지만 수술이 통증을 유발하는 진짜 원인을 해결해 주진 못한다. 때문에 무릎 치료는 근육을 재훈련시키고 무릎의 부담을 줄여 뼈가 올바로 정렬되도록 하여야 한다. 그리하여 관절의 움직임을 부드럽게 하여 관절 윤활액의 분비를 촉진하게 되면 무릎 통증을 해소할 수 있다.

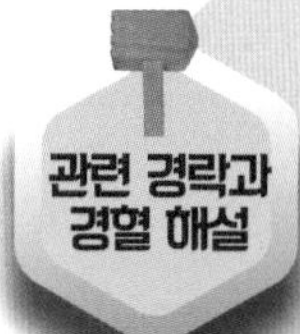

족태양방광경 : 위중

경외기혈 : 내, 외슬안

족양명위경 : 양구, 족삼리

족소양담경 : 양릉천

수양명대장경 : 곡지

내, 외슬안, 위중혈은 다리 부위의 경락을 소통시키고 순환을 도와 어혈을 풀어준다. 곡지, 양구, 족삼리, 양릉천혈은 경락을 소통시키고 지통한다.

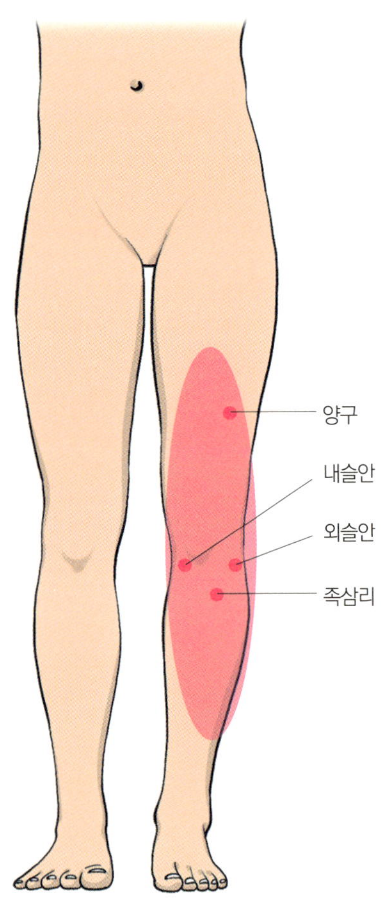
양구
내슬안
외슬안
족삼리

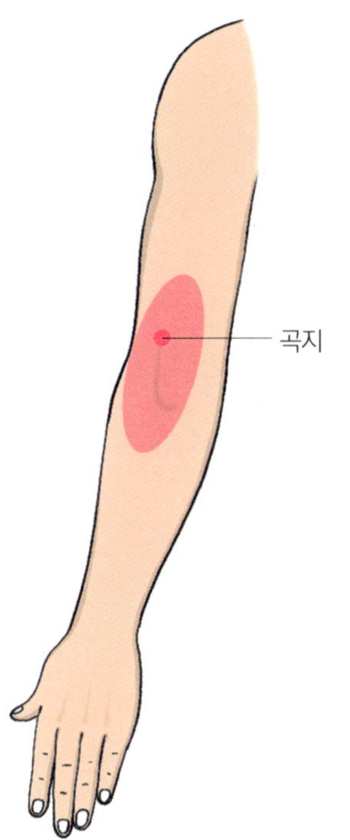

곡지

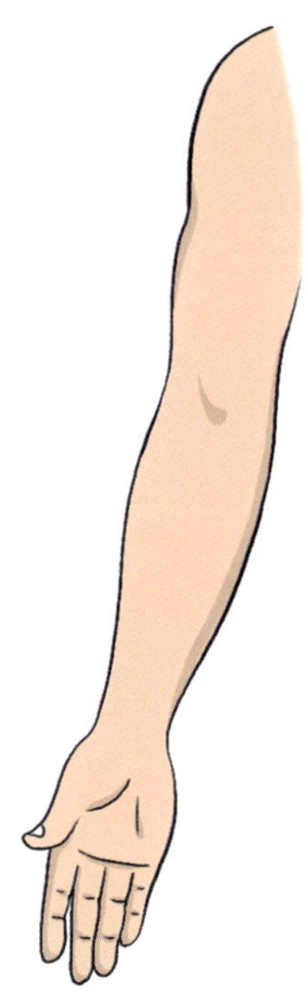

순서별 타봉 부위 ★
03

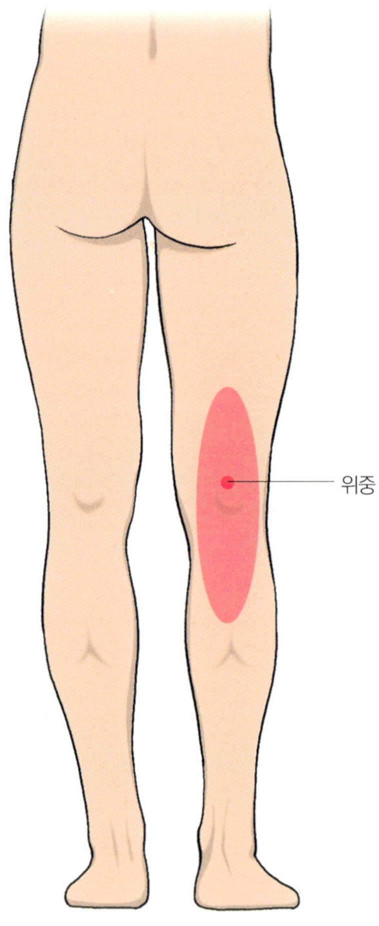

위중

7. 손목 관절통

손은 섬세한 운동 조절능력을 가지고 있고 세심함을 요하는 일을 담당한다. 때문에 손의 기능이 치명적으로 손상되도록 우리 몸은 방치하지 않는다. 이런 이유로 혹자는 손을 일컬어 귀족적인 관절이라고도 한다.

요즘에는 컴퓨터를 많이 사용하다 보니 손의 통증을 호소하는 환자들이 부쩍 늘고 있다. 손가락을 구부린 채 키보드 위에서 많은 시간을 보내다 보니 손을 지지하는 근육이 피곤해져 긴장되고 짧아지는 반면, 손을 펴주는 근육은 제대로 사용하지 않아 약해지기 때문이다. 이 경우 손을 펴는 기능을 수행하는 근육들을 강화시켜 관절에 혈액순환을 촉진시키고 손의 움직임을 매끄럽고 유연하게 해줘야 한다. 손이 오랫동안 유지해 온 자세와 반대되는 방향으로 자주 스트레칭해 줘야 한다. 이는 모든 관절에 적용되는 잊어서는 안 되는 원칙이다.

손과 손목의 통증을 치료하는 방법은 이들 신경을 싸고 있는 막을 스트레칭해 줌으로써 막 속의 신경들이 매끄럽게 흐르도록 하여 손의 근력을 강화시키고 혈액순환을 돕는 것이다.

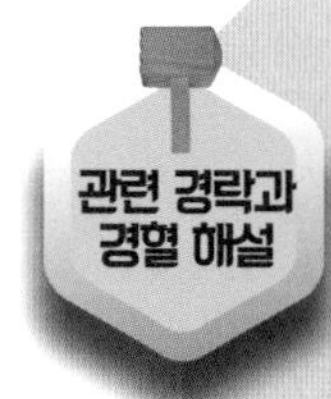

수양명대장경 : 곡지, 양계, 합곡

수소양삼초경 : 양지, 외관

수태음폐경 : 열결

수궐음심포경 : 내관, 대릉, 곡택

경외기혈 : 팔사

곡지, 양계, 합곡, 열결혈은 청열하여 경락을 통하게 하고 지통하며, 양지혈은 손목의 주치혈이다. 외관혈은 온몸의 기혈을 조정하며 내관, 대릉, 곡택혈은 순환을 도와 경락을 소통하고 팔사혈은 뭉친 것을 풀어 열을 내리게 한다.

01

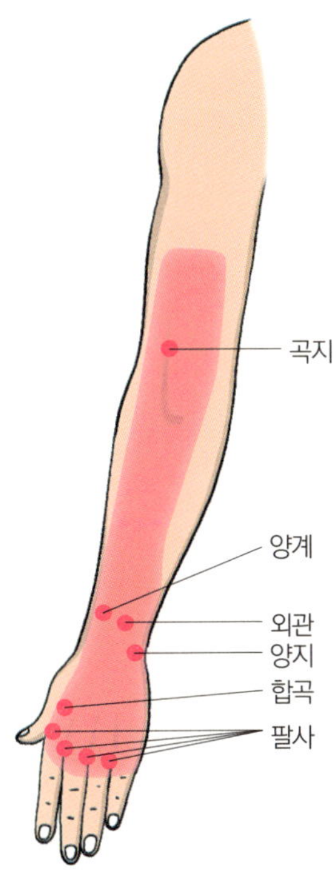
곡지
양계
외관
양지
합곡
팔사

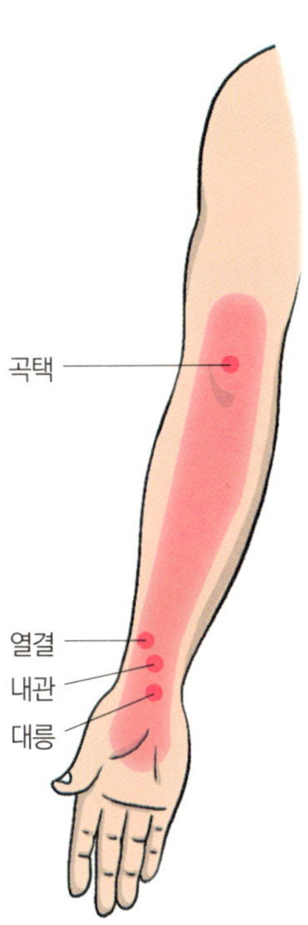
곡택
열결
내관
대릉

8. 발목 관절통

발은 보기에는 약해 보이지만 가볍게 몸을 풀 때뿐만 아니라 격렬한 운동을 하더라도 제 역할을 어렵지 않게 감당할 수 있도록 두 개의 아치를 기초로 하는 정교한 구조를 가지고 있다. 발의 아치는 엄청난 힘과 유연성을 가지고 몸무게를 지탱함과 동시에 몸이 똑바로 설 수 있도록 해준다. 그러므로 늘 감사하는 마음을 가지고 최상의 상태를 유지하도록 해야 한다. 만일 당신이 길을 걷다가 가볍게 돌부리에 걸리거나 점프하다가 발목에 문제가 생겼다면 이는 발목이 몸무게를 견디고 충격을 처리하고 몸을 이동시키는 기능에 장애가 생겼다는 의미이다.

이때는 반드시 엉덩이로부터 무릎 그리고 발목까지의 정렬을 회복시켜야 자연적인 혈액순환과 더불어 상처를 입으면서 생긴 노폐물의 청소까지 도와줄 수 있다.

흔히 생기는 발꿈치 골극은 마찰이 뼈를 자극하며 근막에 염증이 생겼을 때 생기는 작은 칼슘 침전물인데 가골 형태로 압박하며 피부 마찰로부터 뼈를 보호하는 역할을 한다.

어떤 이유로든 발쪽에 문제가 생겼다면 신경을 싸고 있는 막을 스트레칭하여 종아리 근육을 펴주고 강화하며 균형을 잡아주고 발목과 무릎의 유연성과 힘을 회복시키게 되면 순환이 원활해져 통증이 사라지게 된다.

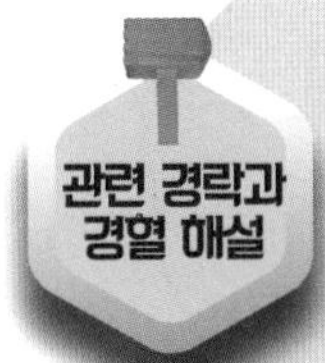

족양명위경 : 족삼리, 해계
족소양담경 : 구허, 아시혈
족태양방광경 : 곤륜, 신맥, 복삼
족소음신경 : 태계, 수천, 조해

족삼리, 해계혈은 환부의 경락을 소통시키고 구허, 곤륜, 태계혈은 족부경락을 지통하기에 족부 통증의 주치혈이다. 발꿈치가 아플 경우는 신맥, 복삼, 수천, 조해를 타봉하여 경락을 소통시킨다.

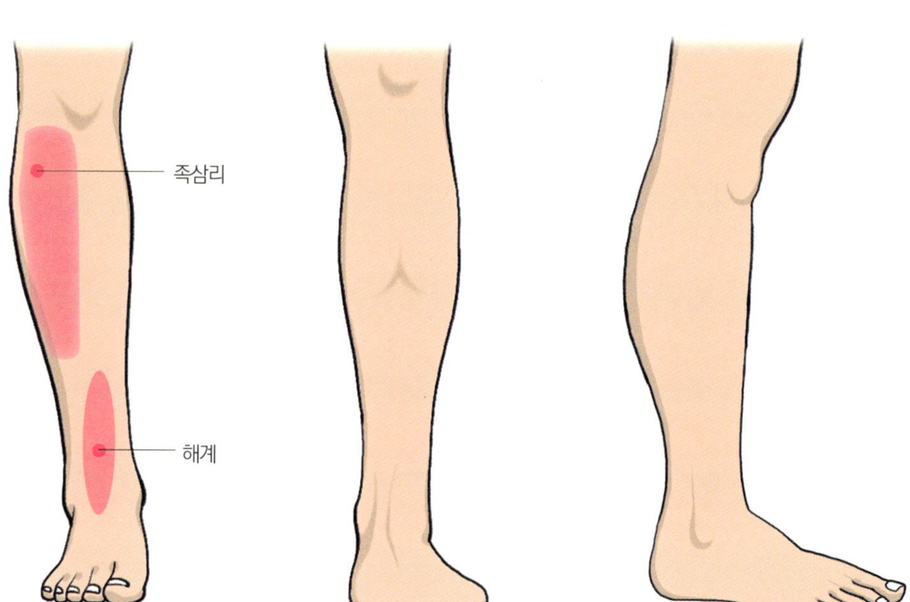
족삼리
해계

02

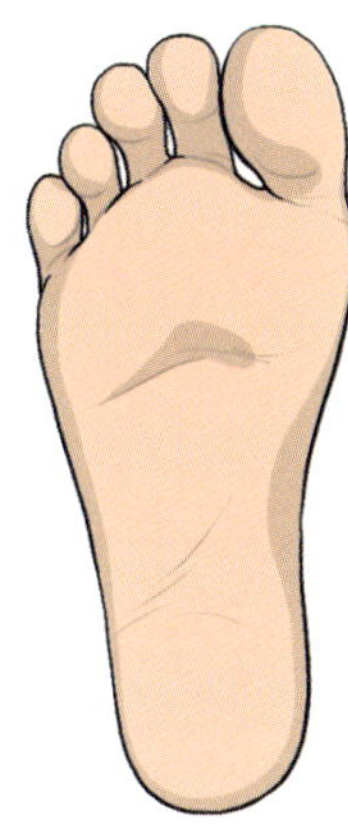

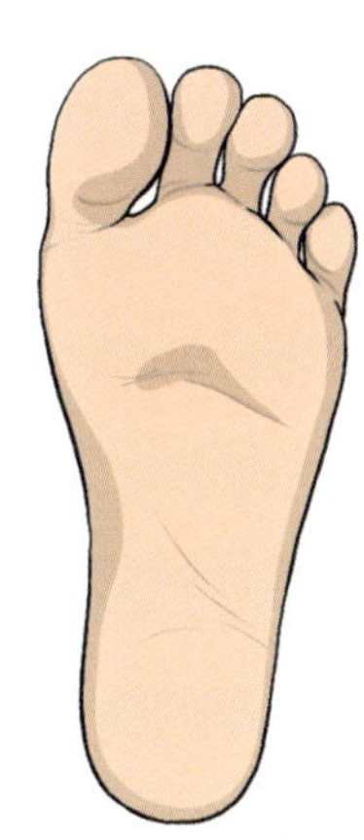

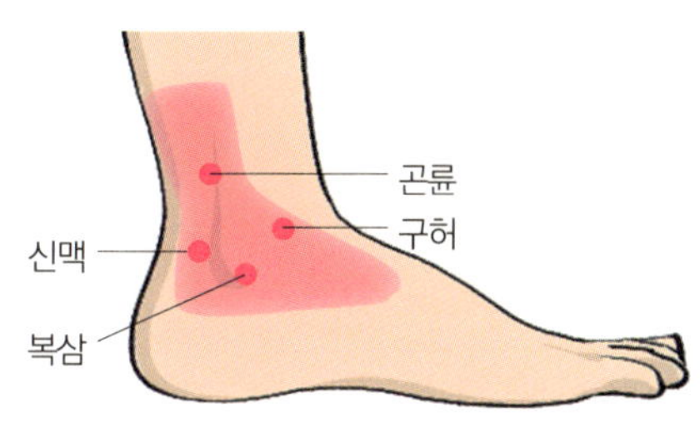

곤륜
구허
신맥
복삼

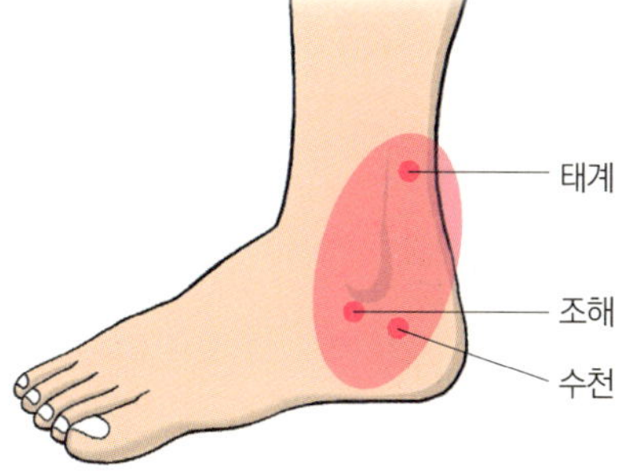

태계
조해
수천

9. 장단지 경련통

우리가 흔히 쥐라고 부르는 위경련(cramps)은 잠을 자는 도중이나 한밤중에 홍두깨처럼 갑자기 나타나 큰 고통을 준다. 이는 평소 운동부족으로 혈액순환에 문제가 있거나 근육이 익숙하지 않은 일들을 갑자기 하거나 혹은 탈수증상이나 영양상태가 불량해서 온다. 이때는 부드럽게 마사지해 주거나 무릎을 향해 발을 굽혀 통증을 완화시켜야 한다. 근육의 많은 부분이 물로 구성되어 있으므로 신진대사가 원활하도록 수분을 충분히 섭취하는 것이 좋다.

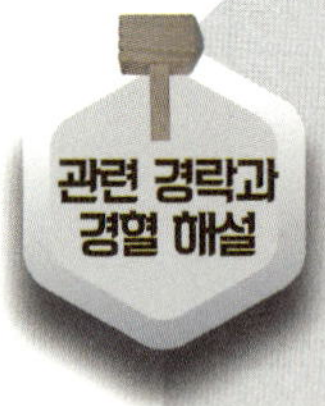

족태양방광경 : 은문, 위중, 승산
족소양담경 : 양릉천, 현종

은문, 위중, 승산혈은 경락소통하여 뭉친 어혈을 풀어주며 양릉천, 현종혈도 순환을 촉진시켜 막힌 곳을 뚫어준다.

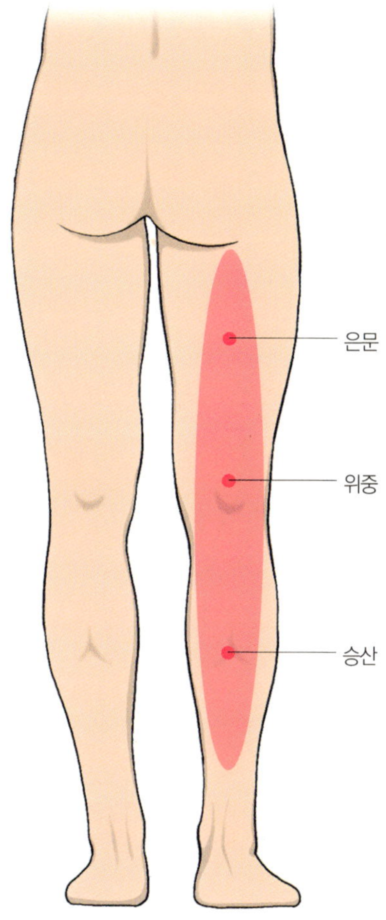
은문
위중
승산

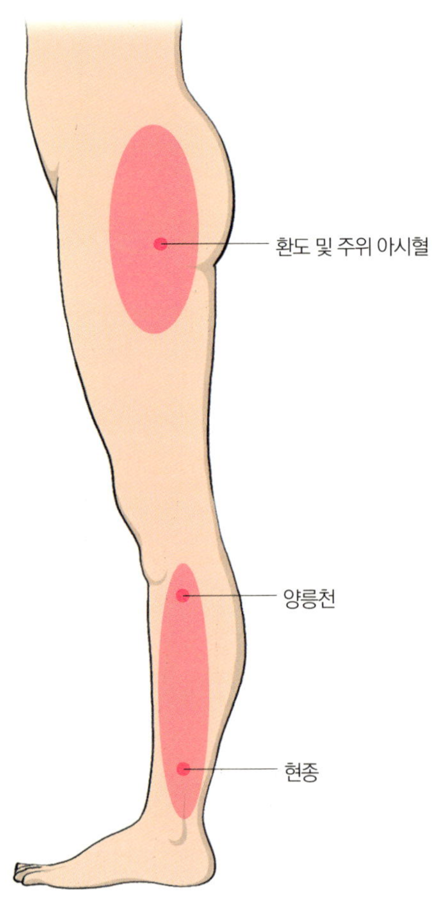

환도 및 주위 아시혈
양릉천
현종

10. 테니스엘보나 골프로 인한 주관절통

　악수를 하거나 물체를 잡을 때 갑자기 통증이 느껴진다면 팔꿈치 관절에 문제가 있는지 짚어 봐야 한다.

　해부학적으로 손까지 분포되는 세 가지 신경인 요골, 정중, 척골신경들을 살펴보자. 이 신경들은 팔꿈치를 따라 흐르면서 통각, 촉각, 온각, 냉각 등의 감각을 전완부와 손에서 느낄 수 있게 하고 동작을 제어하는 근육들에 전기적 신호를 전달한다. 또한 이 신경들은 피부 표면 가까이에 위치하기 때문에 지방 조직의 충분한 보호를 받기가 힘들다. 따라서 일상적인 동작으로도 쉽게 압박을 받을 수 있다.

　무릎과 마찬가지로 팔꿈치도 동시성을 지닌 메커니즘이다. 무릎이 엉덩이와 발목과 함께 일하는 것처럼 팔꿈치는 어깨와 손목이 조화롭게 움직이도록 조정하는 역할을 한다. 따라서 팔꿈치 치료는 팔꿈치와 어깨부터 손목 사이의 관계를 회복시키는데 있다.

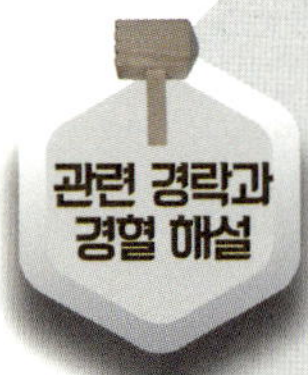

수양명대장경 : 곡지, 수삼리, 합곡, 주료

수소양삼초경 : 외관, 지구, 양지

수소음심경 : 소해

수태양소장경 : 완골

수태음폐경 : 척택

독맥 : 대추

족태음비경 : 척택, 열결, 공최

곡지, 수삼리, 합곡혈은 근맥을 편안하게 하고 경락을 소통시켜 지통한다. 양지, 외관, 지구혈은 기를 다스리고 지통하기에 팔굽, 팔 질환의 주치혈이다. 척택혈은 근맥을 편안하게 하여 지통작용을 하며 대추혈은 경락을 따뜻하게 하여 차가운 기를 흩어지게 하고 소해혈은 기와 혈의 순환을 도와 어혈을 풀고 모인 결절을 흩어지게 한다. 공최, 열결, 완골혈은 차가운 기운을 없애고 락맥을 활발하게 하여 경맥을 통하게 한다.

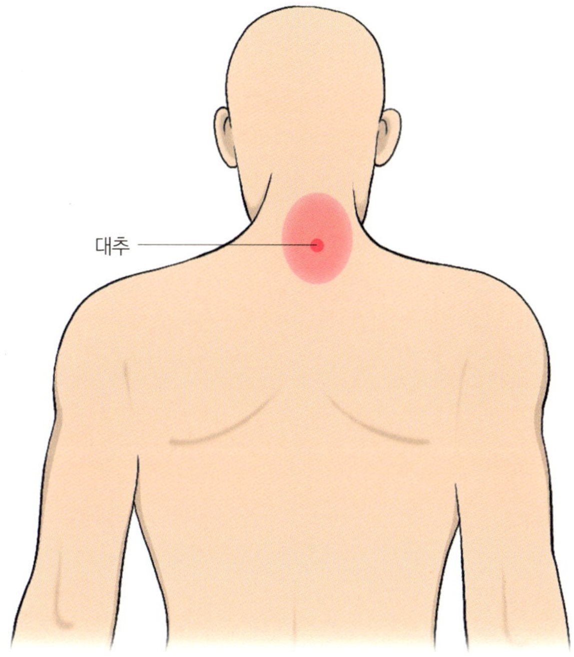
대추

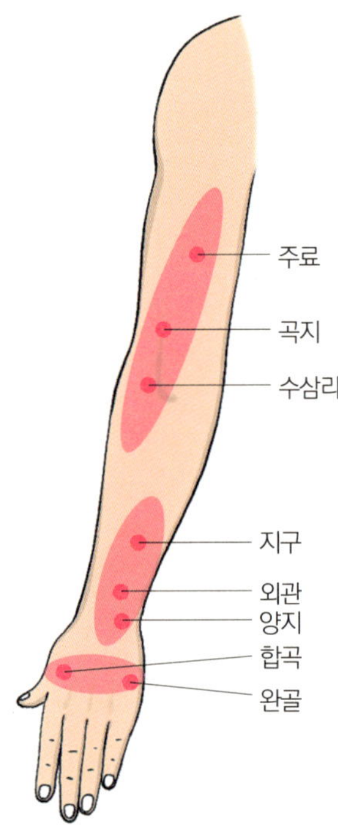
주료
곡지
수삼리
지구
외관
양지
합곡
완골

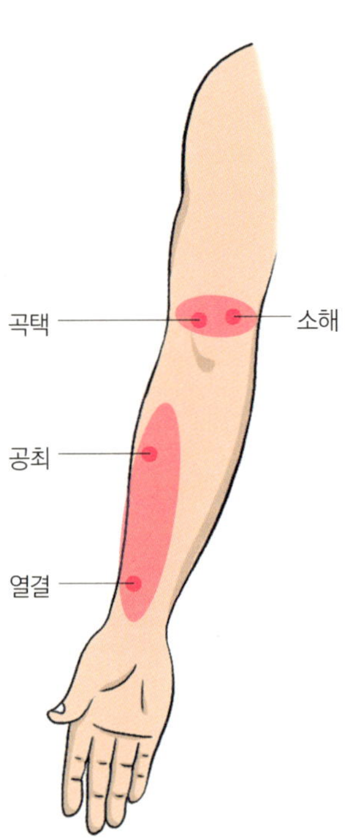
곡택
소해
공최
열결

5장

마니봉으로 다스리는 순환계 질환

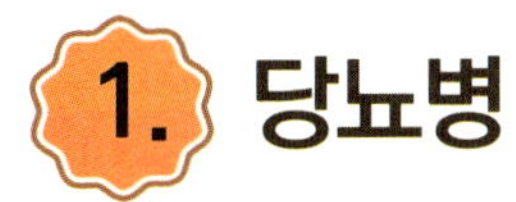 **1. 당뇨병**

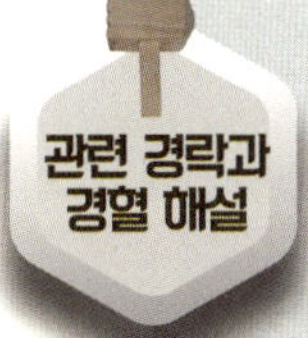

족태양방광경 : 비유, 삼초유, 고황, 신유

임맥 : 중완, 수분, 기해

수소양삼초경 : 양지

족양명위경 : 족삼리

족태음비경 : 삼음교

비유, 삼음교혈은 비장을 튼튼히 하고 진액을 운행시키며, 족삼리혈은 위장의 기능을 조정한다. 중완혈은 위를 따뜻하게 하여 찌꺼기를 제거하고 양지혈은 진액을 올리고 갈증을 해소한다. 기해혈은 신장을 보하여 양기를 북돋우고, 기에 도움을 주어 하원을 공고히 한다.

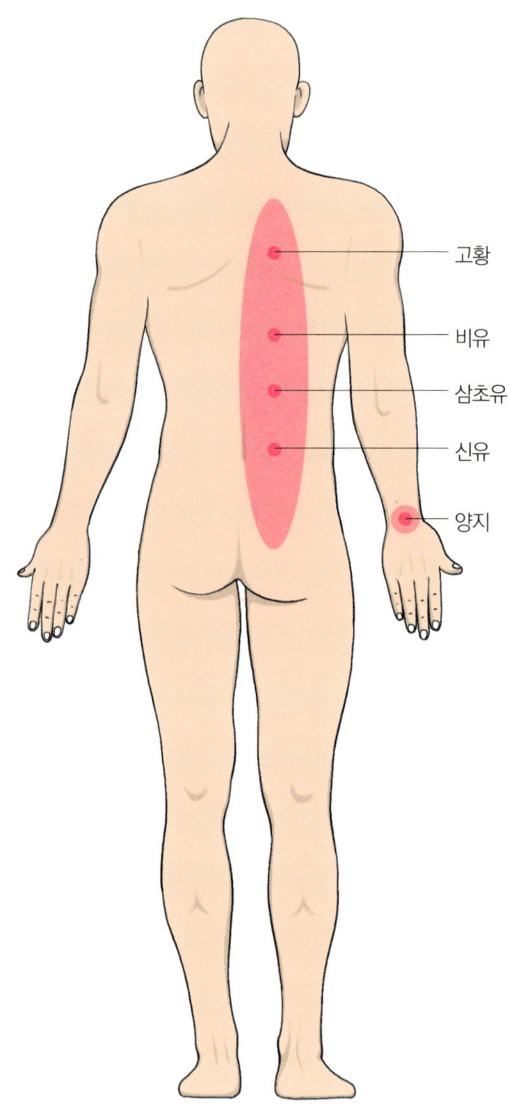

고황
비유
삼초유
신유
양지

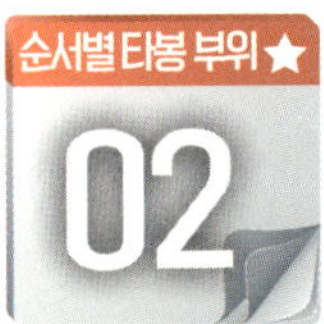

02

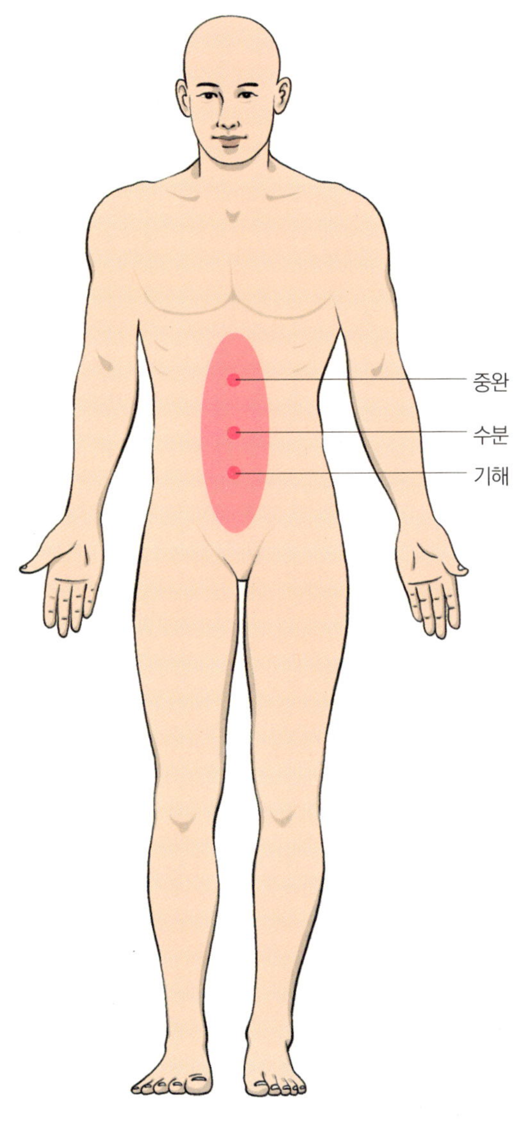
중완
수분
기해

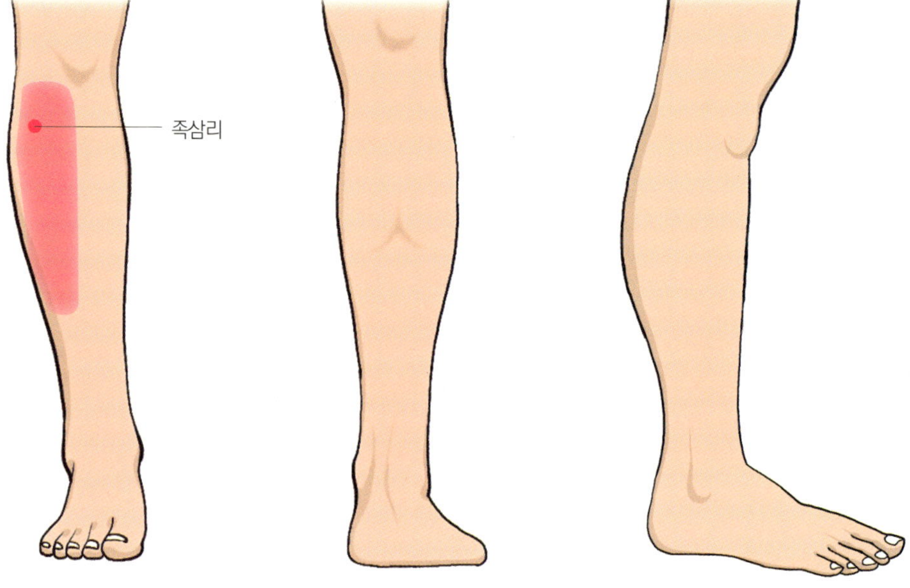
족삼리

순서별 타봉 부위 ★
04

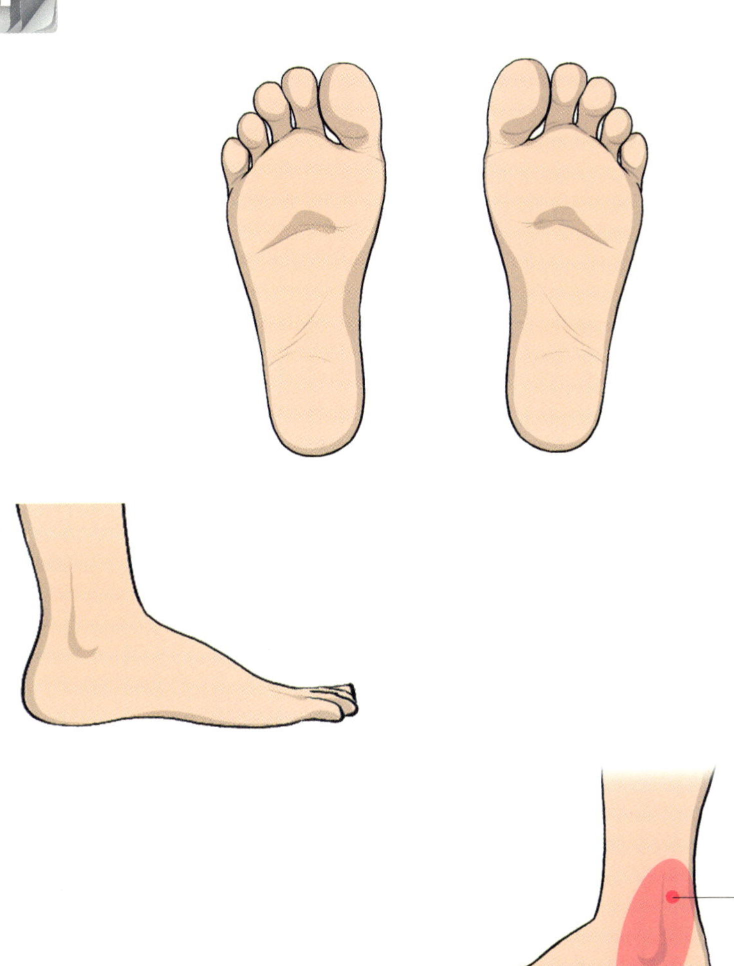
삼음교

2. 중풍후유증(뇌출혈, 뇌경색)

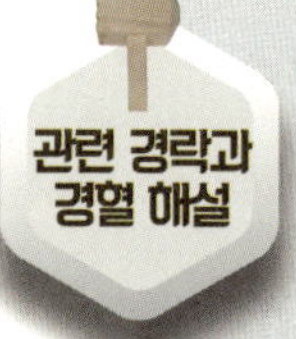

족태양방광경 : 천주, 심유, 간유, 신유, 질변, 정명

수양명대장경 : 곡지, 수삼리, 합곡

수소양삼초경 : 양지

족양명위경 : 족삼리

족소양담경 : 환도, 양릉천, 현종

* 후유증이 있는 부위를 따라 골고루 타봉한다.

천주, 심유, 간유, 신유, 질변혈은 전신의 기와 혈의 흐름과 오장육부의 기능을 조절하며 곡지, 수삼리, 합곡, 양지혈은 상지의 경맥을 통하게 하고 환도, 양릉천, 현종혈과 족삼리혈은 하지 기혈을 소통하여 사지 기능의 회복을 돕는다.

순서별 타봉 부위 ★
01

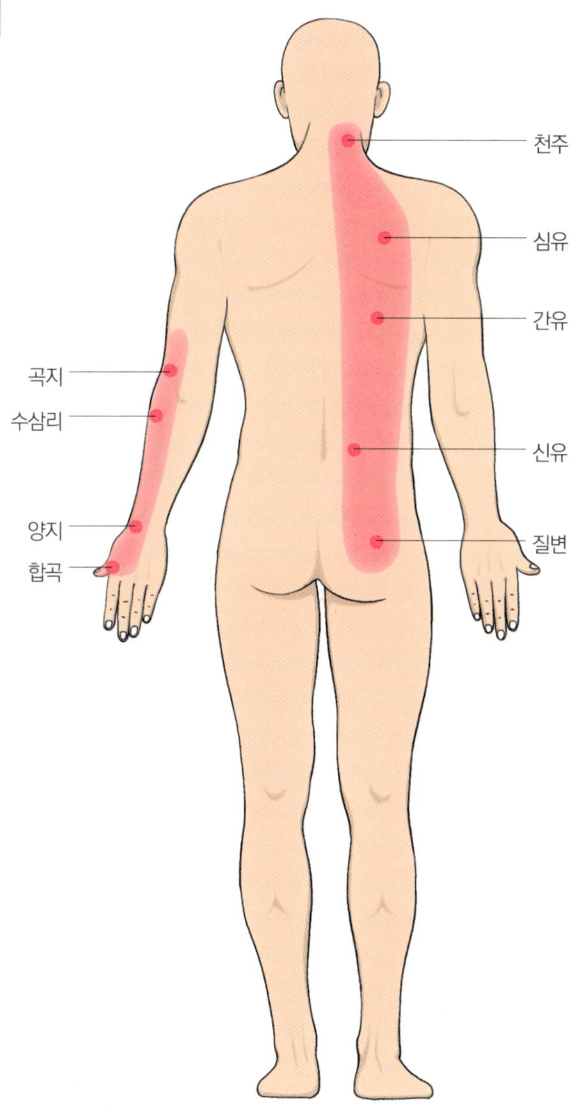

천주
심유
간유
곡지
수삼리
신유
양지
합곡
질변

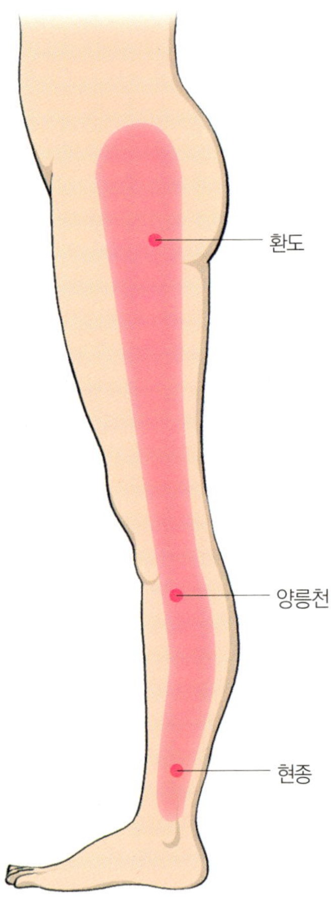
환도
양릉천
현종

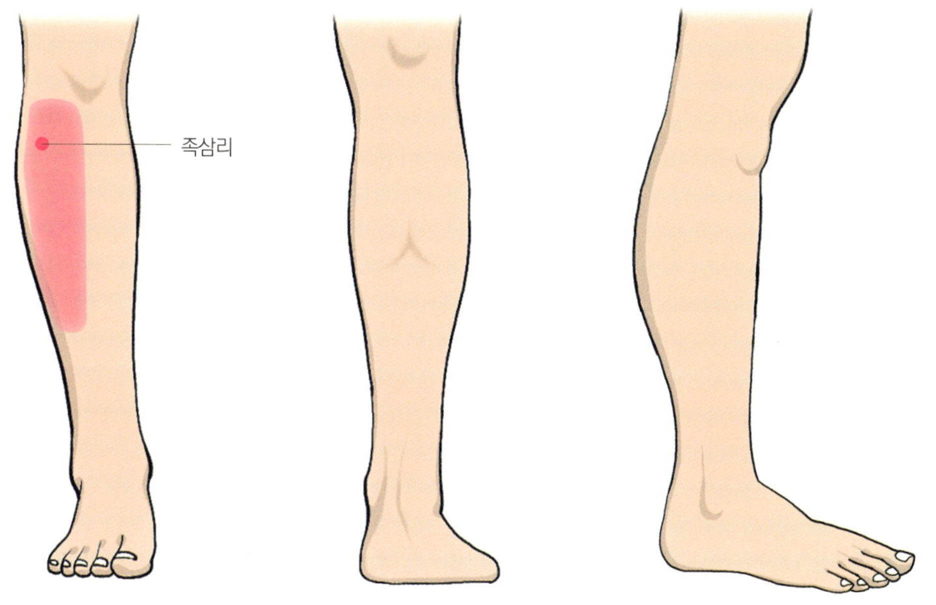
족삼리

3. 고혈압

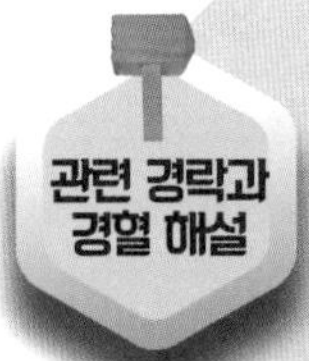

독맥 : 백회
족태양방광경 : 천주
수양명대장경 : 곡지
수궐음심포경 : 내관
족소양담경 : 풍지, 견정, 풍시
족양명위경 : 인영, 족삼리

머리 부위는 일체 양경이 모인 곳이다. 담경은 머리 양옆에, 간경은 머리 위, 여기에 방광경혈과 배합하면 간, 담의 열을 내리고 혈의 순환을 도운다. 풍지, 백회, 곡지, 인영혈은 간의 양기를 진정시키고 혈의 흐름과 음양조화를 안정시킨다. 내관혈과 배합하면 심장과 신장을 소통시키고 마음을 진정시켜 번뇌를 없애며 족삼리혈은 소화계통에 도움을 준다.

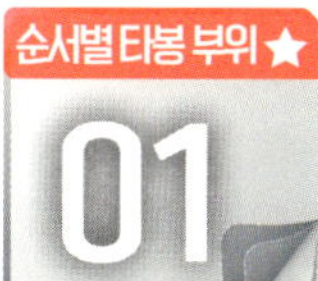

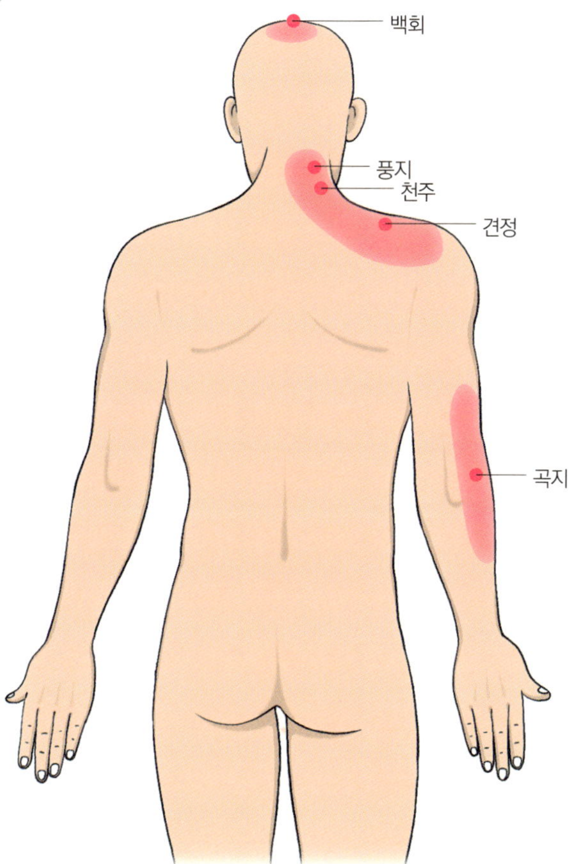

백회
풍지
천주
견정
곡지

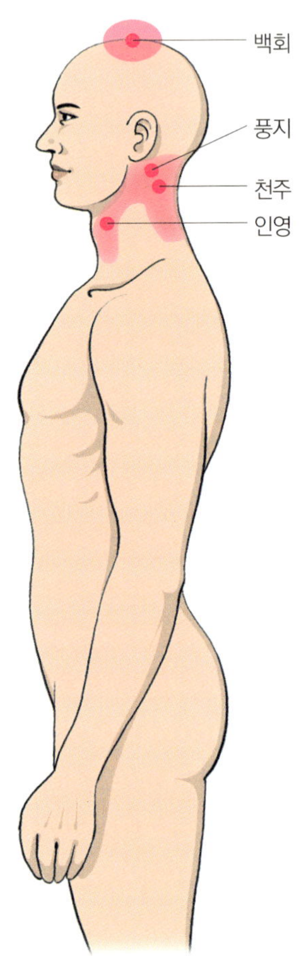

백회
풍지
천주
인영

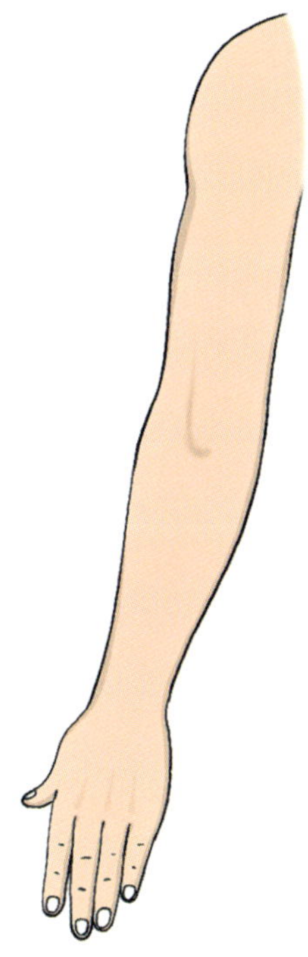

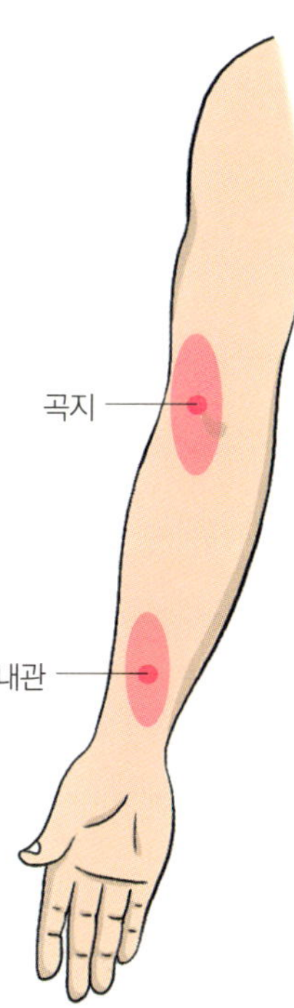
곡지
내관

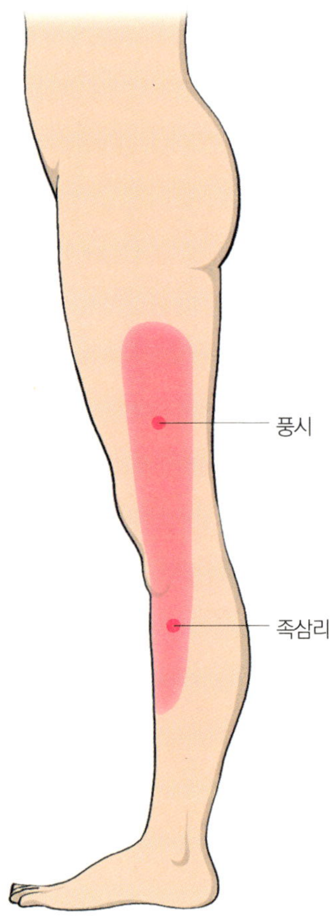

풍시
족삼리

4. 저혈압

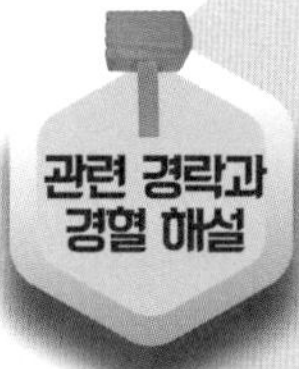

독맥 : 백회

족태음비경 : 삼음교

족소양담경 : 협계

수궐음심포경 : 극문

수양명대장경 : 곡지

족소음신경 : 용천

임맥 : 전중, 중완

족태양방광경 : 궐음수, 비유, 격유, 신유, 지실

족양명위경 : 대거, 족삼리

비장과 위는 후천지본이고 신장은 선천지본이기에 이들을 기와 혈의 생화지원이라 한다. 임맥, 독맥, 방광경, 비경, 위경, 신경을 배합하면 비장을 건강하게 하고 신장에 유익하고 기를 보충하고 혈에 영양을 공급하는 작용이 있다. 곡지, 협계혈과 백회, 극문혈을 배합하면 마음을 안착시키고 뇌를 깨우치며 기의 운행과 경락소통이 된다.

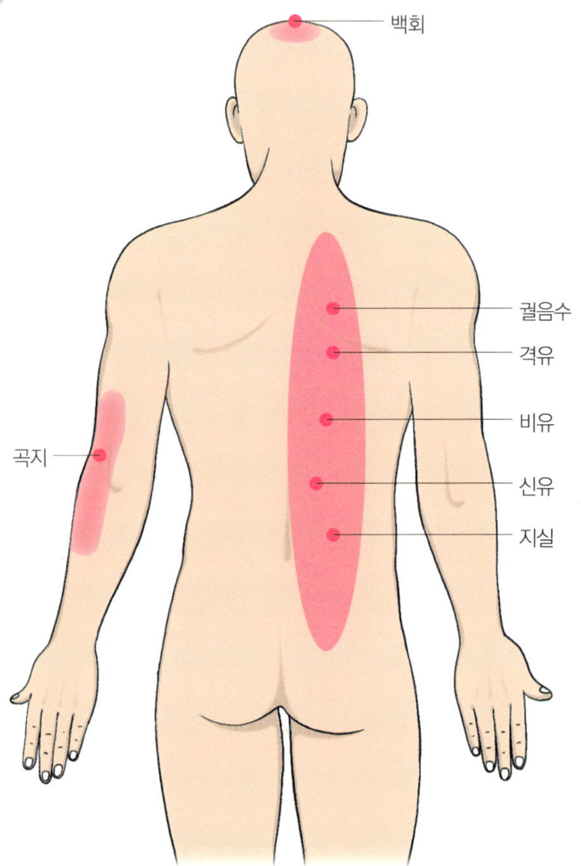
백회
궐음수
격유
비유
신유
지실
곡지

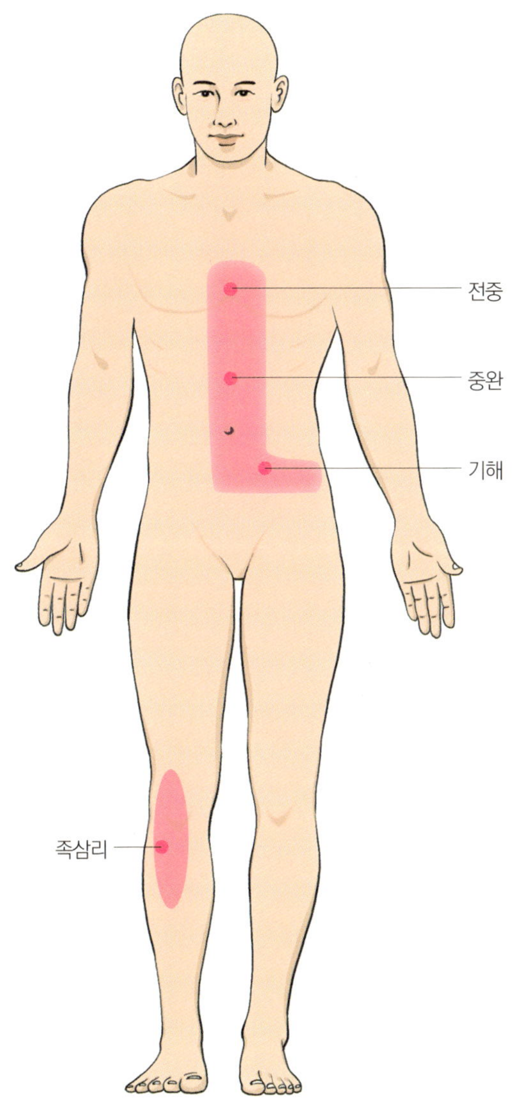

전중
중완
기해
족삼리

용천
협계
삼음교

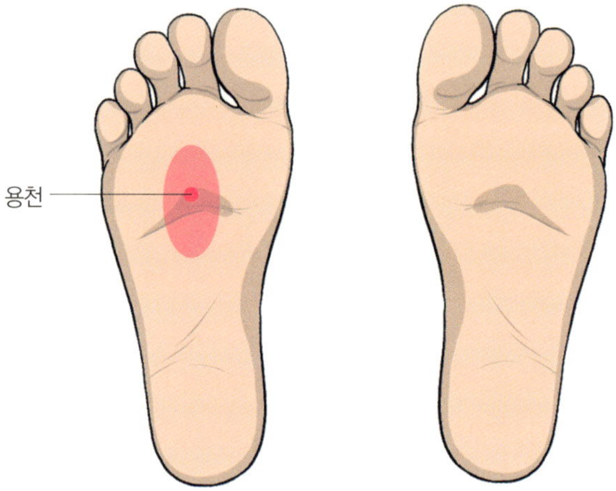

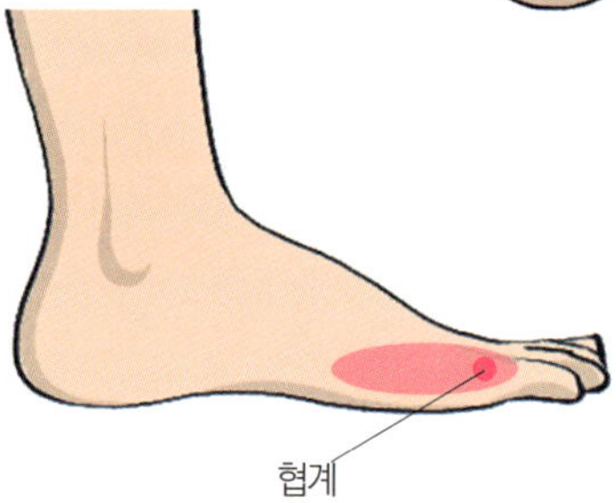

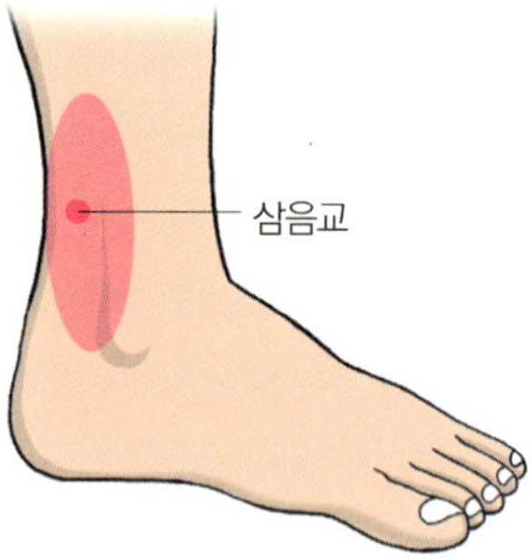

5. 두통(편두통 및 신경성 두통)

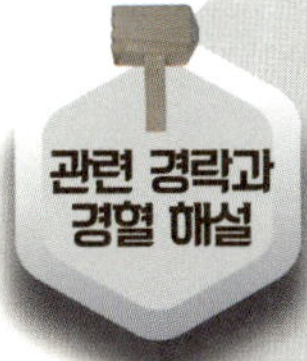

족소양담경 : 풍지, 구허, 양릉천

독맥 : 백회

족양명위경 : 두유

수양명대장경 : 합곡

경외기혈 : 태양, 인당

족태양방광경 : 통천

수태음폐경 : 열결

통천혈은 족태양경혈로 태양경을 소통하고 풍지혈은 경락을 소통시켜 지통작용을 하므로 두통 치료에 많이 활용한다. 백회혈은 기에 유익하고 양기를 북돋우며 경락을 활성시켜 지통작용을 하며, 인당혈은 경락을 소통시키고 지통작용을 한다. 두유혈과 합곡혈은 막힌 곳을 소통시키고 기의 운행을 도우며 경락을 통하게 하고 지통작용을 하기에 편두통 치료에 주치혈이 된다.

열결혈은 뭉친 것을 풀어주어 지통하기에 편두통과 전두통 치료에 많이 사용하며 태양혈은 두뇌의 기혈을 소통하고 구멍이 열리고 뇌를 깨우쳐 지통작용을 한다.

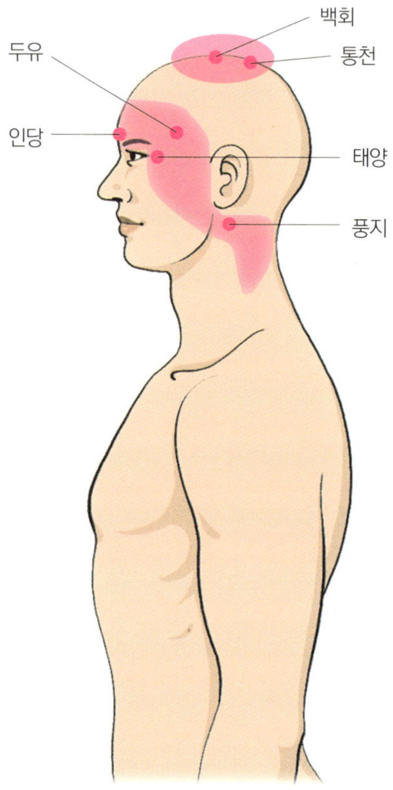
백회
두유
통천
인당
태양
풍지

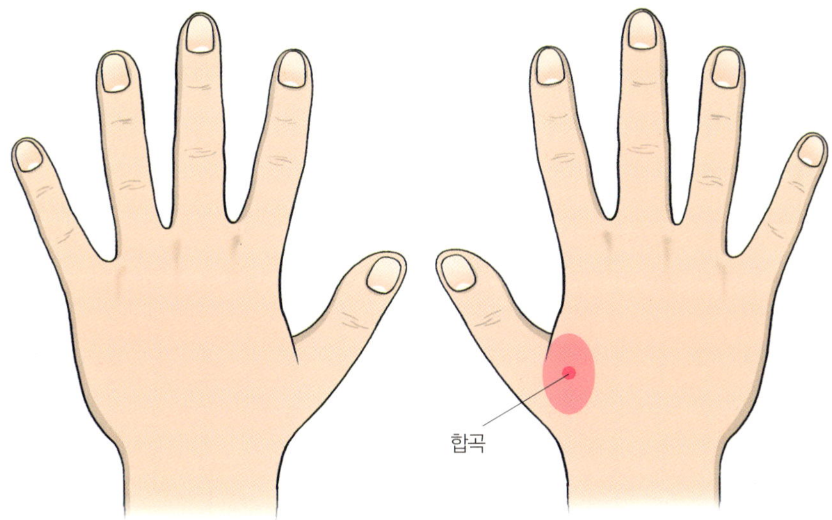

합곡

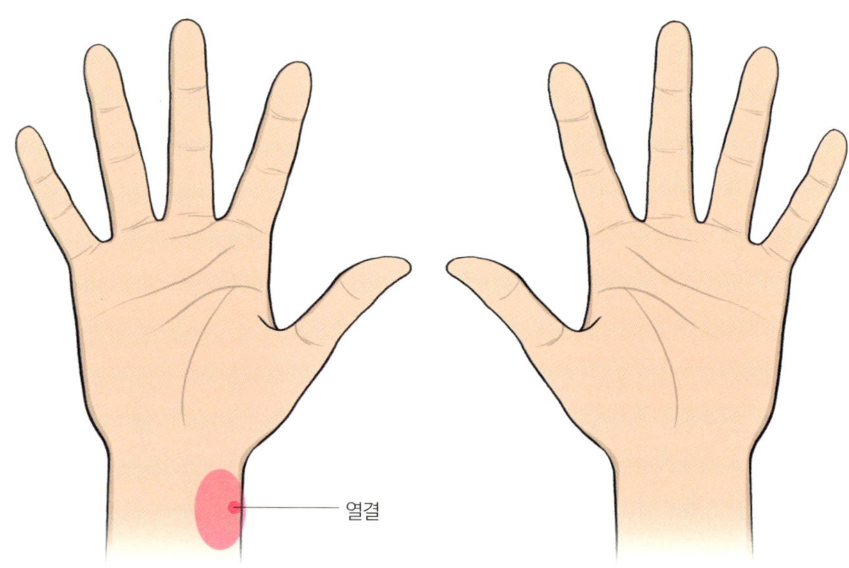

열결

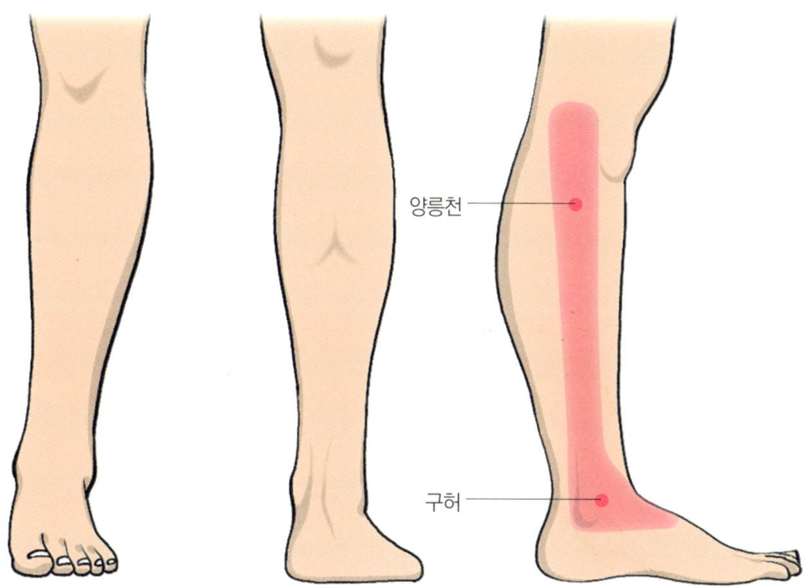
양릉천
구허

6. 협심증

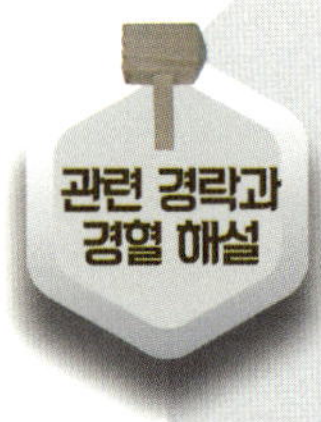

족태양방광경 : 궐음수, 신당, 심유

임맥 : 천돌, 전중, 거궐

수궐음심포경 : 척택, 극문, 대릉, 내관

족태음비경 : 삼음교

수태음폐경 : 태연

족소음신경 : 태계

궐음수, 신당, 심유는 경락의 막힌 곳을 뚫어주고 대릉혈은 심포경의 원혈이 므로 극문, 척택, 내관혈과 배합하여 심포경과 심장의 급성병변을 다스린다. 삼음교, 태계혈은 비장을 튼튼하게 하고 신장에 유익하게 하여 심장의 기를 도우며 태연혈은 기의 운행과 혈의 순환을 도운다.

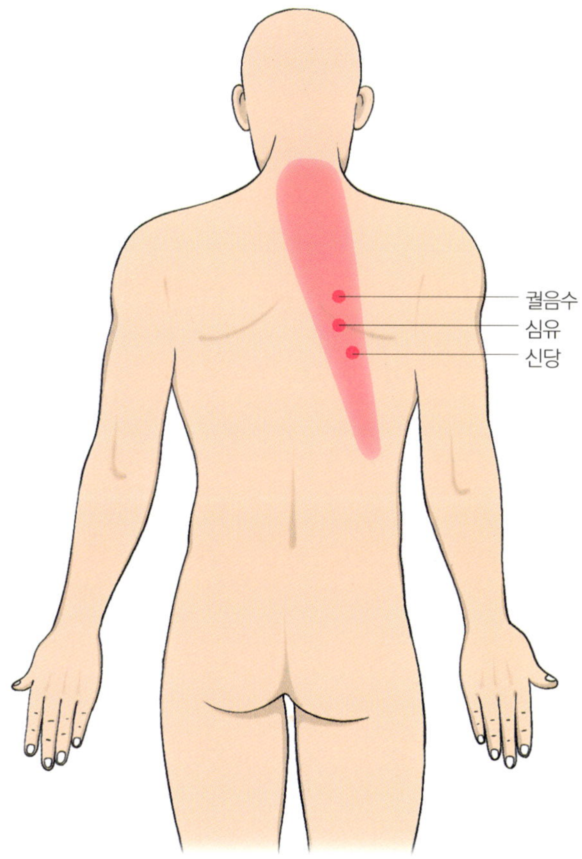

궐음수
심유
신당

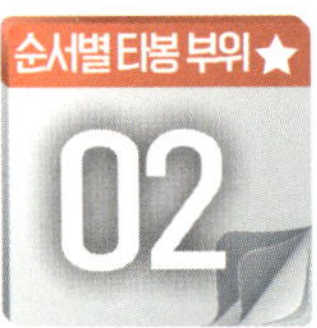

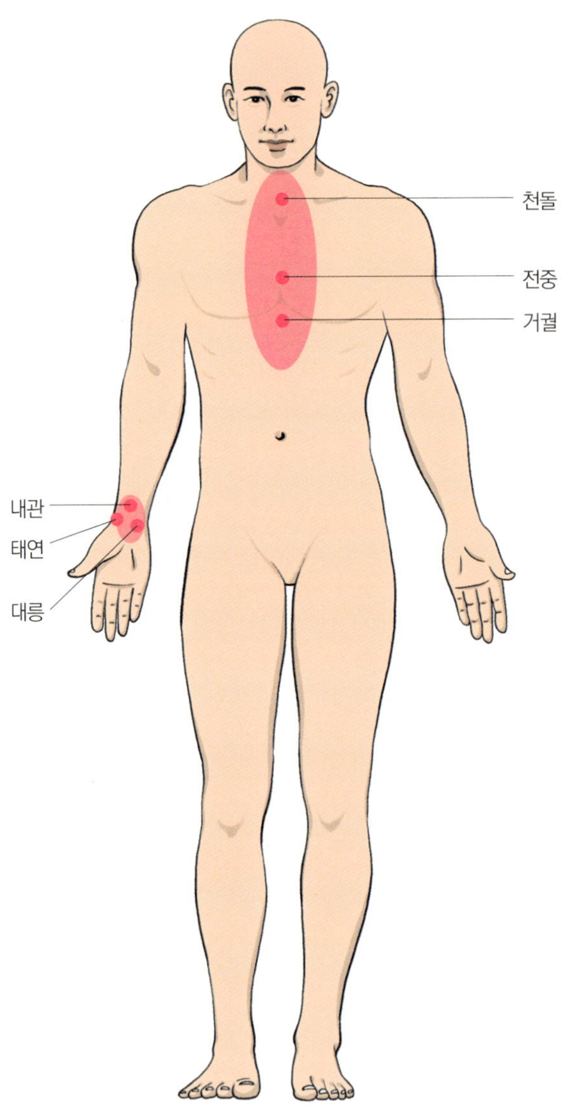
천돌
전중
거궐
내관
태연
대릉

삼음교
태계

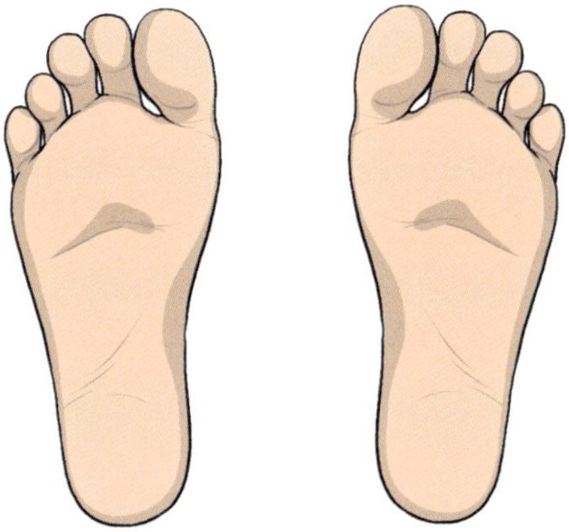

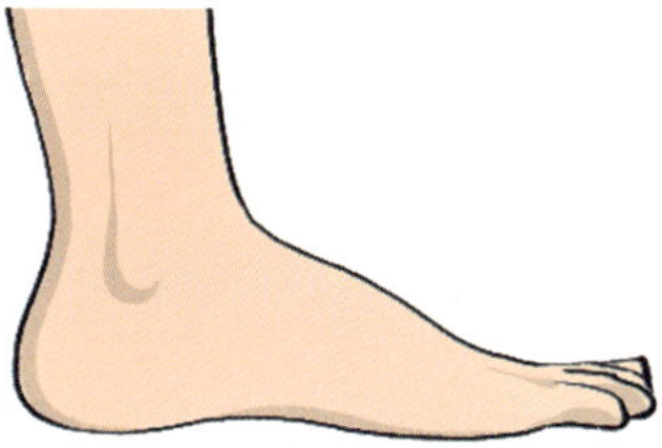

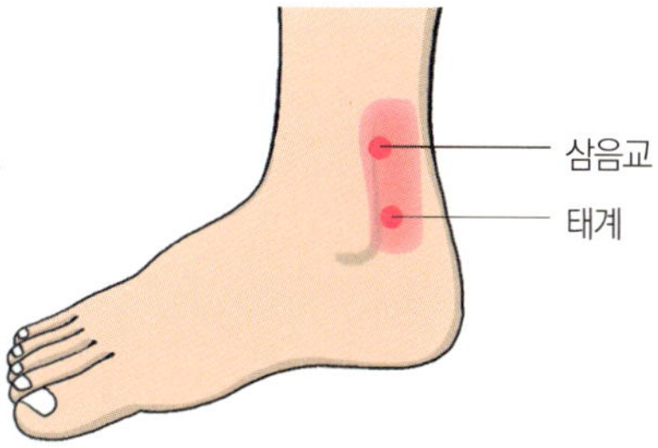

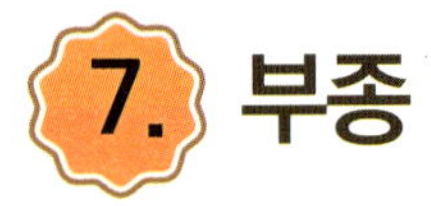

7. 부종

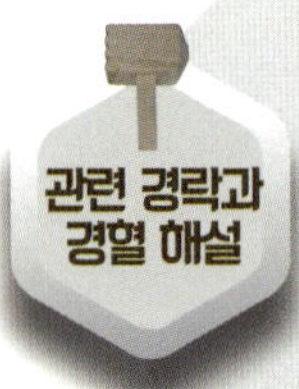

수태음폐경 : 열결, 척택

수소양삼초경 : 외관

족태음비경 : 삼음교, 음릉천

족태양방광경 : 풍문, 폐유, 비유, 신유

열결, 외관혈은 폐의 기를 소통하고 양기의 사를 내린다. 풍문, 폐유혈은 양기를 통하게 하고 차가운 기운을 흩어지게 하여 습을 제거한다. 음릉천, 삼음교혈은 비장을 튼튼하게 하고 습을 제거한다. 척택혈은 폐의 기를 소통해 기의 흐름과 내리는 힘을 증가시키며 비유, 신유혈은 신장과 비장을 따뜻하게 하여 습기를 제거하고 부기를 내린다.

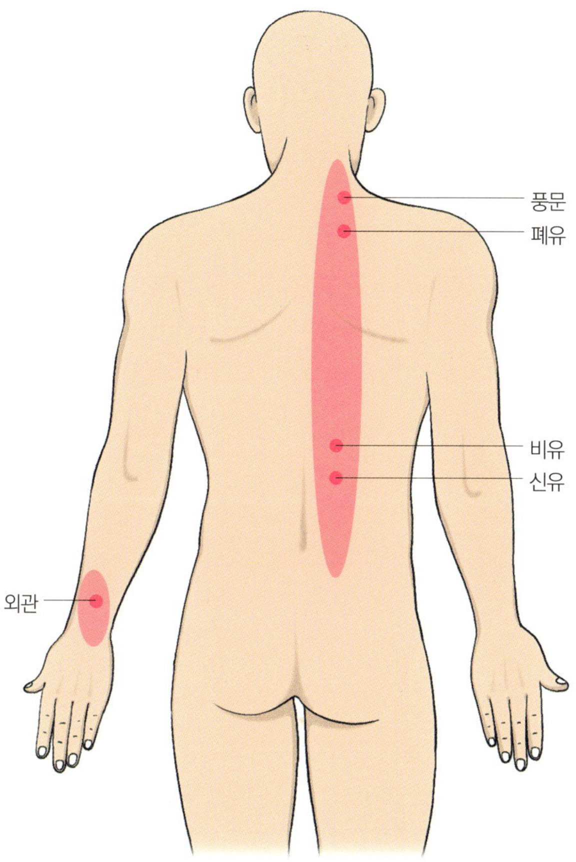

풍문
폐유
비유
신유
외관

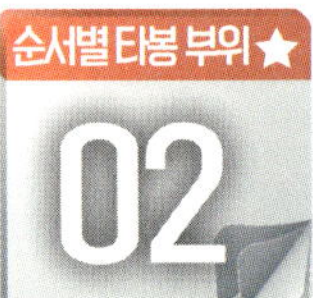

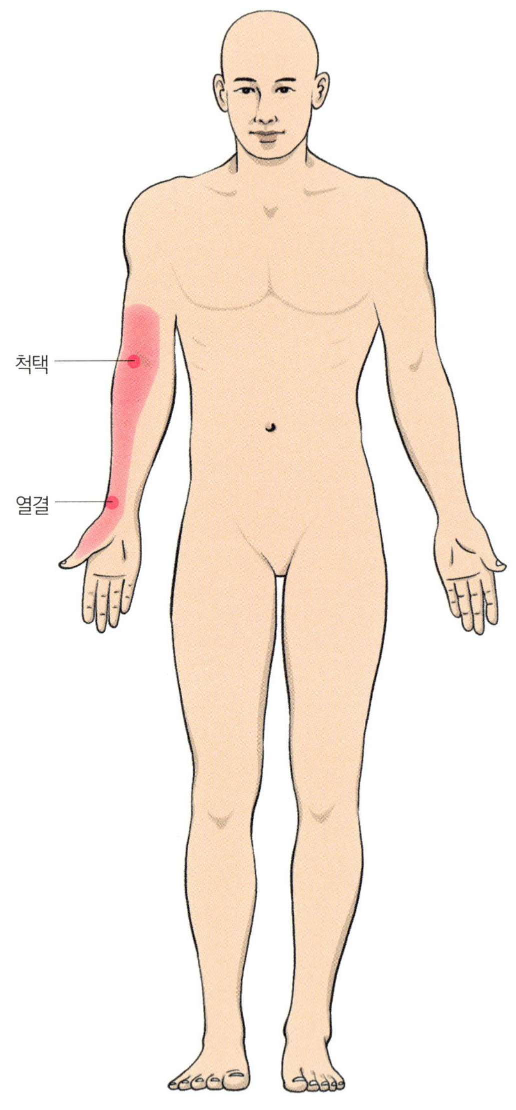
척택
열결

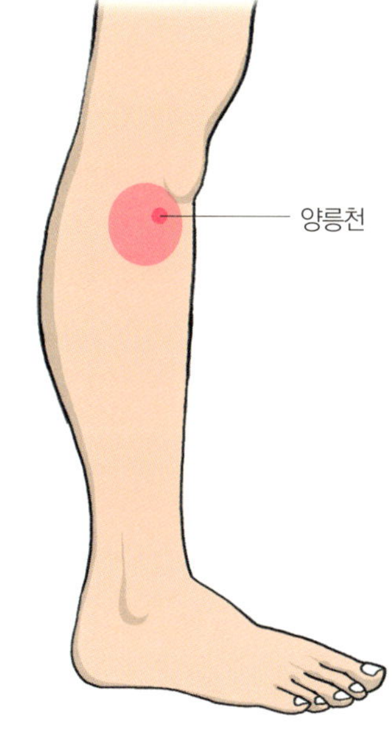
양릉천

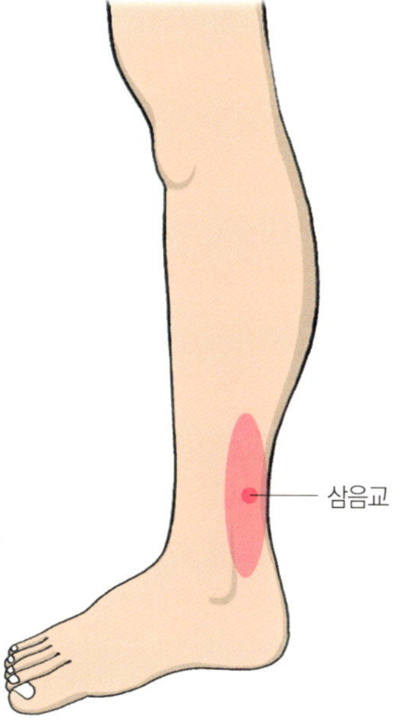
삼음교

6장

마니봉으로 다스리는 소화기 질환

1. 위장병(위염, 위경련, 위하수 등)

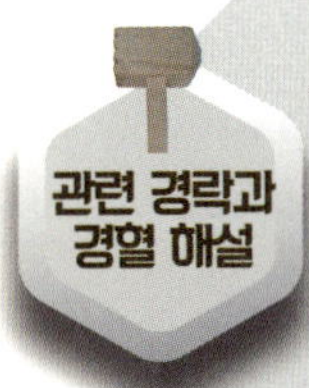

족태양방광경 : 비유, 위유, 격유, 간유

족양명위경 : 양구, 내정, 족삼리, 양문, 대거, 불용, 여태

임맥 : 중완, 하완, 관원

수궐음심포경 : 내관

족태음비경 : 공손, 삼음교

족궐음간경 : 기문

수양명대장경 : 온류

중완혈은 위의 모혈이고 족삼리혈은 위의 합혈이기에 내관과 양구혈을 배합하여 기의 운행과 통증을 가시게 하고, 중완혈 및 방광경의 혈과 배합하면 비장을 튼튼하게 하고 위장을 따뜻하게 한다. 내관, 관원혈과 배합하면 기의 순리와 지통작용이 있다. 비유, 위유, 내정, 공손혈은 비장을 튼튼하게 하고 위에 도움을 준다. 양문, 대거, 불용, 여태혈은 소화시키고 체한 것을 통하게 하는 주치혈이다.

온류혈은 청혈해독하고 위장 기능을 조정한다. 여기에 중완, 족삼리혈을 배합하면 위장의 기를 통하고 내리게 하는 작용을 한다.

기문혈은 간, 담낭의 기를 소통시키고 위유혈과 배합하면 간을 편안하게 하고 위를 따뜻하게 한다.

순서별 타봉 부위 ★
01

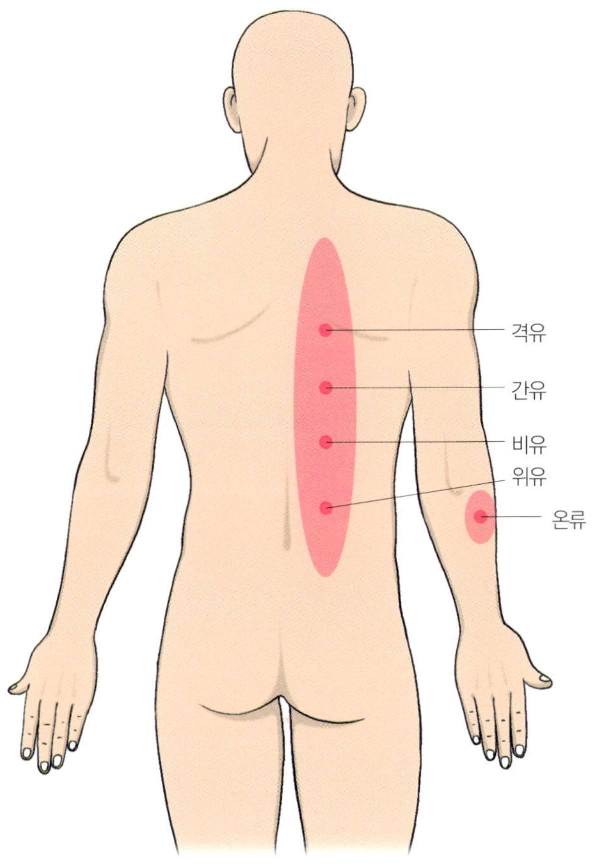

격유
간유
비유
위유
온류

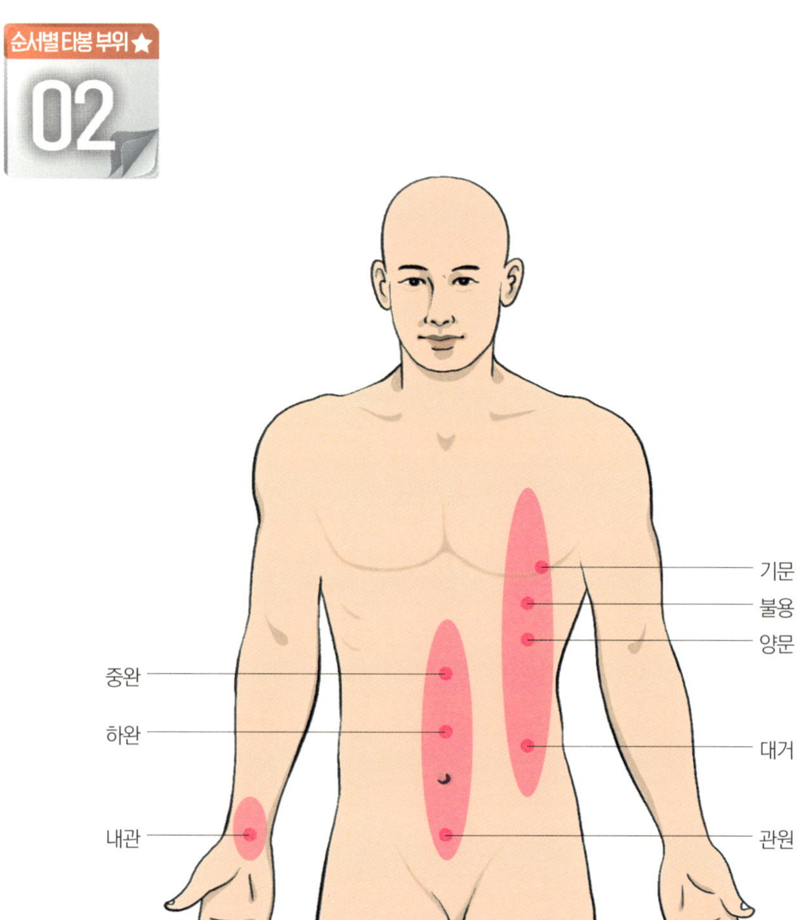
기문
불용
양문
중완
하완
대거
내관
관원

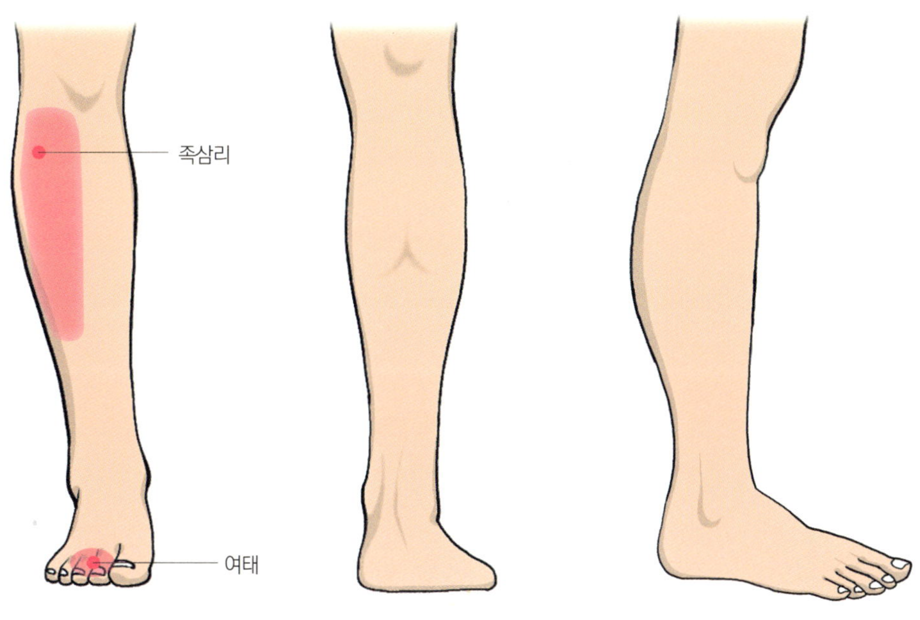
족삼리
여태

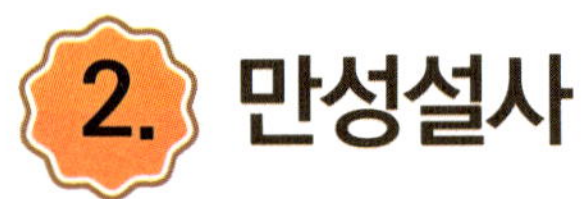

2. 만성설사

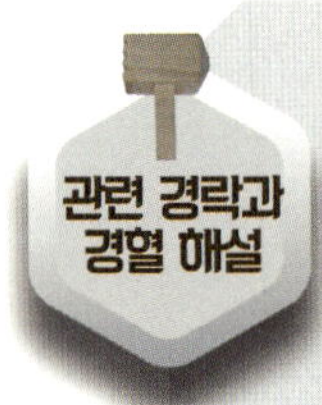

임맥 : 중완

족태양방광경 : 비유, 신유, 대장수

족양명위경 : 족삼리, 천추

중완, 비유, 족삼리, 천추, 대장수혈은 비장과 위 기능을 조절하고 중초의 기를 보충하여 설사를 멎게 하는 기능이 있다. 신유혈은 신장의 허증을 보하여 비장을 튼튼하게 한다.

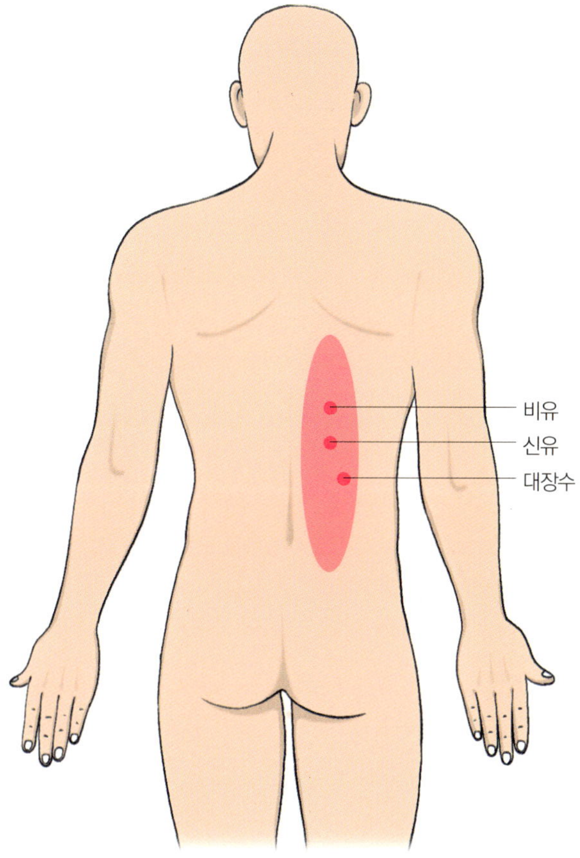

비유
신유
대장수

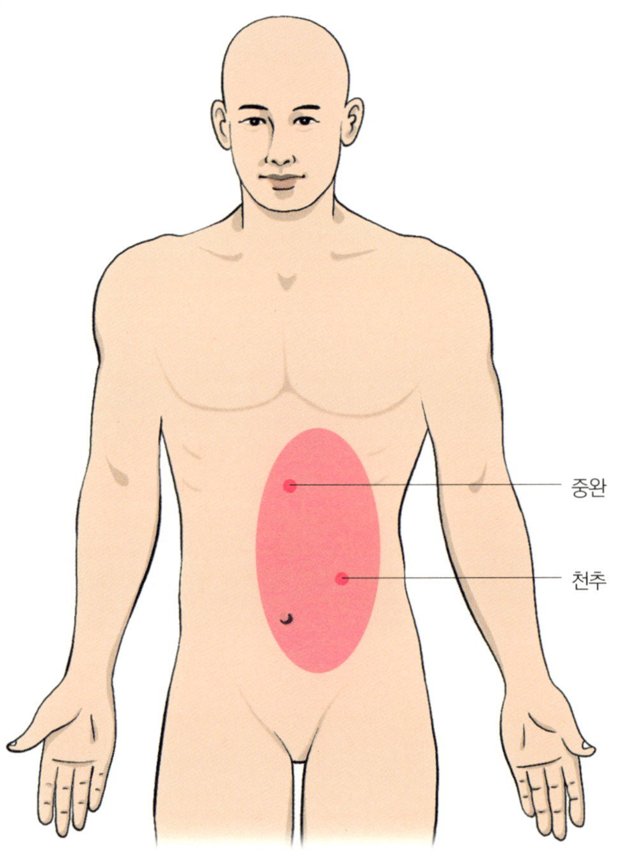

중완
천추

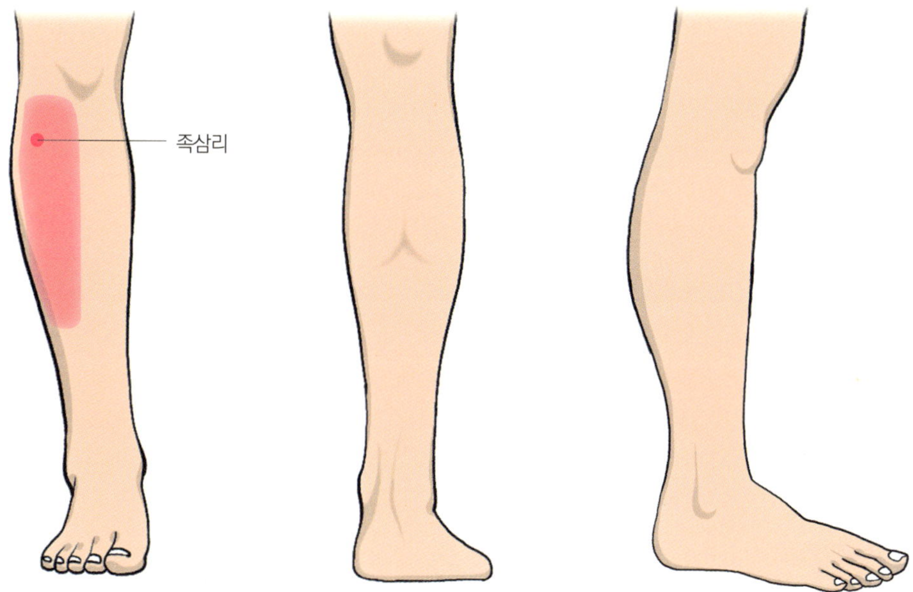
족삼리

3. 변비

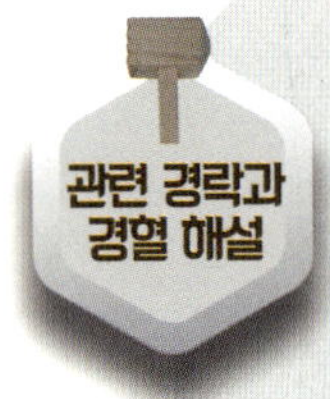

족태양방광경 : 대장수, 소장수, 차료

임맥 : 관원

족태음비경 : 복결, 공손

족양명위경 : 족삼리, 천추

대장수, 소장수, 족삼리혈은 비장을 건강하게 하고 기를 도우며 장을 윤활하게 하여 대변을 통하게 한다. 관원, 천추, 복결혈은 기운을 활발히 하여 체한 것을 통하게 한다. 공손혈은 족태음의 락혈로서 기를 돕고 대변을 통하게 하는 기능이 있다.

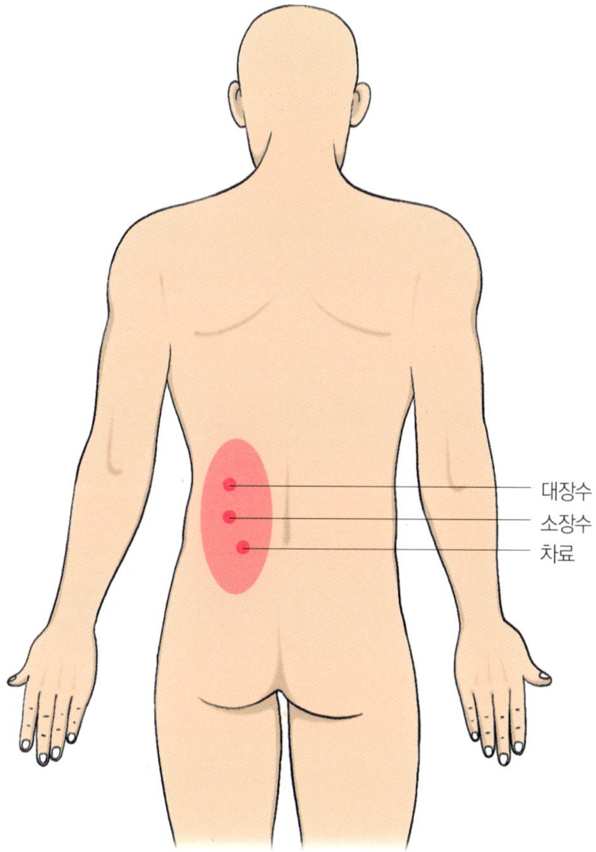
대장수
소장수
차료

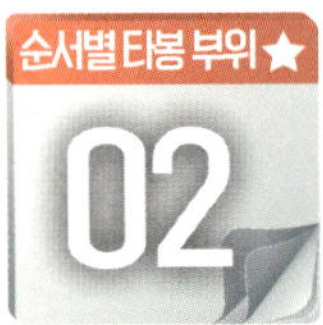

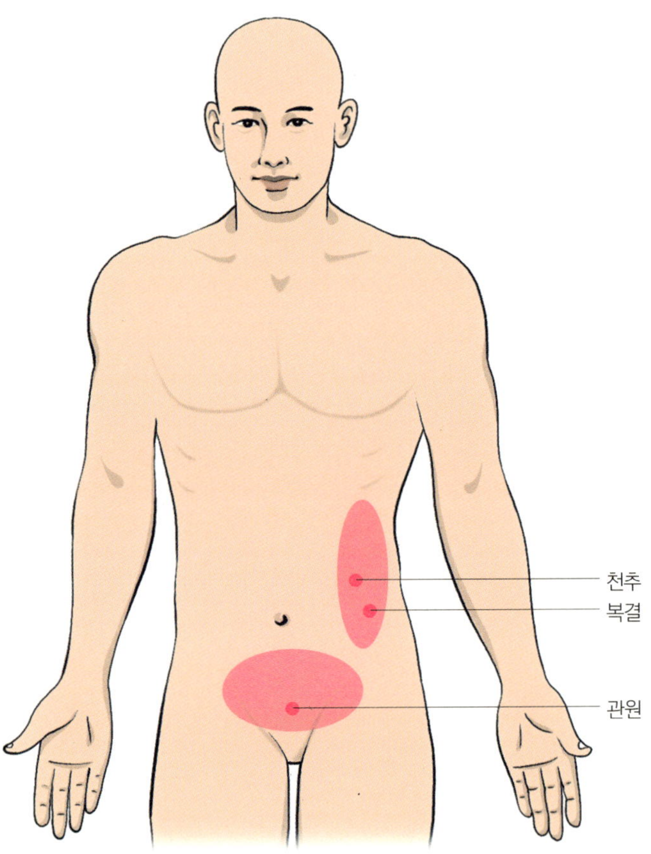

천추
복결
관원

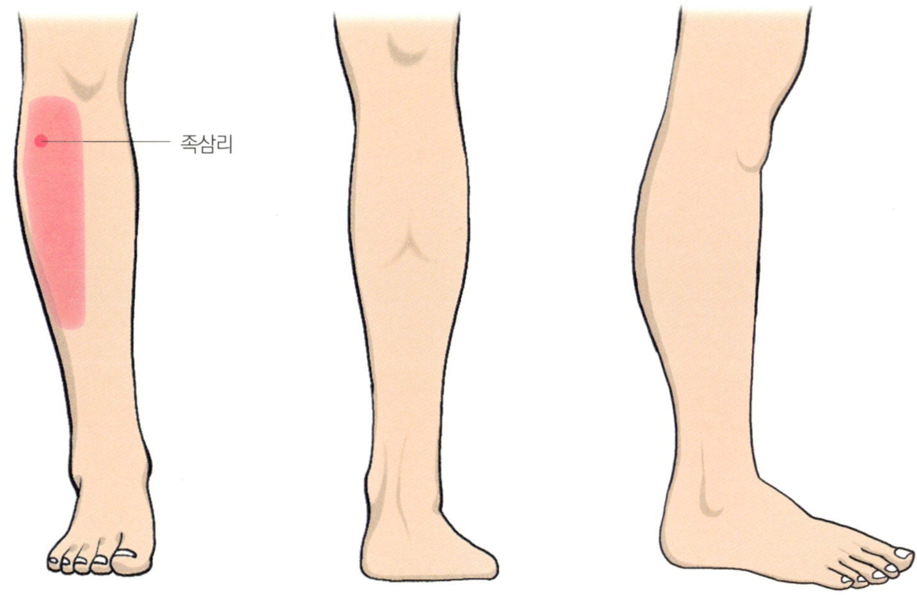
족삼리

7장

마니봉으로 다스리는 호흡기 질환

1. 비염/축농증

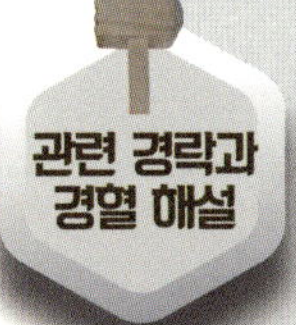

수양명대장경 : 영향, 곡지, 합곡

족소양담경 : 풍지

독맥 : 상성, 대추

족태양방광경 : 풍문, 격유

경외기혈 : 태양, 인당

수태음폐경 : 열결, 소상, 태연

족태음비경 : 음릉천

영향, 상성, 인당혈은 코 주변의 경락과 기를 소통하고 열을 내리고 폐를 깨끗이 하여 코막힘을 뚫어준다. 코는 수양명과 독맥이 순행하는 부위로서 곡지, 합곡, 대추, 상성혈은 폐를 다스려 막힌 코를 열어준다. 풍지, 풍문, 합곡혈은 뭉친 기운을 풀어주어 열을 내리게 하고 열결, 소상혈은 폐를 깨끗하게 하여 열을 내리게 한다. 태양혈은 뇌를 활발하게 하고 막힌 경혈을 뚫는다. 격유, 태연혈은 혈을 순환시켜 어혈을 흩어지게 하고 부종을 내리며 음릉천혈은 비장을 튼튼하게 하고 습을 제거한다.

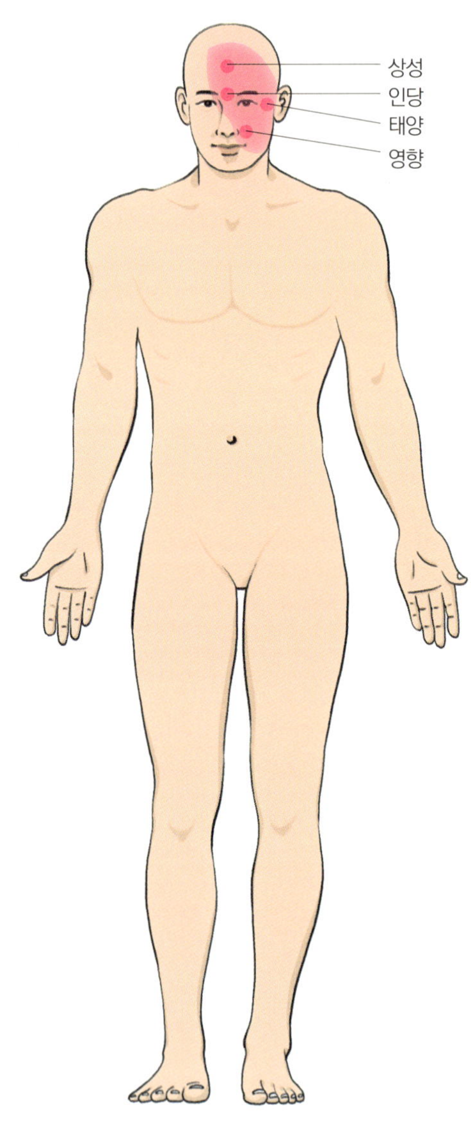
상성
인당
태양
영향

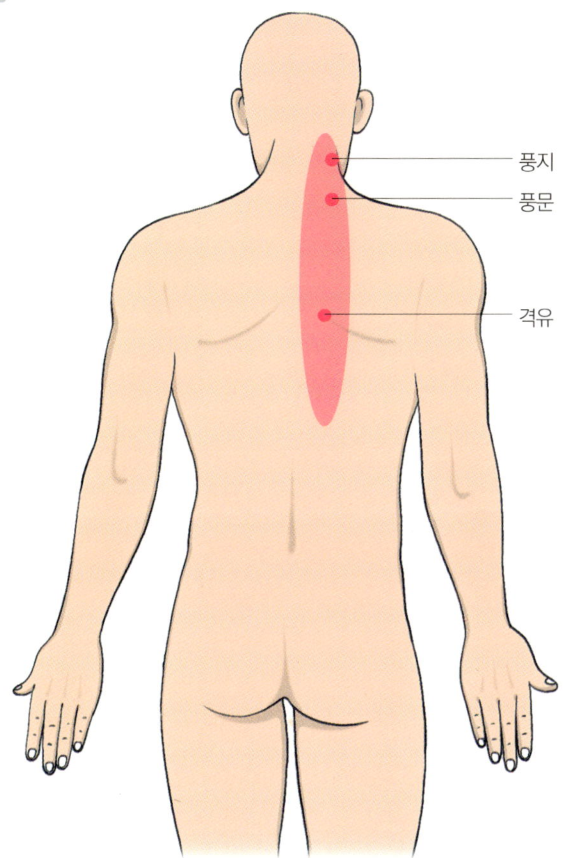

풍지
풍문
격유

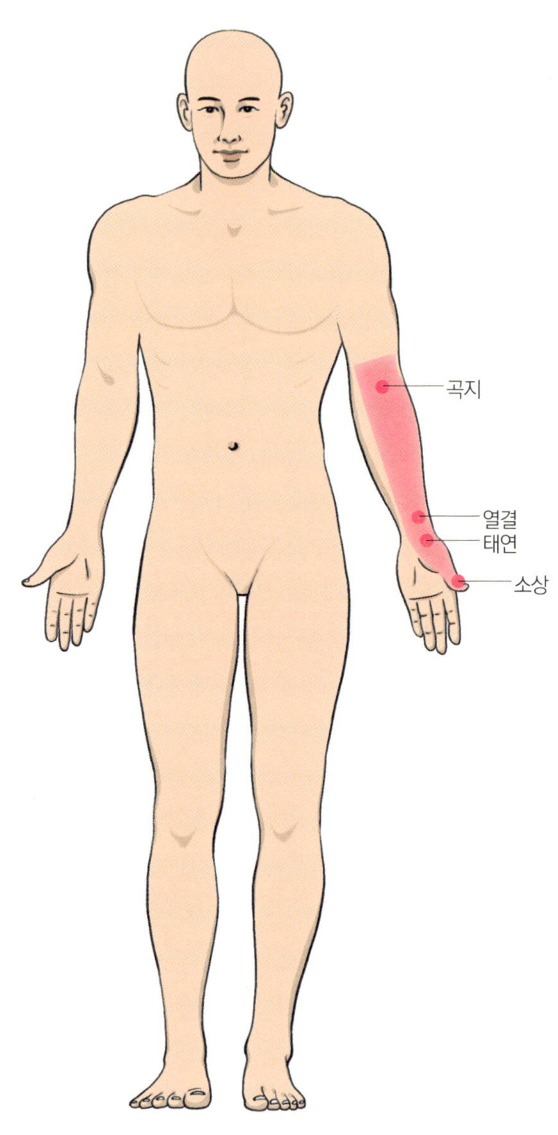
곡지
열결
태연
소상

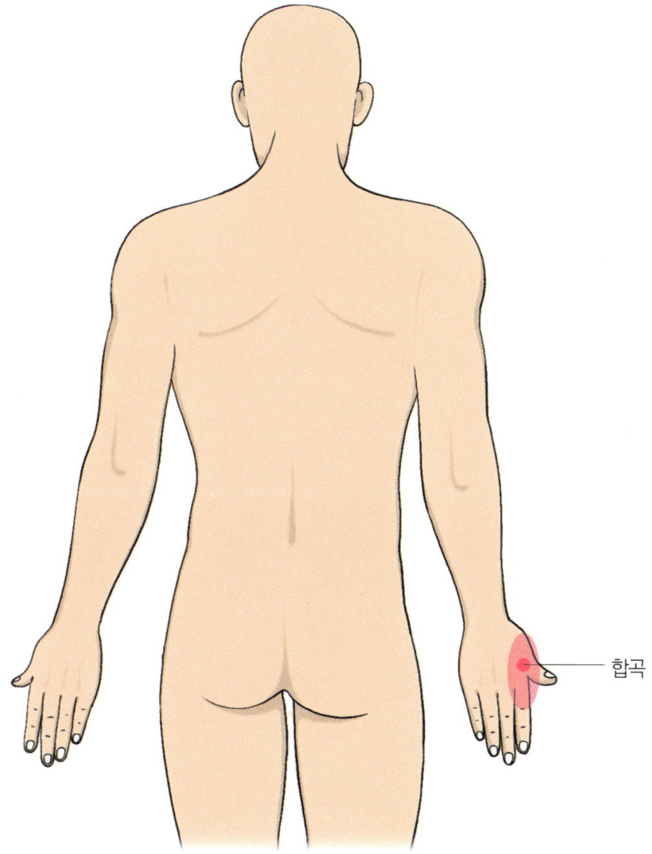
합곡

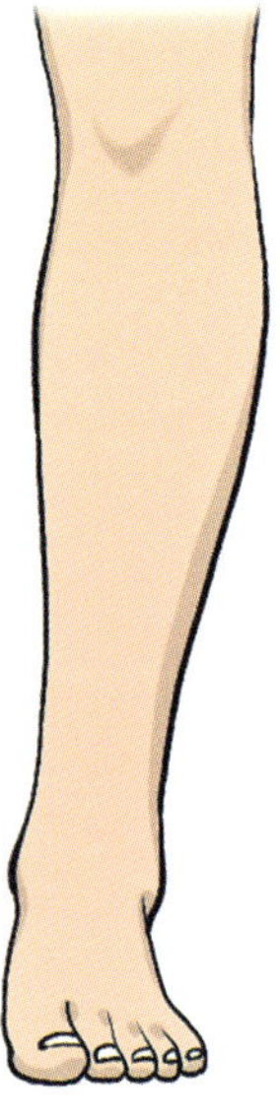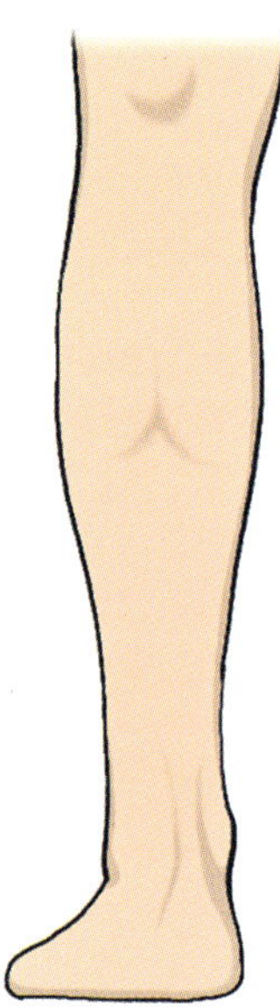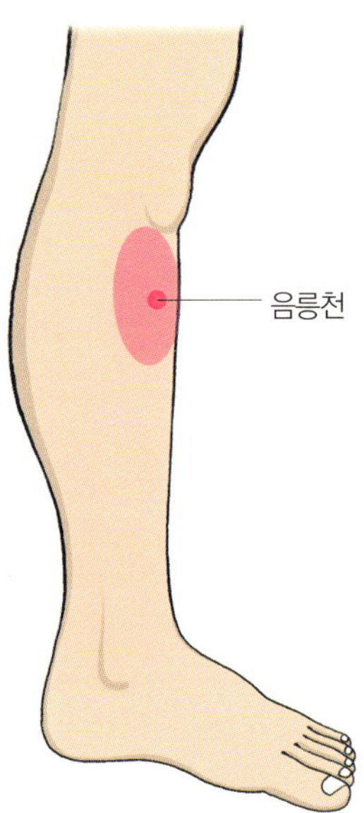
음릉천

2. 편도선염

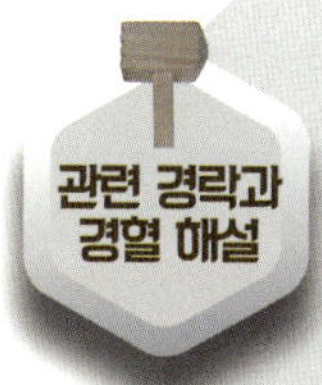

수태음폐경 : 소상, 어제

수소양삼초경 : 예풍

임맥 : 천돌

수양명대장경 : 합곡, 곡지

족양명위경 : 내정, 협거, 족삼리

독맥 : 대추

족소음신경 : 태계, 조해

수태양소장경 : 천용

　소상혈은 폐경의 정혈로서 폐에 침입한 바람과 열을 청결하게 한다. 합곡혈은 폐경의 사독을 물리치고 두면부의 오관에 통하기에 인후를 편하게 하고 곡지혈은 열을 내리고 해독한다. 천돌혈은 폐를 깨끗하게 하여 인후를 도우며 내정혈은 양명경의 울화와 열을 내리게 하고 화를 흩어지게 하여 해독하며 지통한다. 대추혈은 뭉친 것을 흩어지게 하고 청열 해독하며 예풍혈은 편도선염 치료의 주치혈이다.

협거혈은 인후경의 기를 소통하여 부은 것을 내리고 인후를 편리하게 하고 족삼리혈은 폐를 깨끗하게 하고 위를 도와 인후에 편리를 주며, 천용혈은 편도선 부위에 정체된 기혈을 소통시켜 인후에 영양을 공급한다.

태계혈은 신경의 원혈로서 음기를 풍부하게 하여 화를 내리게 하고 허증과 화를 하행하게 유도하며 조해혈은 청열하여 화를 내리고 인후에 영향을 준다.

어제혈은 폐의 영혈로서 폐경의 화를 풀어 심장과 폐를 깨끗하게 하고 인후를 편하게 하며 정신과 의지를 안정시킨다.

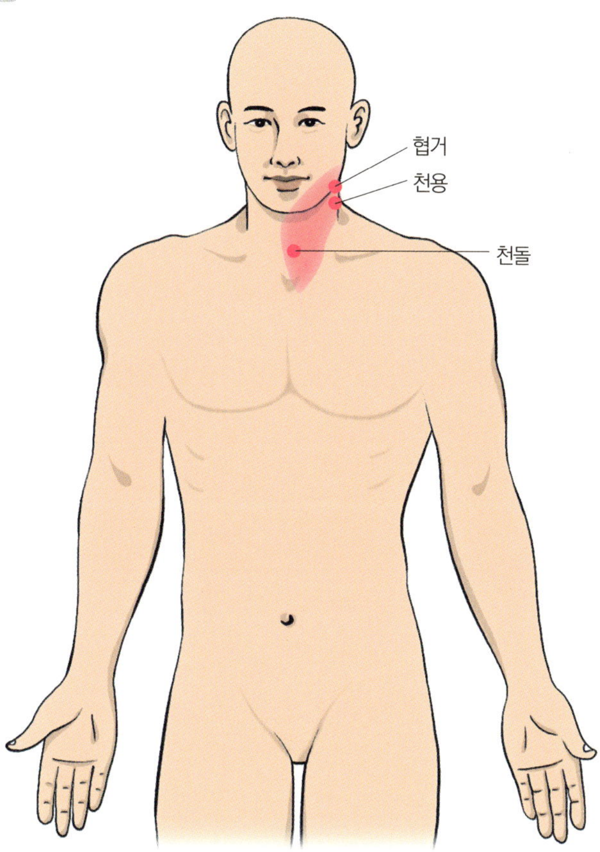

협거
천용
천돌

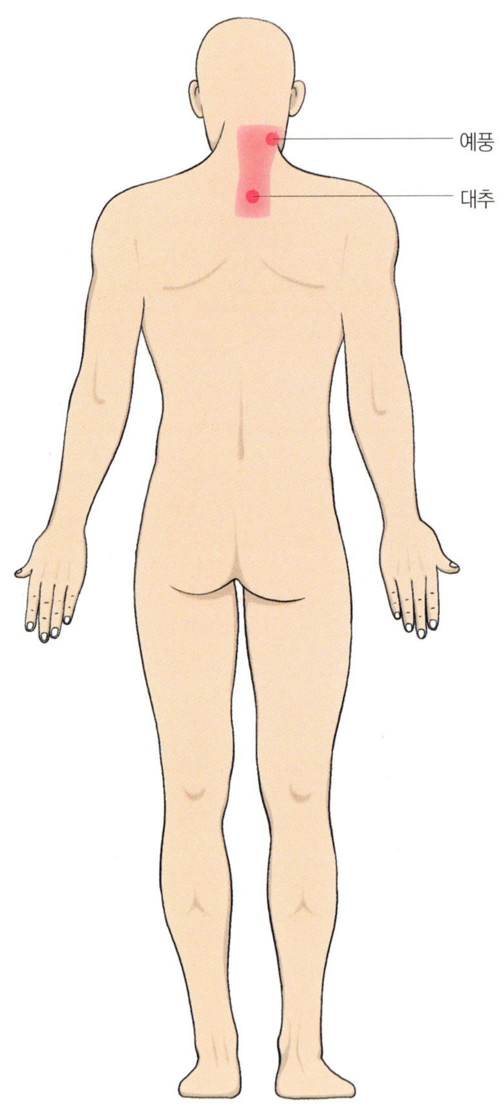
예풍
대추

순서별 타봉 부위 ★
03

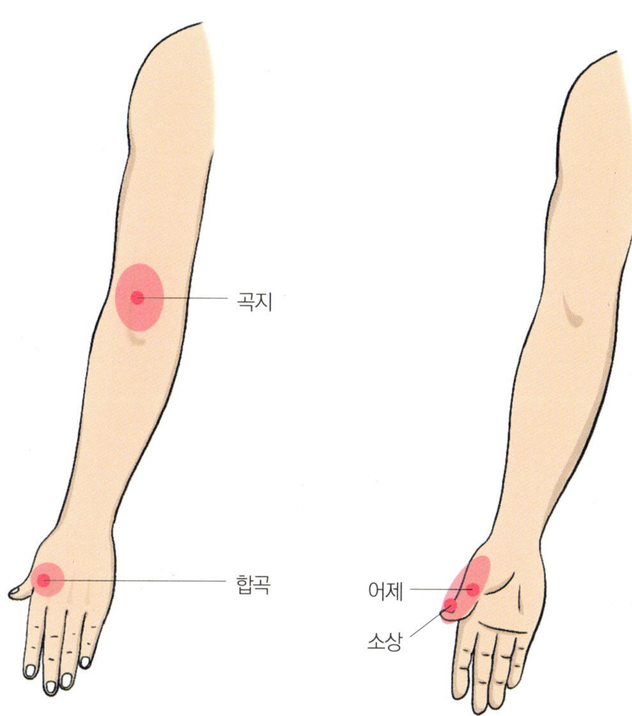
곡지
합곡
어제
소상

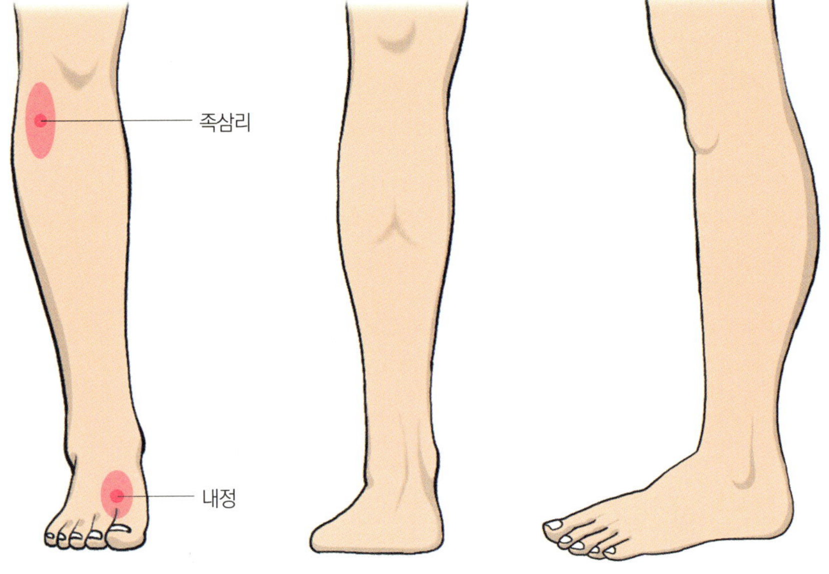
족삼리
내정

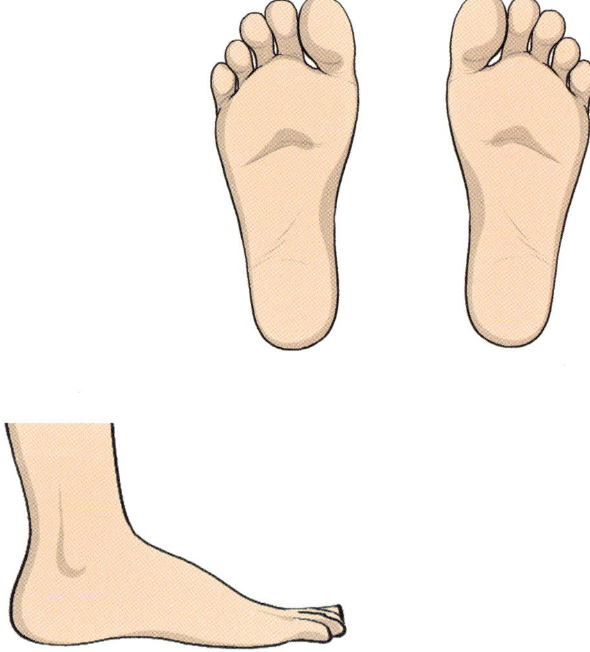

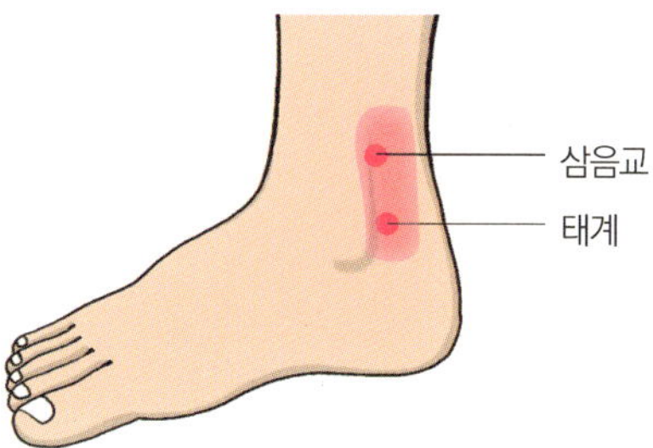

삼음교
태계

3. 급, 만성후두염(인후염 포함)

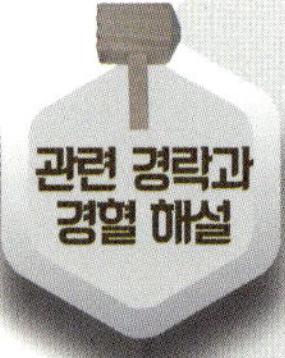

임맥 : 염천

수양명대장경 : 합곡, 부돌

수소음심경 : 통리

수궐음심포경 : 간사

족태양방광경 : 대저, 풍문, 폐유, 신유

독맥 : 대추

족양명위경 : 인영, 족삼리

수태음폐경 : 척택, 열결, 소상

수소양삼초경 : 예풍

족태음비경 : 삼음교

염천혈은 임맥과 음유맥이 모이는 곳이기에 인후부를 청결하게 하고 부기를 내리며 경락을 통하게 하여 막힌 곳을 뚫는다.

합곡혈은 풍열을 흩어지게 하고 인후부를 청결하게 하는 기능이 있으며 부돌혈은 인후경의 기를 소통하고 음을 열고 정신을 안정시킨다.

통리혈은 인후가 막혔을 때 주치혈이고 간사혈은 청열하고 인후를 이롭게 한다.

인영혈은 인후의 경락과 기를 소통하고 가래를 삭인다.

열결혈은 폐경의 락혈로서 풍을 제거하고 찬 기운을 흩어지게 하며 폐를 다스려 가래를 삭이고 소상혈은 인후를 청소하고 대추혈은 청열 해독한다.

대저, 풍문혈은 바람을 소통시켜 열을 내리며 폐유혈은 폐를 깨끗하게 하여 인후를 편리하게 하고 신유혈은 신장을 보하여 인후에 영양을 보낸다. 족삼리혈은 인후를 청결시켜 위와 장을 조리하며 삼음교혈은 비장을 튼튼하게 하여 습을 제거하며 순환을 도와 경락을 조절한다.

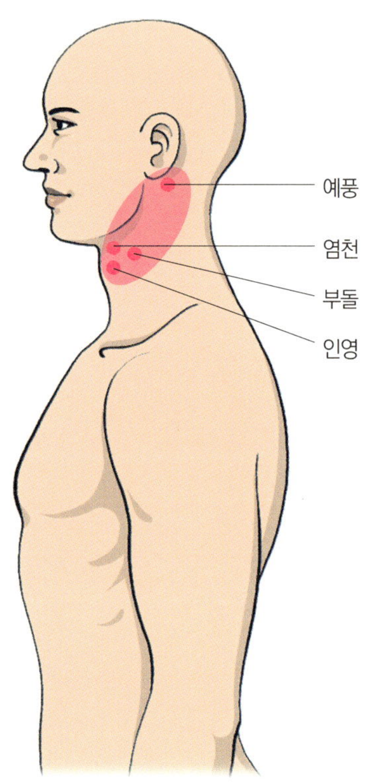
예풍
염천
부돌
인영

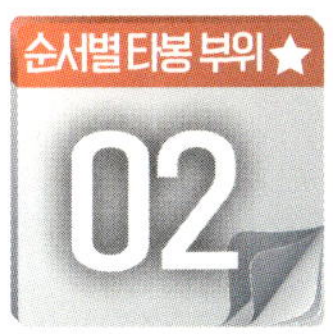

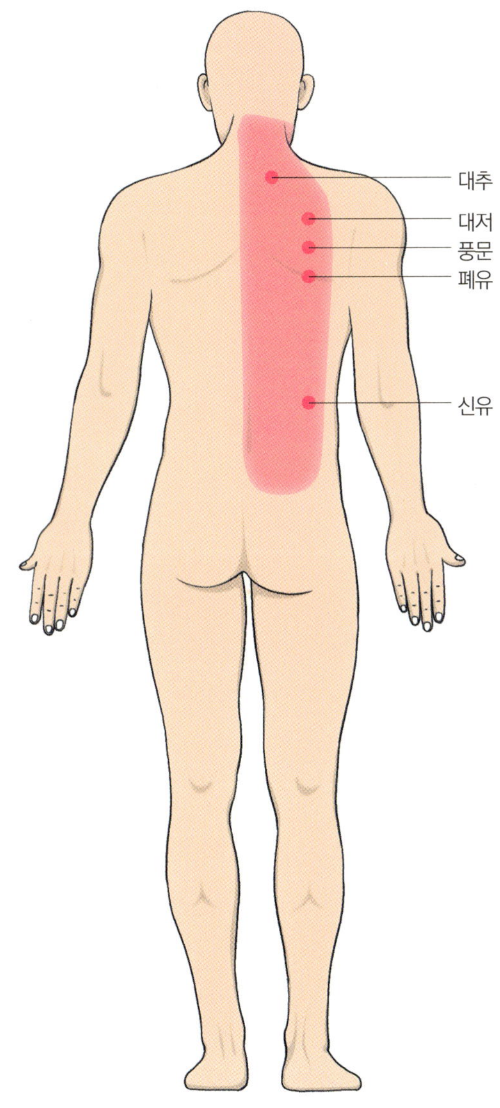
대추
대저
풍문
폐유
신유

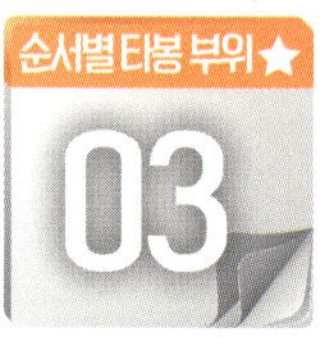

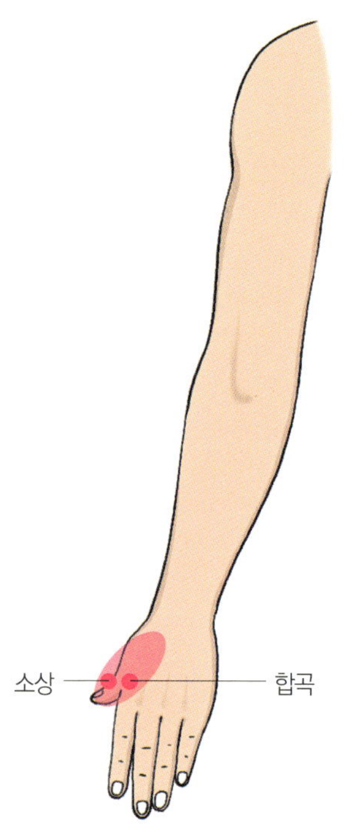

소상
합곡

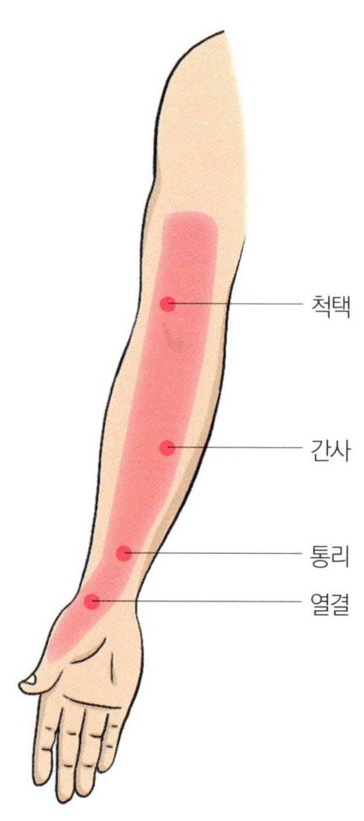

척택
간사
통리
열결

순서별 타봉 부위 ★
04

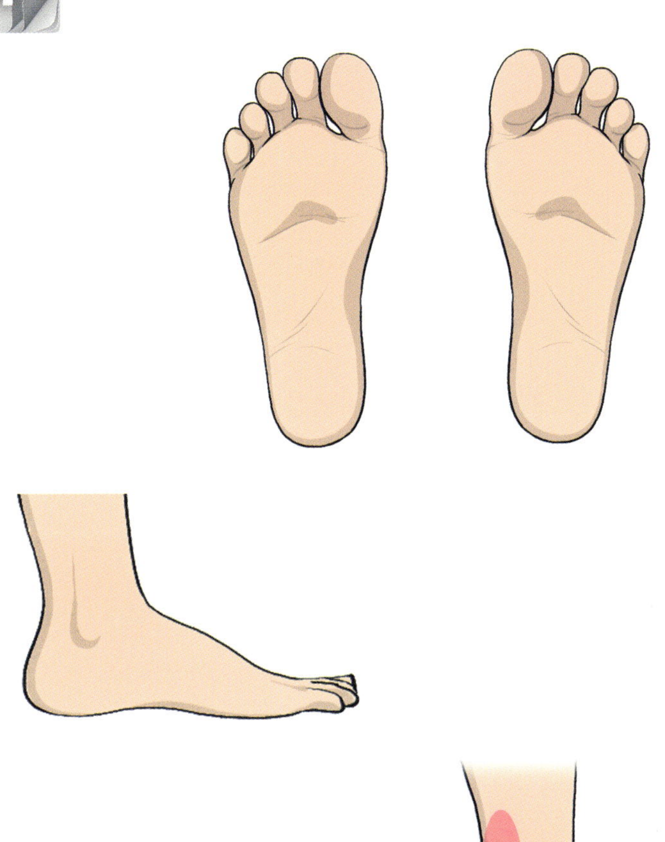

삼음교

4. 갑상선 기능항진

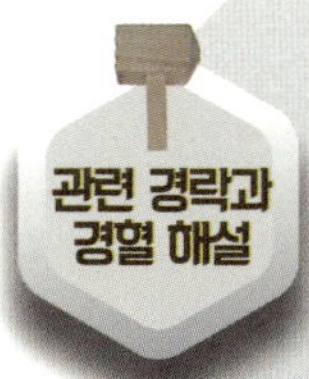

족소양담경 : 풍지

임맥 : 천돌

경외기혈 : 팔수

족태음비경 : 음릉천

족태양방광경 : 풍문, 신유

수양명대장경 : 수삼리

족양명위경 : 인영, 족삼리

풍지혈은 기를 인도하고 경락을 통하며 가래를 삭이고 어혈을 풀어준다. 천돌혈은 기초대사를 낮추고, 음릉천혈은 중초의 운행을 도와 수액대사를 순리롭게 하고 부기를 내린다.

인영혈은 주창을 없애고 족삼리혈은 비장을 튼튼하게 하여 기에 도움을 주어 중초의 기운을 보하고 신유혈은 섭취 기능을 공고히 한다.

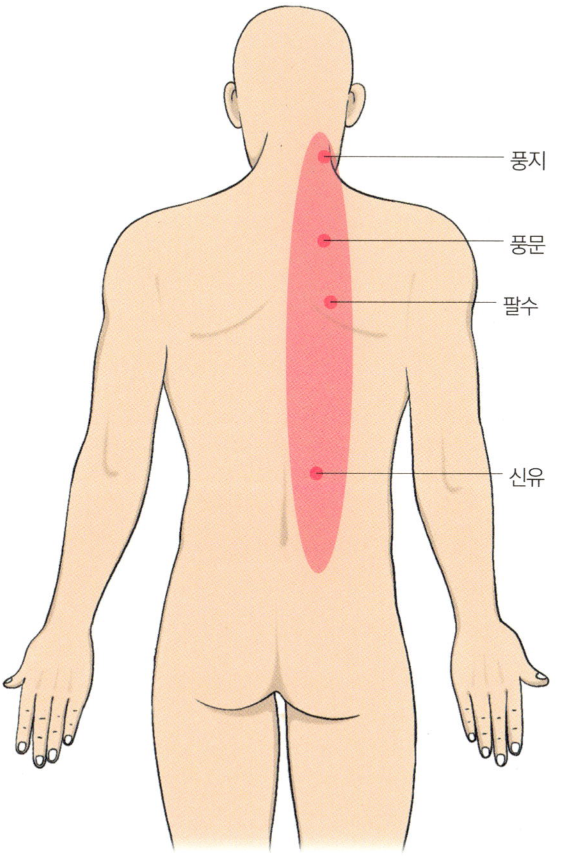
풍지
풍문
팔수
신유

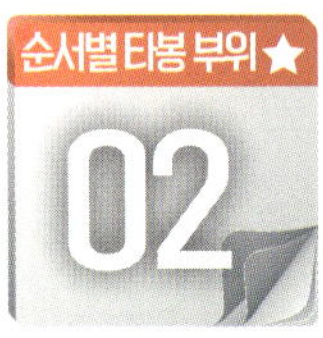

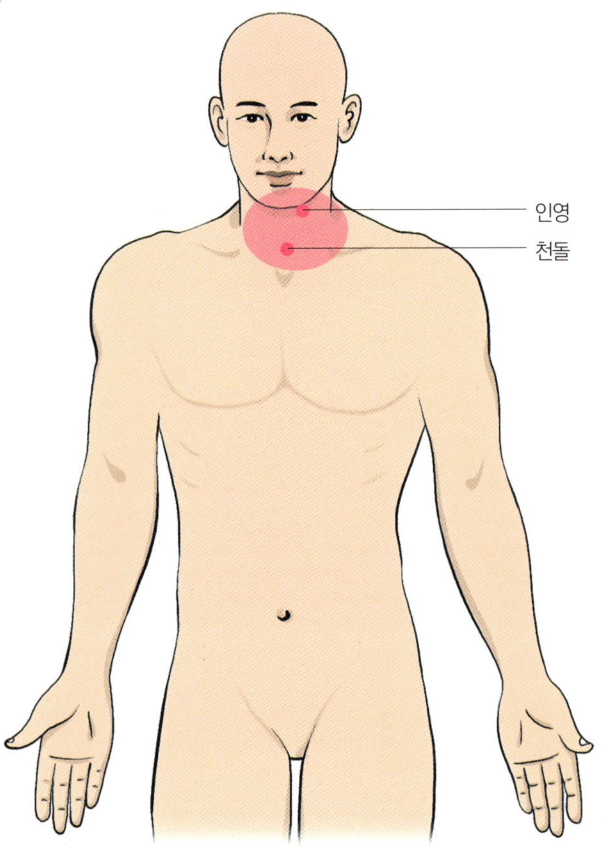
인영
천돌

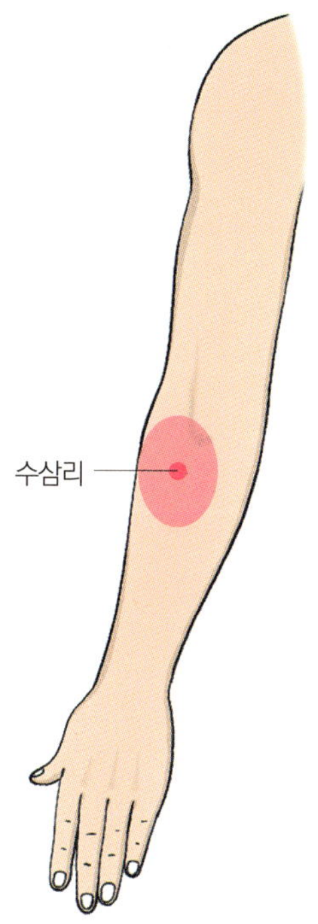

수삼리

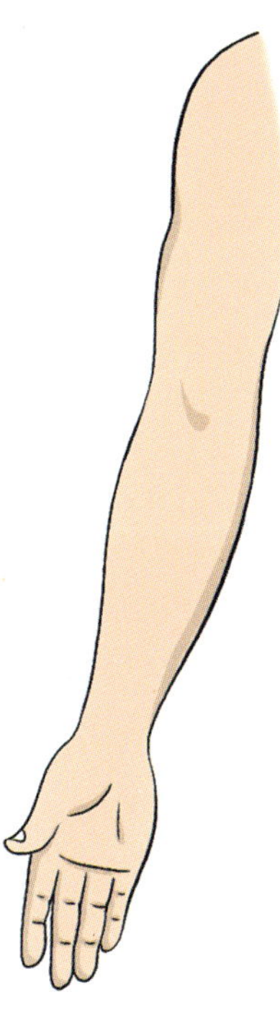

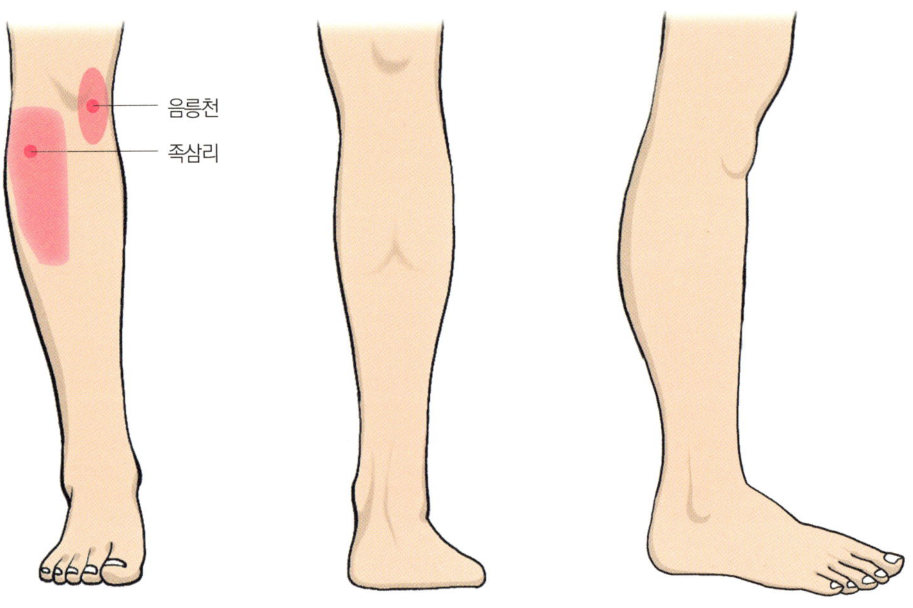

음릉천
족삼리

5. 갑상선 기능저하

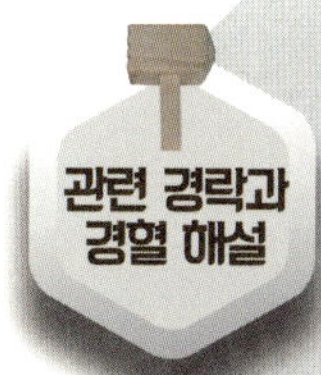

족소양담경 : 풍지

임맥 : 천돌

경외기혈 : 팔수

족태음비경 : 음릉천

족태양방광경 : 풍문, 신유

족양명위경 : 인영, 족삼리

수양명대장경 : 수삼리

천돌, 풍지, 인영혈을 배합하면 경락을 소통하고 기를 순조롭게 하여 가래를 삭이면서 뭉친 것을 풀어주는 기능이 있어 갑상선 기능감퇴와 갑상선이 부어오른 것에 치료효능이 있다.

신유혈은 원기를 공고히 하고 양기를 따뜻하게 하여 기의 흐름을 좋게 한다.

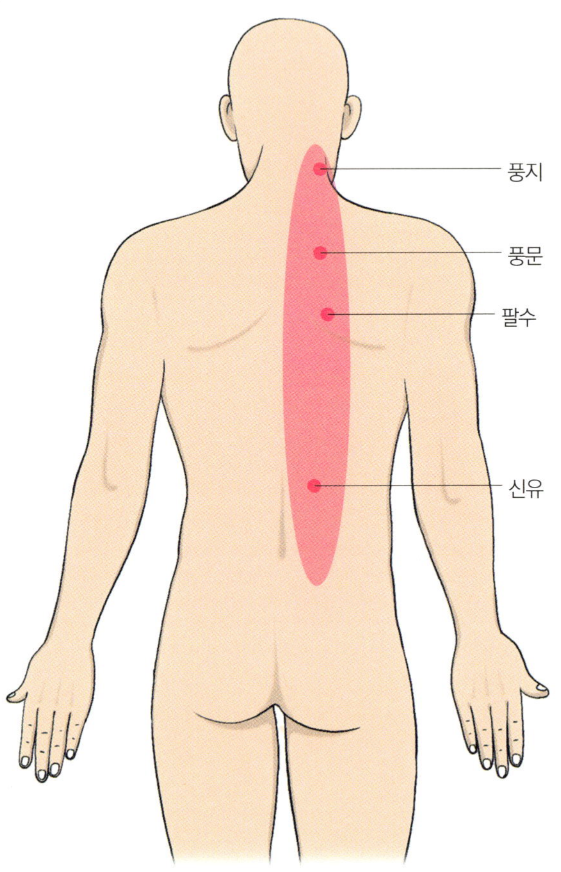
풍지
풍문
팔수
신유

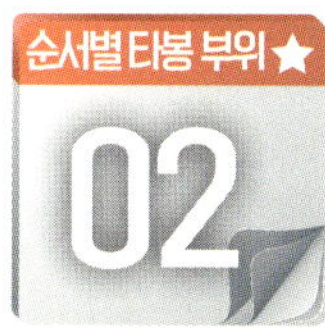

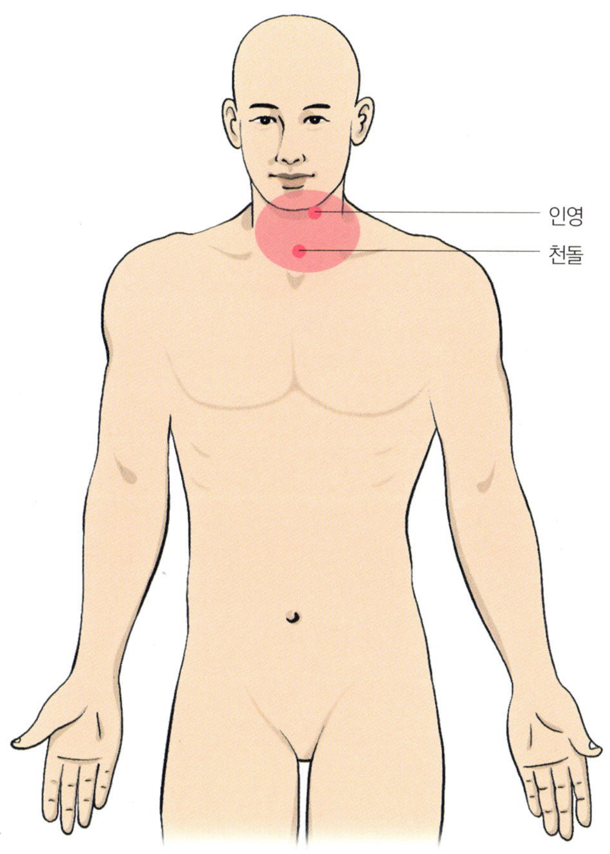
인영
천돌

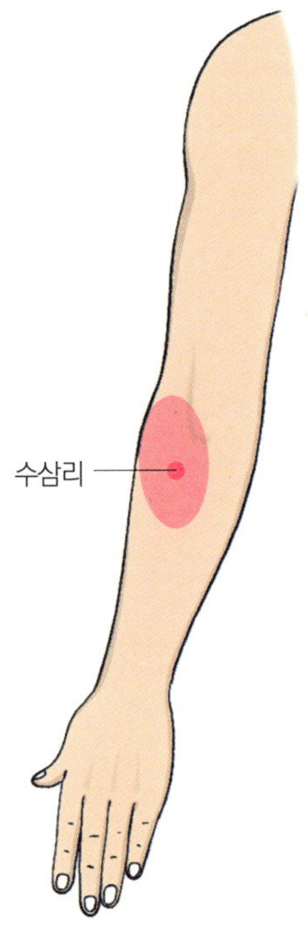
수삼리

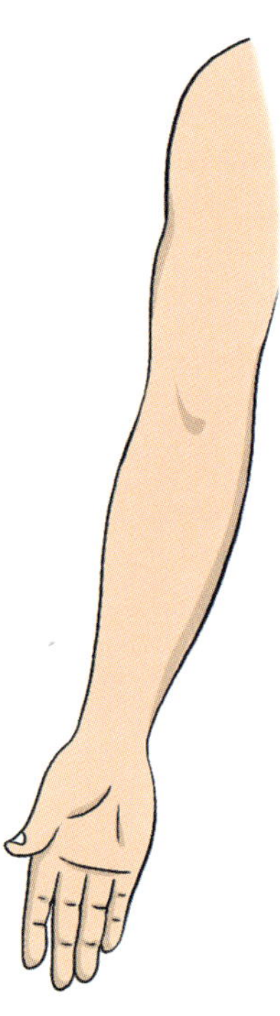

04

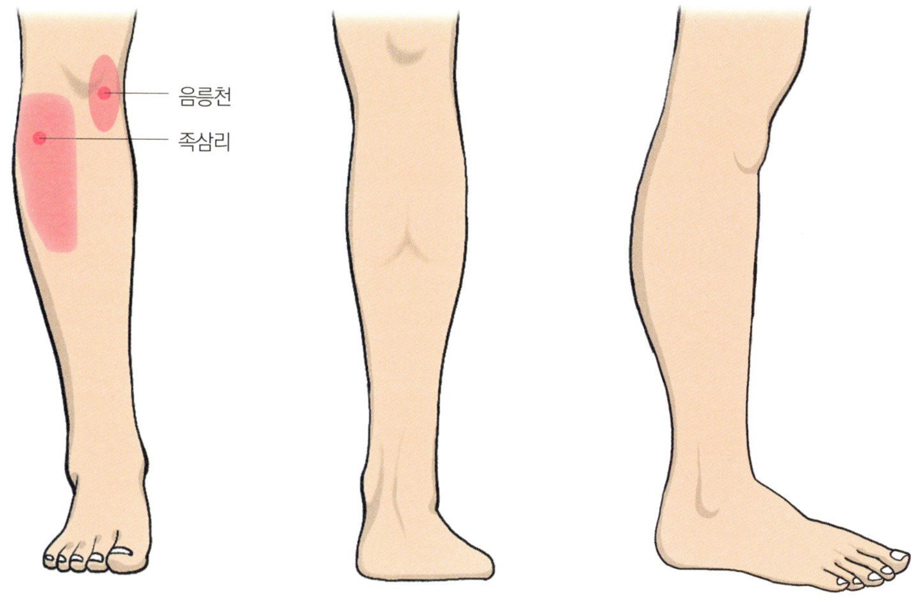

6. 기침/천식/기관지염

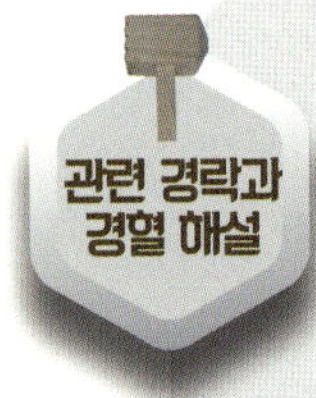

임맥 : 염천, 천돌, 자궁, 옥당, 전중, 선기, 화개

족태양방광경 : 폐유, 풍문

수태음폐경 : 중부, 척택, 태연

족양명위경 : 인영

경외기혈 : 정천

풍문, 폐유혈은 폐를 정화하고 열을 내리며 천돌, 정천혈은 기를 내리고 해수를 멈추게 하는 유효혈이다.

중부혈은 폐를 정화하고 기침을 멎게 하며 천식기를 없애준다.

전중혈은 기를 순리롭게 하여 기침을 멈추고 천식을 다스린다.

자궁, 화개혈은 폐의 기를 내리고 가슴을 열리게 하여 기의 흐름을 순조롭게 하며 척택, 태연혈과 배합하면 가래를 없애고 기침을 멎게 하여 폐의 기를 소통시킨다.

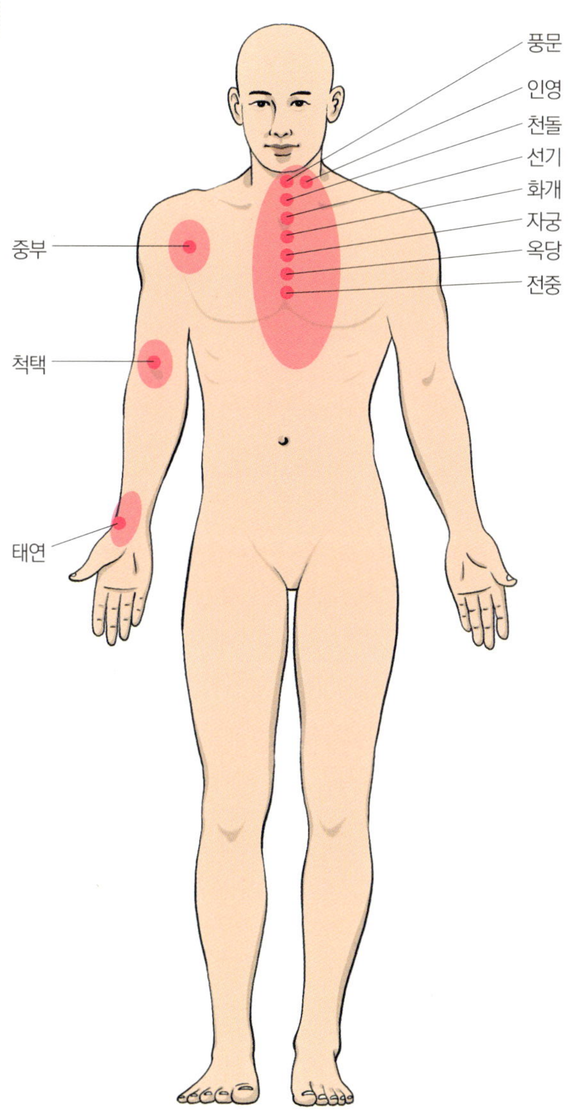

풍문
인영
천돌
선기
화개
자궁
옥당
전중
중부
척택
태연

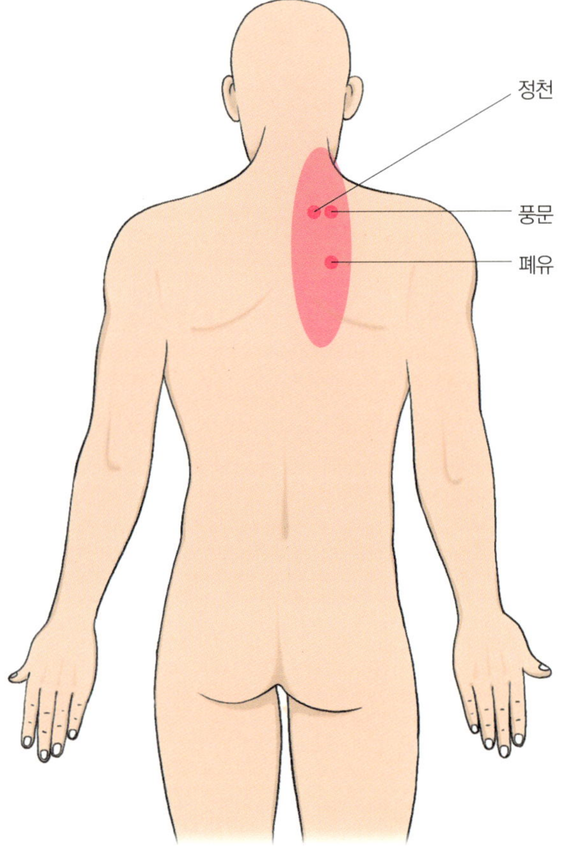
정천
풍문
폐유

8장

마니봉으로 다스리는 정신과 질환

1. 울화병

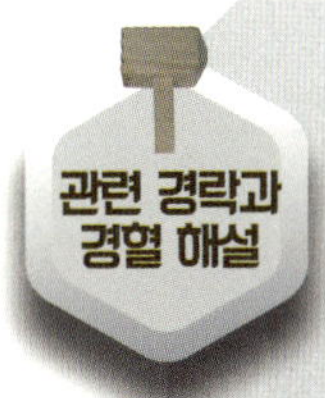

수소음심경 : 신문

수궐음심포경 : 내관

족궐음간경 : 태충

임맥 : 전중

족양명위경 : 족삼리

독맥 : 인중

내관, 신문혈은 가슴을 열고 기의 흐름을 편하게 하고 정신을 안정시킨다.

태충혈은 간의 기를 소통하고 인중, 전중혈은 심장을 돕고 뇌의 상태를 정상화
시킨다.

01

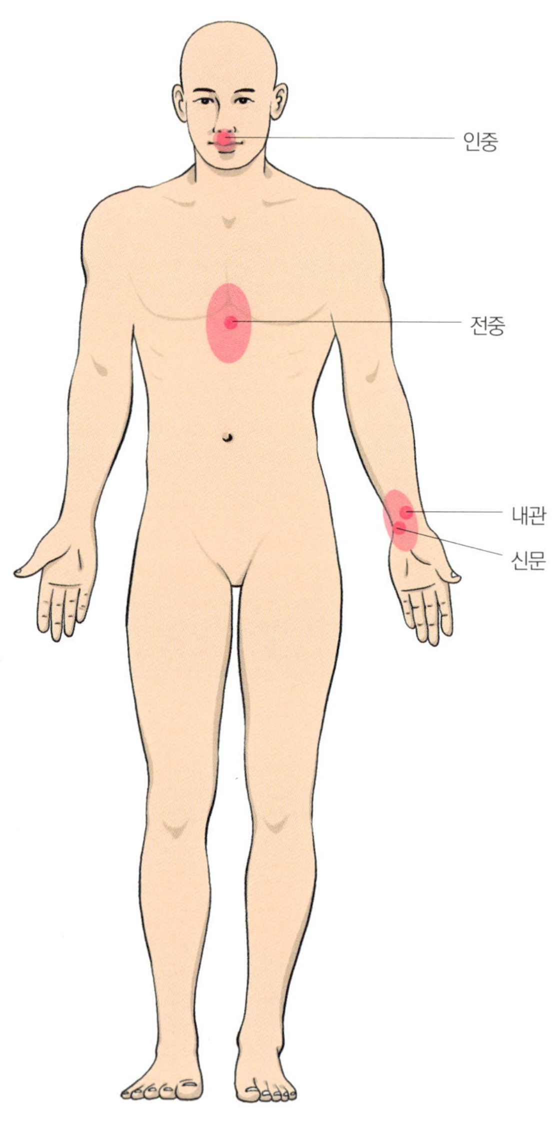

인중
전중
내관
신문

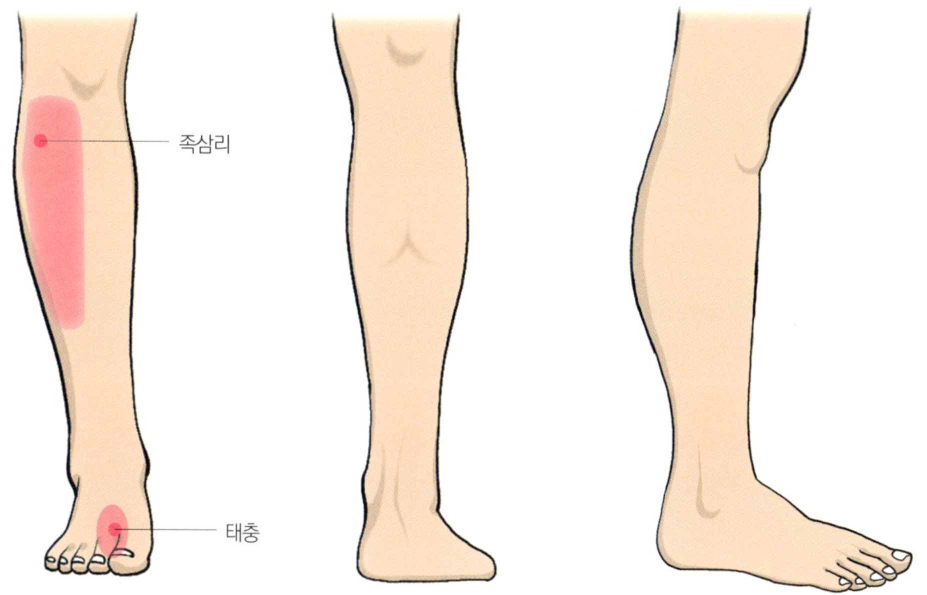
족삼리
태충

2. 우울증/신경쇠약

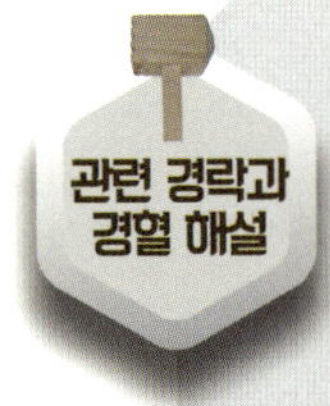

독맥 : 백회

족소양담경 : 풍지

족양명위경 : 족삼리

족태음비경 : 삼음교

족태양방광경 : 천주

백회혈은 뇌를 깨끗하게 하고 건강하게 한다.

풍지혈은 울화를 내리며 천주혈은 뇌를 깨우치고 막힌 구멍을 열고 족삼리, 삼음교혈은 비장과 위를 조절하고 마음을 편안하게 하고 정신을 안정시킨다.

순서별 타봉 부위 ★
01

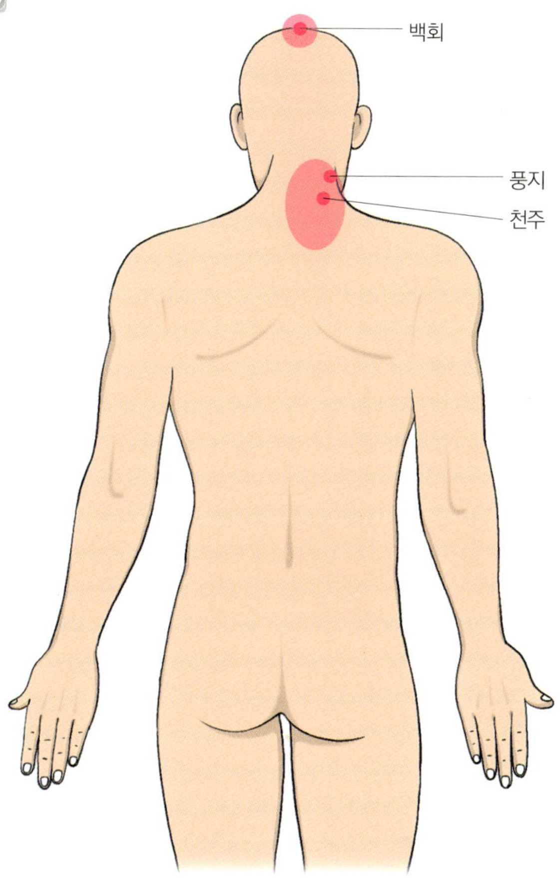

백회
풍지
천주

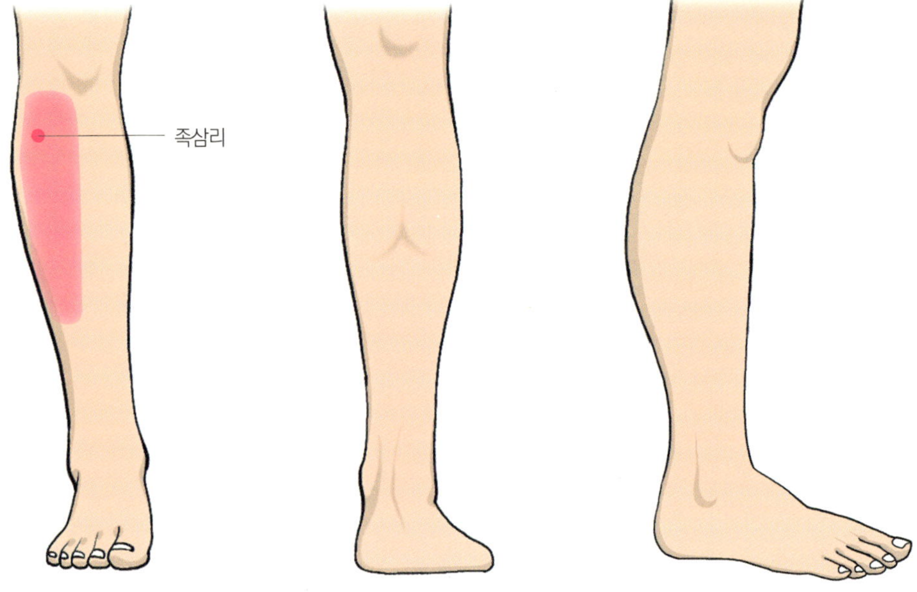
족삼리

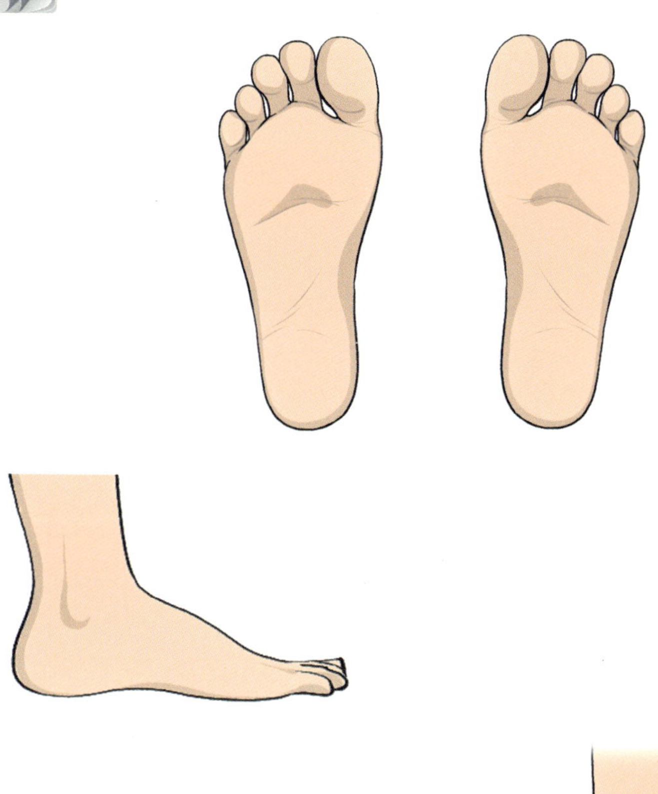

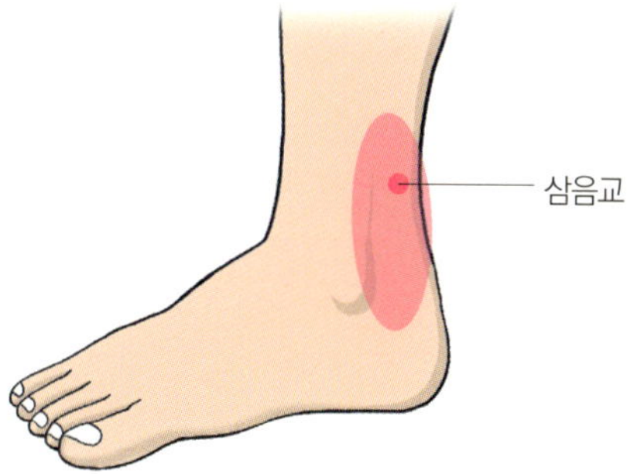
삼음교

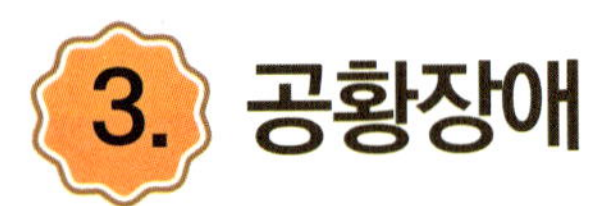

3. 공황장애

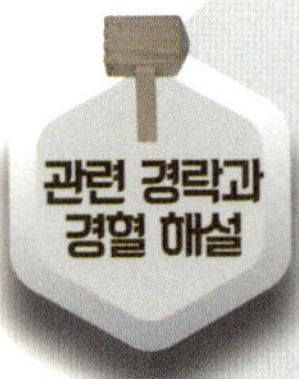

독맥 : 백회, 인중

경외기혈 : 인당

족소양담경 : 풍지

수궐음심포경 : 내관

수소음심경 : 신문

족궐음간경 : 태충

족태양방광경 : 심유, 간유, 비유, 신유

임맥 : 중완, 관원, 기해

족양명위경 : 풍륭, 족삼리

족태음비경 : 삼음교

족소음신경 : 태계

내관혈은 가슴을 넓혀 막힌 기운을 뚫고 신문혈은 마음을 차분하게 하고 정신을 안정시킨다.

인당혈은 의지를 안정시키고 뇌를 일깨우며 삼음교혈과 태충혈을 배합하면 간의 울화를 내린다.

　중완, 풍륭혈은 위를 따뜻하게 하고 담을 삭이게 하며, 인중혈은 뇌를 일깨우고 막힌 구멍을 뚫는다.

　비유혈은 심장과 간장, 비장을 돕는다.

　관원, 기해혈은 원기를 도와 건강하게 하며 백회혈은 영양을 보충하여 뇌를 건강하게 한다.

　풍지혈은 울화증을 내리고 태계혈은 음기를 도와 신장을 도와준다.

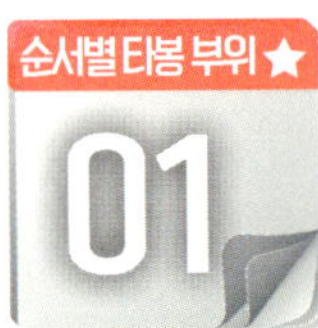

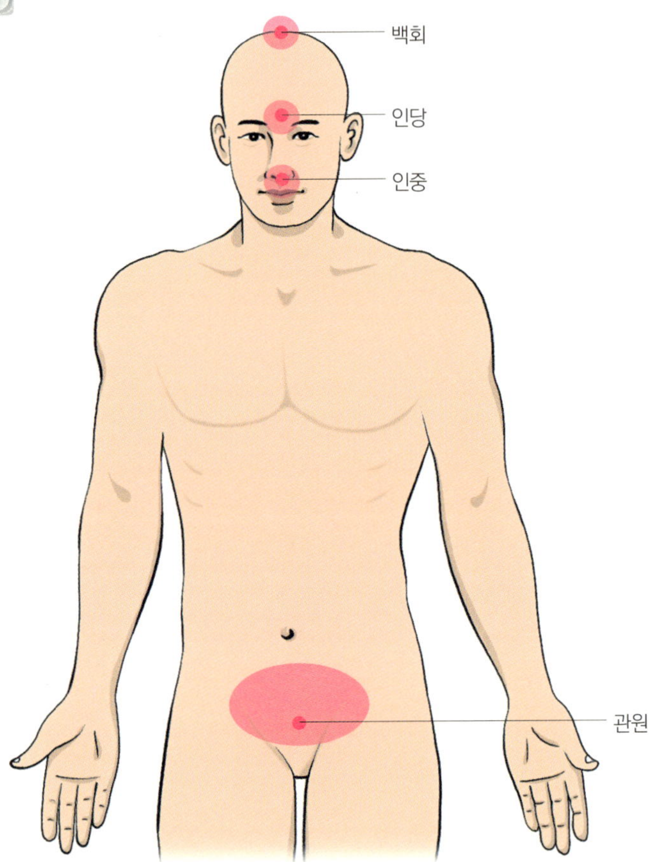
백회
인당
인중
관원

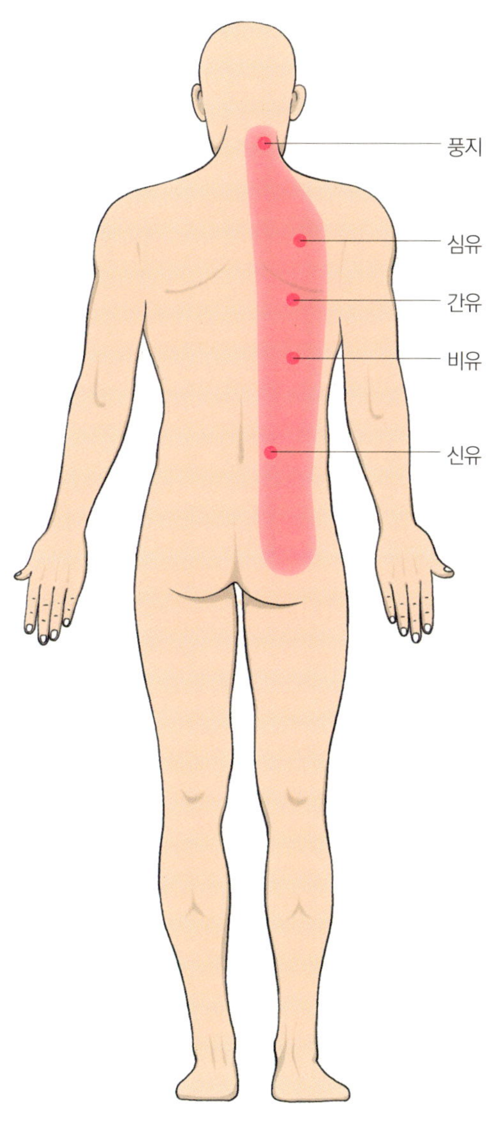
풍지
심유
간유
비유
신유

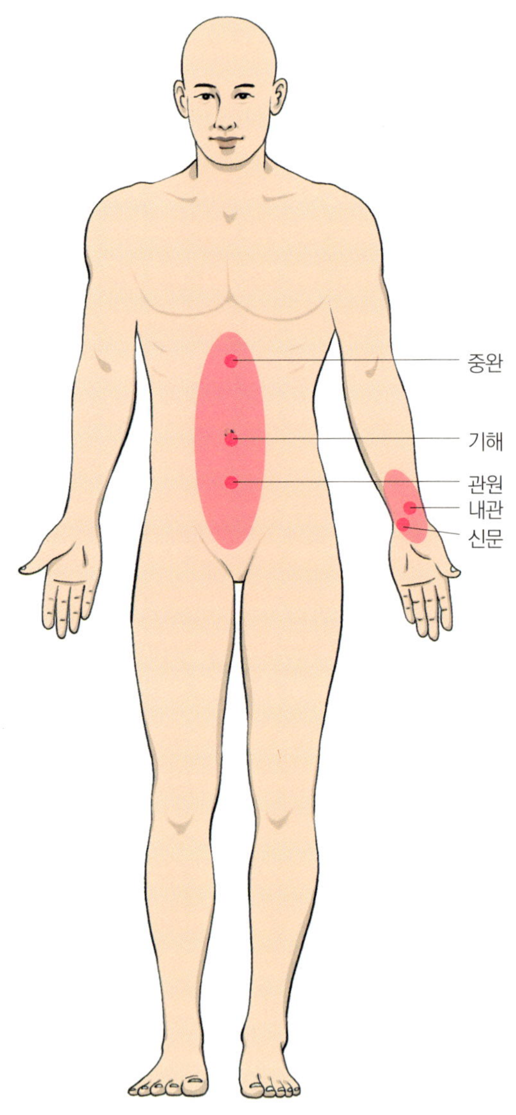
중완
기해
관원
내관
신문

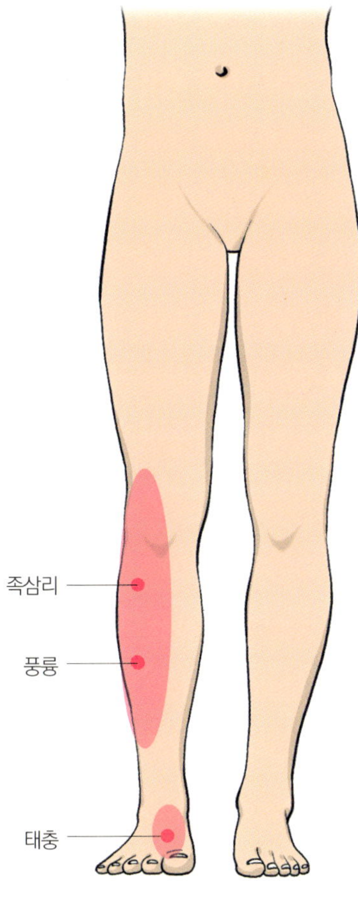

족삼리
풍륭
태충

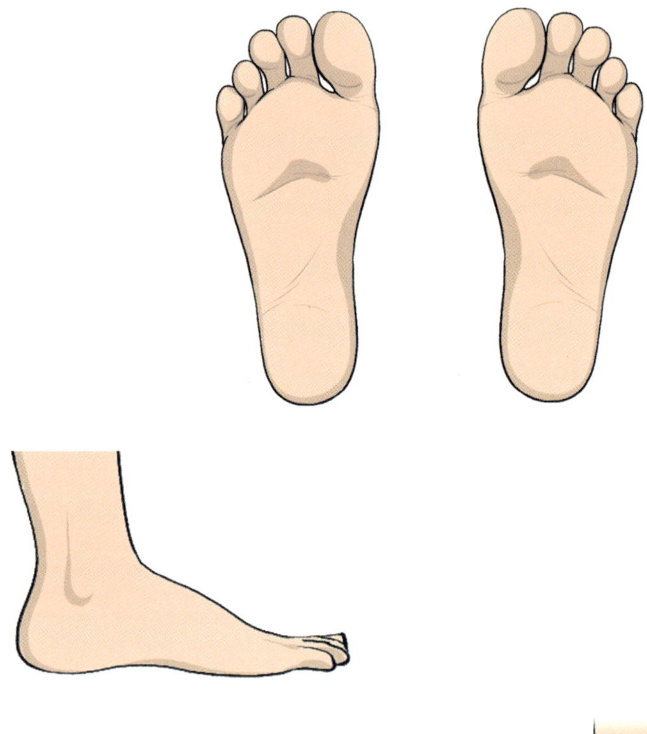

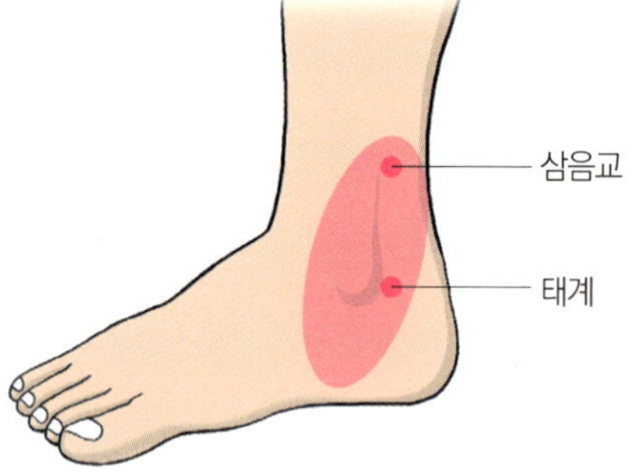
삼음교
태계

4. 치매/정신분열증

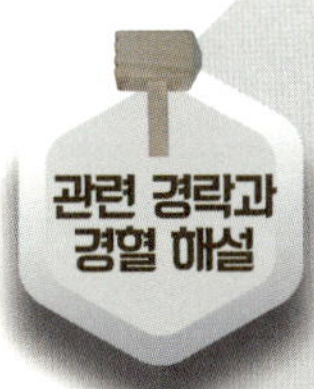

독맥 : 풍부, 대추, 신주, 백회

수소음심경 : 신문

족태양방광경 : 심유, 간유, 비유

족양명위경 : 족삼리

수궐음심포경 : 대릉, 간사, 내관

족궐음간경 : 태충

수태양소장경 : 후계

풍부, 대추, 신주혈은 뇌를 깨우치고 막힌 구멍을 뚫으며 신문, 대릉혈은 마음을 상쾌하게 하고 안정시킨다.

심유혈은 심장과 비장의 조화를 이룬다.

간유, 비유, 신문혈은 비장을 건강하게 하고 담을 삭이게 하며 마음을 통하게 하고 막힌 구멍을 뚫는다.

백회, 후계혈은 간을 소통하고 울화증을 풀며 기를 운행시켜 뇌를 일깨운다.

순서별 타봉 부위 ★
01

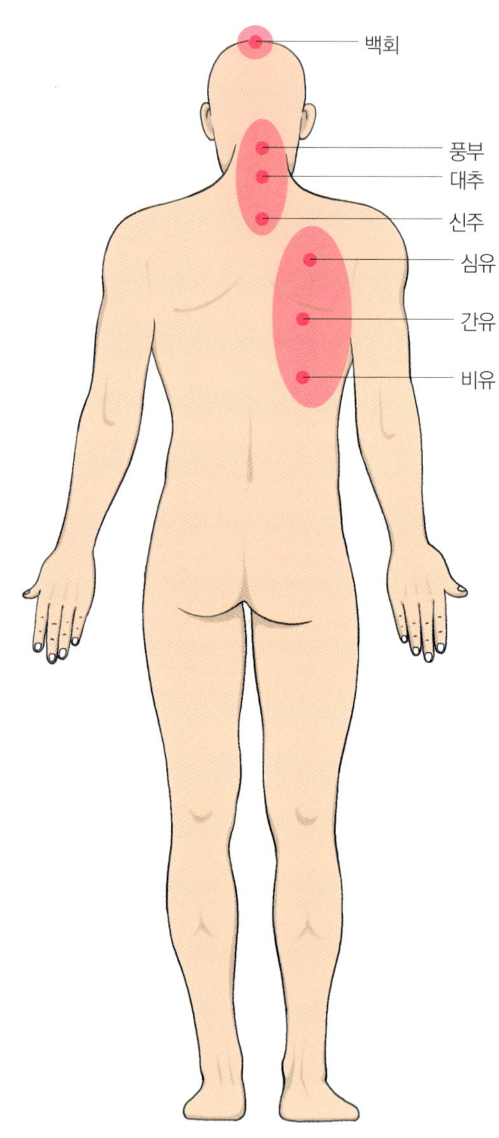

백회
풍부
대추
신주
심유
간유
비유

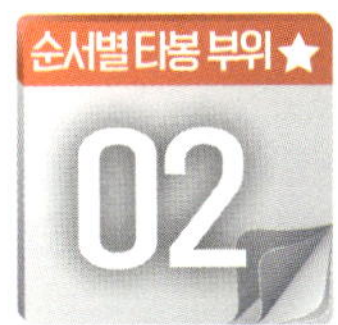

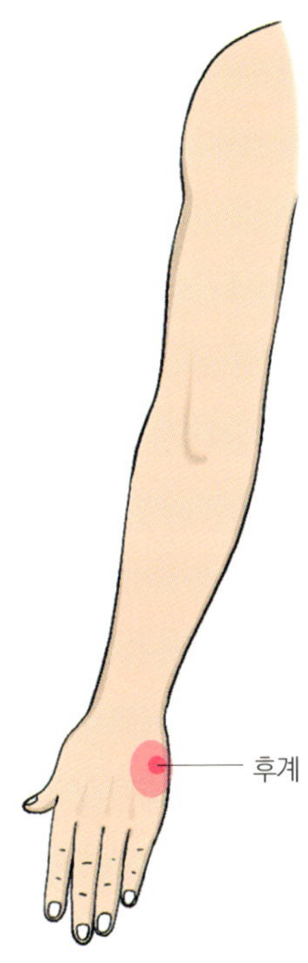
후계

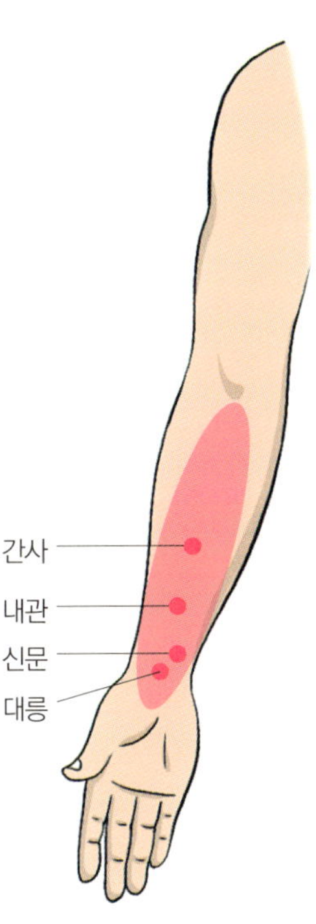
간사
내관
신문
대릉

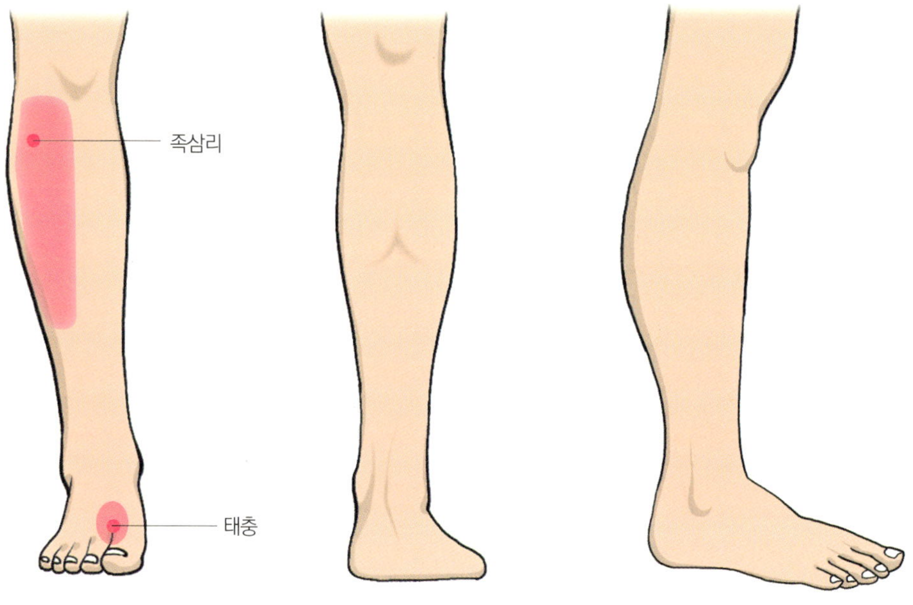
족삼리
태충

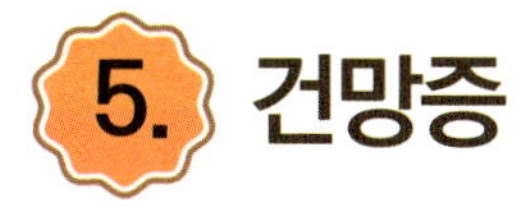

5. 건망증

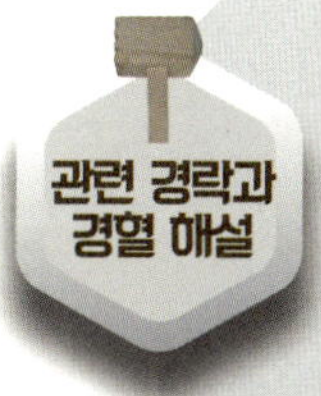

독맥 : 백회

족태양방광경 : 심유, 격유, 비유, 신유

수소음심경 : 신문

족궐음간경 : 장문

경외기혈 : 인당

임맥 : 거궐

족태음비경 : 삼음교

족양명위경 : 풍륭

수궐음심포경 : 노궁

백회혈은 양기를 부추기고 정화시키며 뇌를 건강하게 하고 골수를 보충하는 기능이 있다.

심유혈은 심기를 충실하게 하여 정신을 가다듬게 하며 비유, 격유혈은 기를 충만시켜 비장을 튼튼히 하여 기혈의 생화를 보충한다.

신문혈은 놀람을 잠재우고 마음과 정신을 안정시키며 풍륭혈은 위를 온화하게 하고 가래를 삭이게 하며 노궁혈은 심포경의 영혈로서 막힌 구멍을 열고 청혈한다.

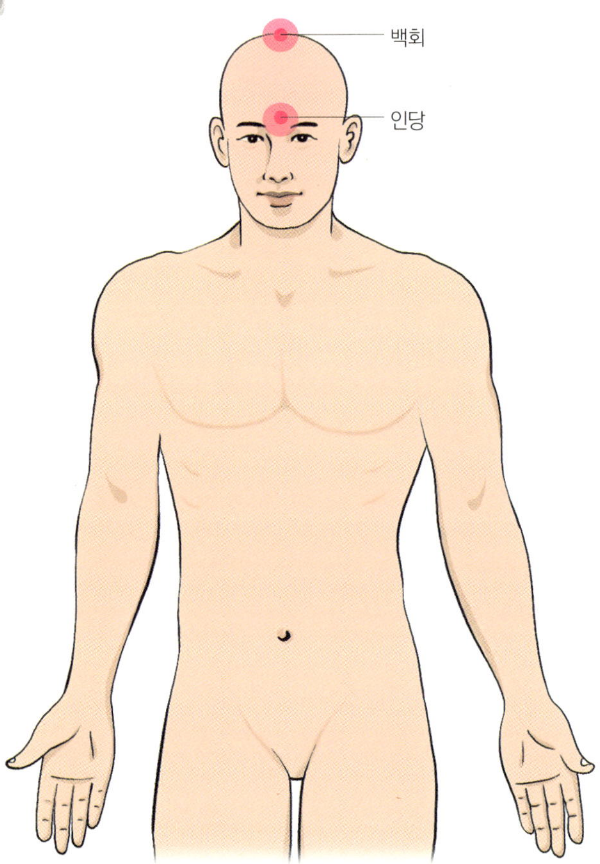

백회
인당

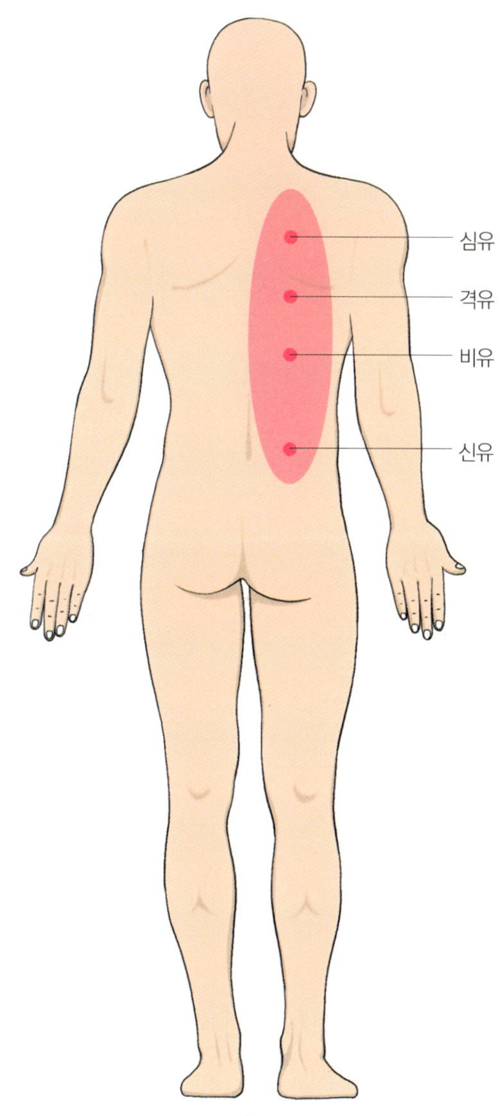

심유
격유
비유
신유

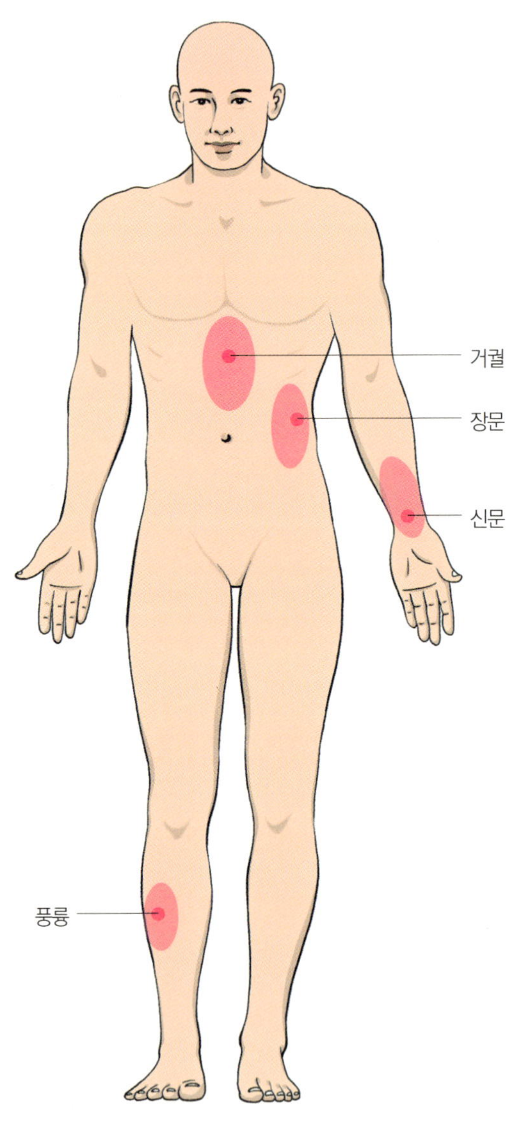

거궐
장문
신문
풍륭

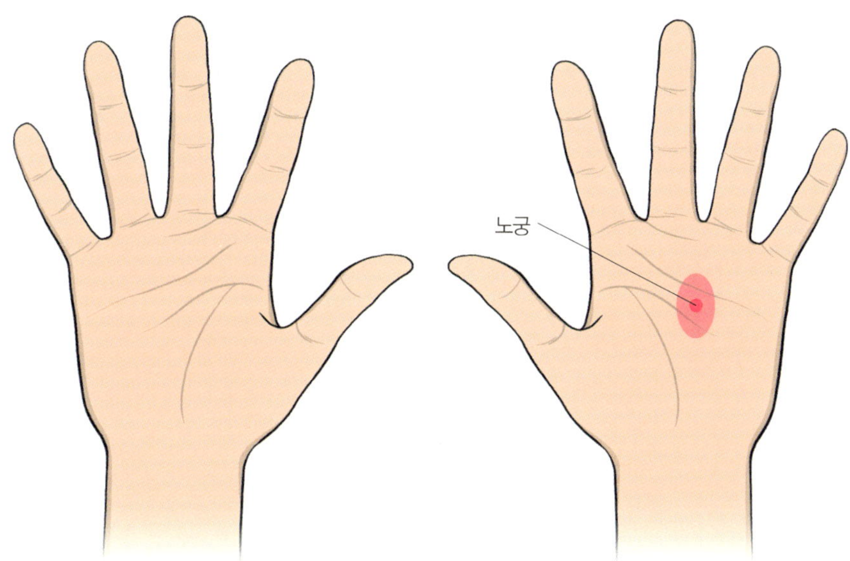
노궁

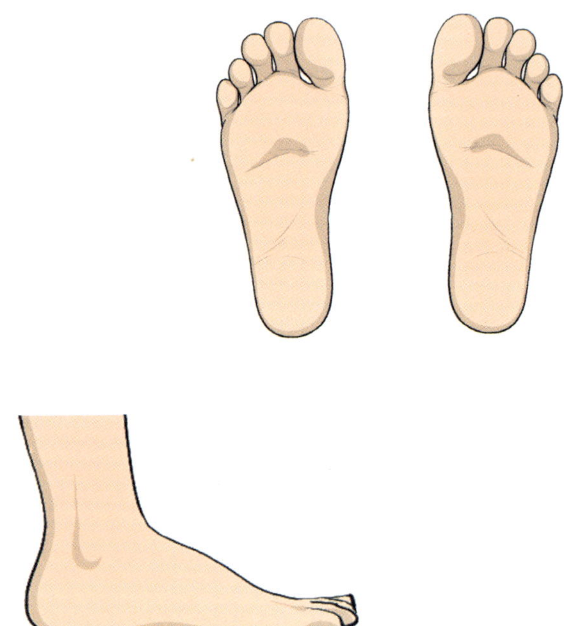

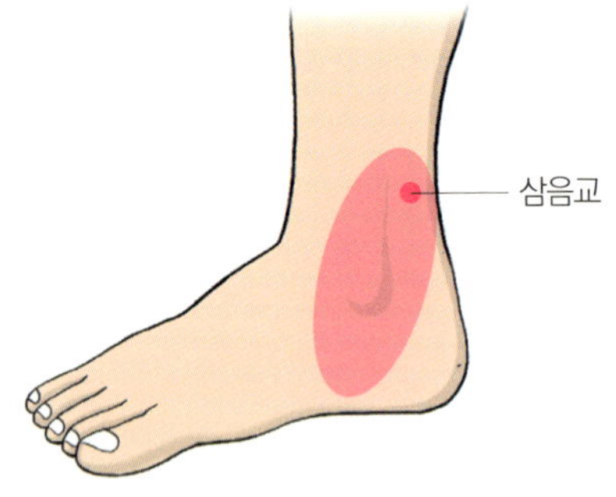
삼음교

9장
마니봉으로 다스리는 부인과 질환

1. 갱년기 증후군

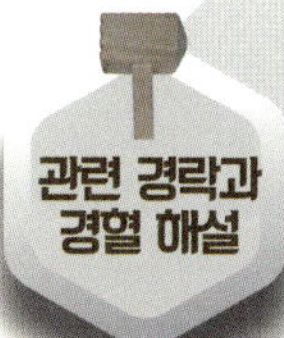

임맥 : 관원
족태양방광경 : 심유, 신유, 차료
족양명위경 : 족삼리
족태음비경 : 삼음교

심유, 신유혈은 신장의 음기를 보하고 심장과 신장을 통하게 하여 놀라움을 진정시키고 정신을 안정시킨다.

관원혈은 음과 양을 조절하여 보하고 족삼리혈은 비장을 튼튼하게 하고 정신을 안정시키며 차료, 삼음교혈은 경락을 조절하고 혈을 다스린다.

순서별 타봉 부위 ★
01

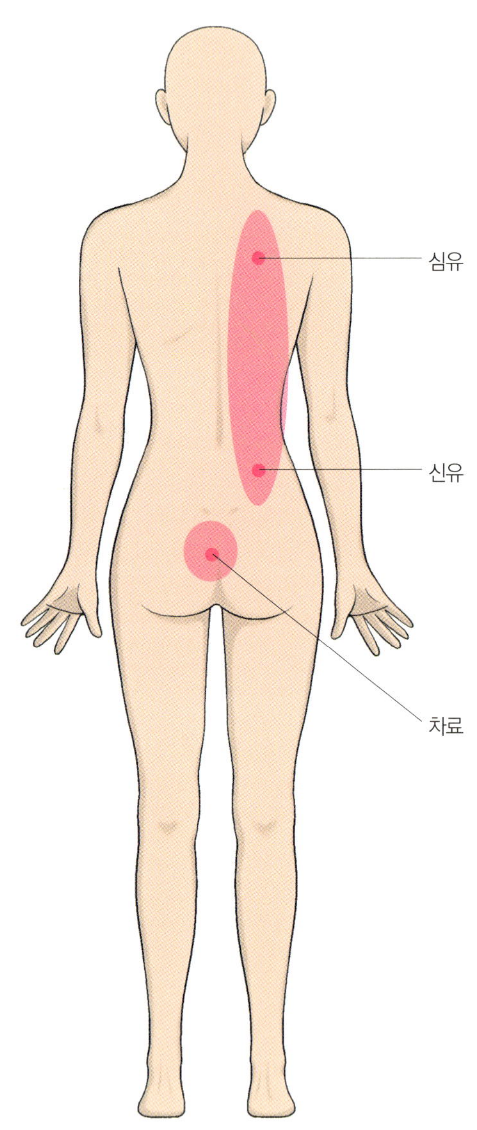
심유
신유
차료

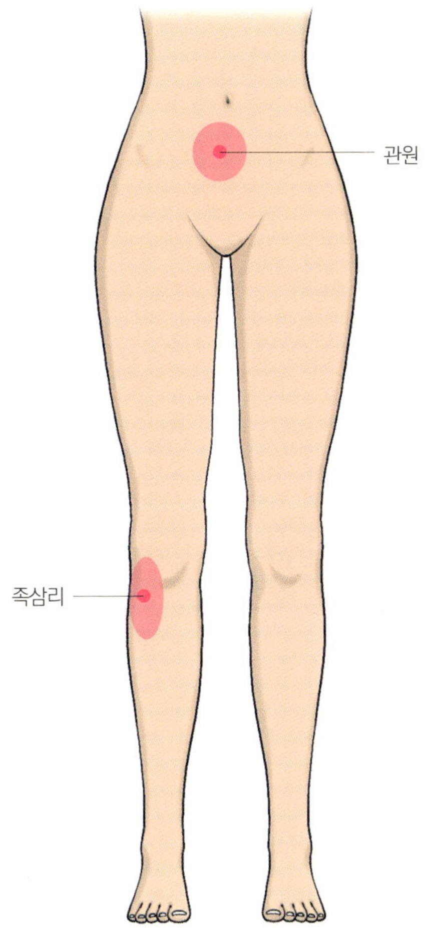

관원
족삼리

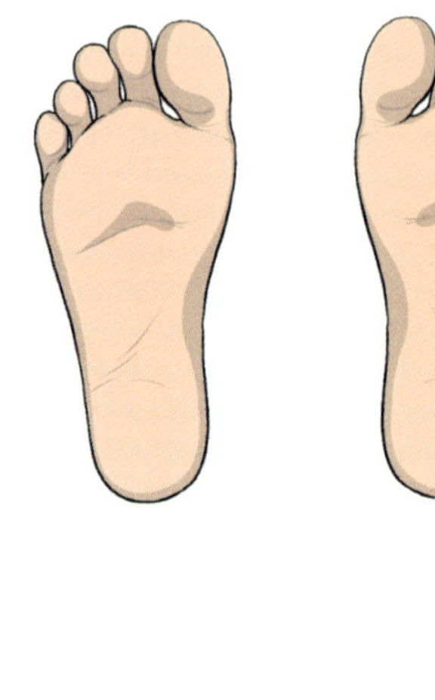

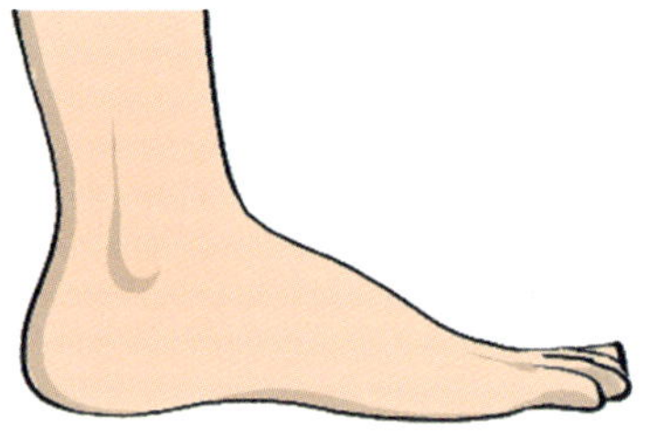

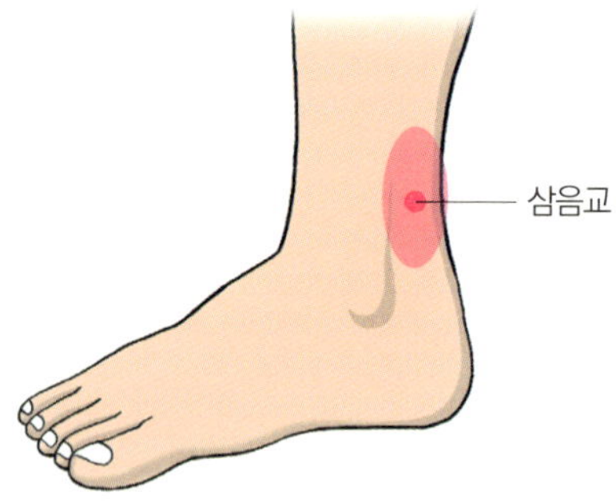
삼음교

2. 생리불순

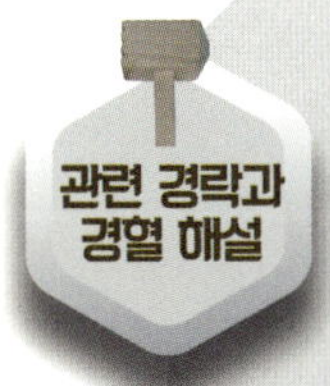

족태양방광경 : 비유, 신유

족양명위경 : 족삼리

족태음비경 : 혈해, 삼음교

족궐음간경 : 태충

임맥 : 기해

기해혈은 온몸의 원기를 조절하고 혈의 순환도 왕성하게 한다.

비장과 위는 생혈지본이기에 비유, 족삼리혈은 중초를 보좌하여 기와 혈을 생산하고 태충혈은 간장의 열을 내린다.

혈해, 삼음교혈은 기와 혈의 순환을 도우고 신유혈은 원기를 공고히 한다.

순서별 타봉 부위 ★
01

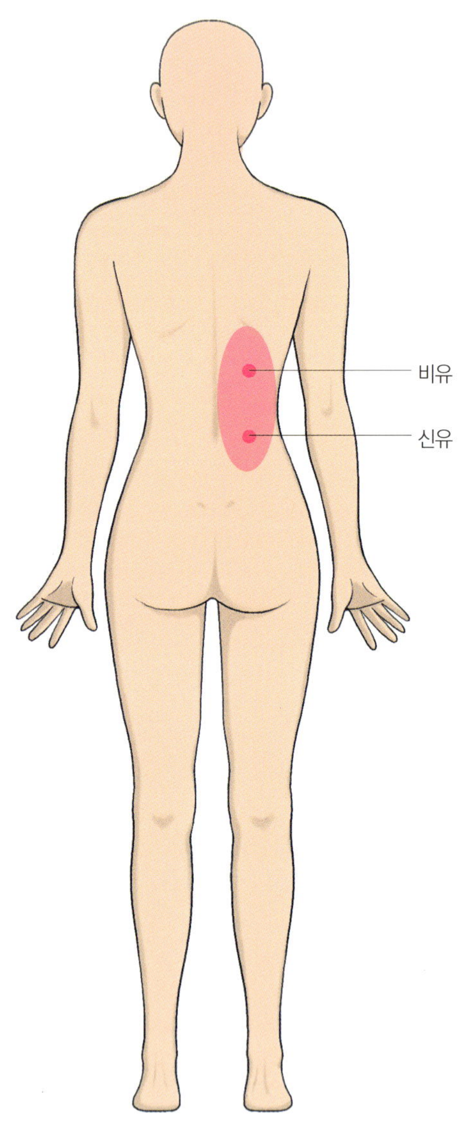

비유
신유

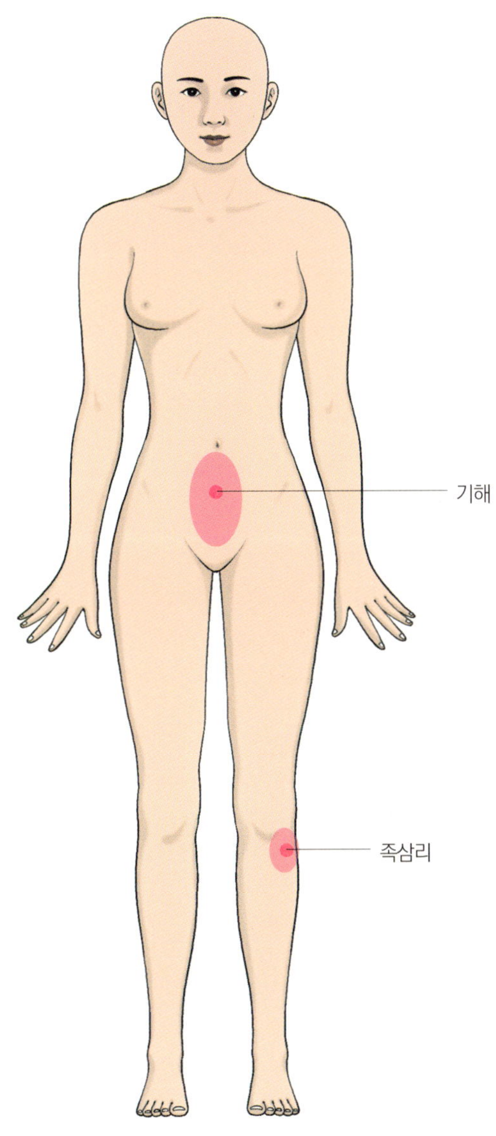
기해
족삼리

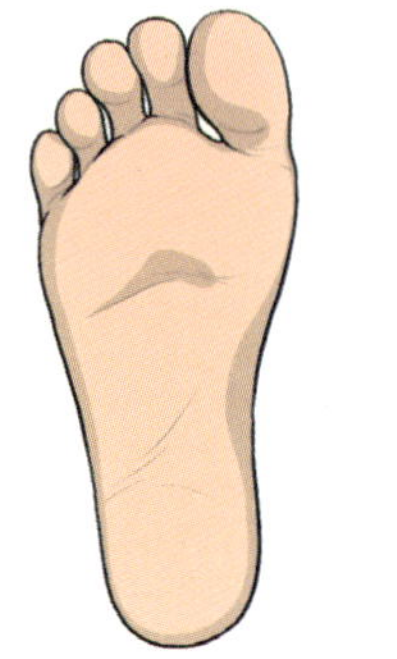

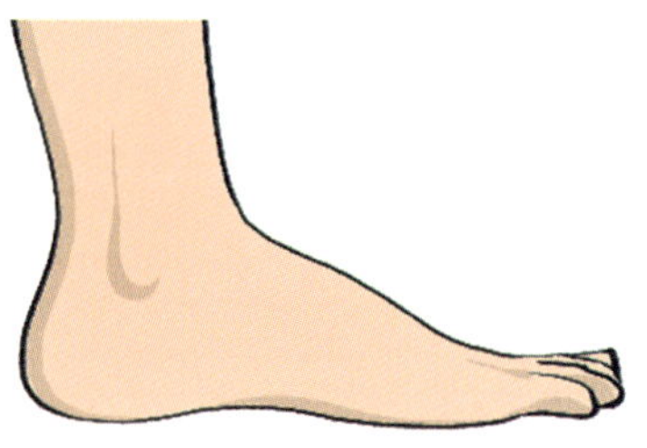

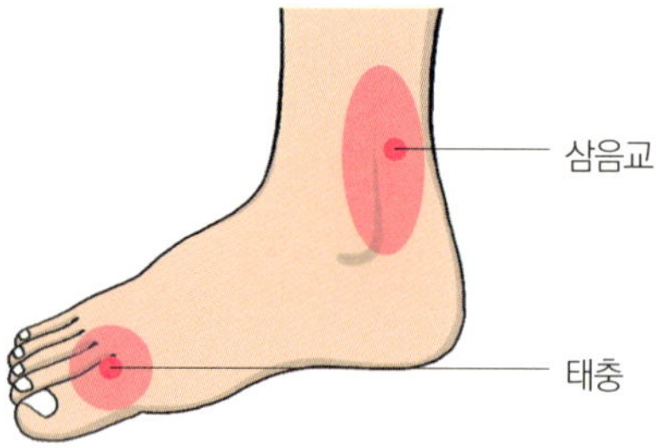
삼음교
태충

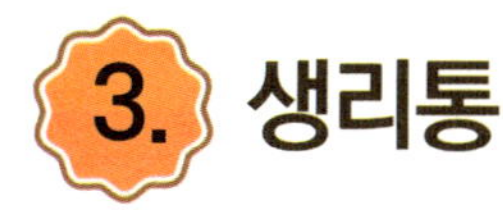

3. 생리통

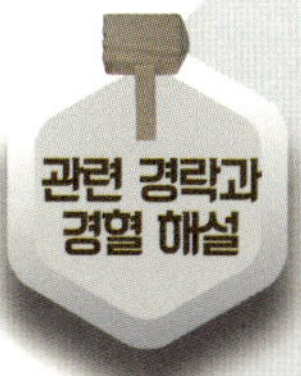

임맥 : 기해, 관원, 중극

족소음신경 : 기혈

족태음비경 : 혈해, 삼음교

족태양방광경 : 신유, 차료, 포황, 방광수, 삼초수

중극, 관원, 기해혈은 충맥과 임맥의 기를 통하게 하고 신유, 포황, 방광수, 삼초수혈은 원기를 공고히 하여 신장의 기를 보하고 차료혈은 생리통의 주치혈이다. 혈해, 삼음교혈은 혈의 순환을 촉진시켜 생리통을 통하게 하고 지통한다. 기해혈은 신장의 양기를 따뜻하게 하고 건장하게 한다.

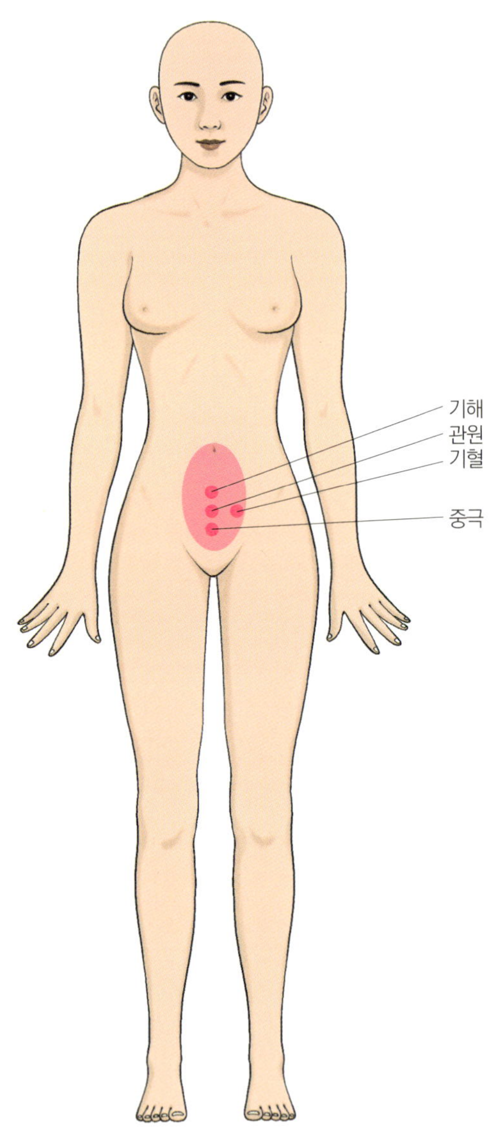
기해
관원
기혈
중극

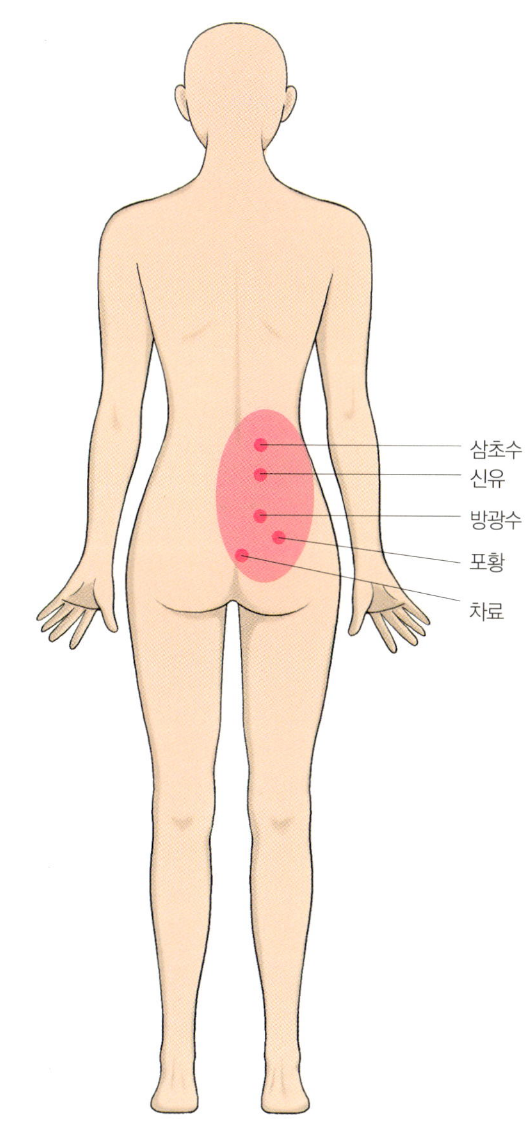
삼초수
신유
방광수
포황
차료

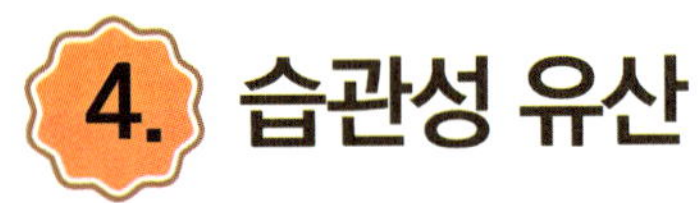

4. 습관성 유산

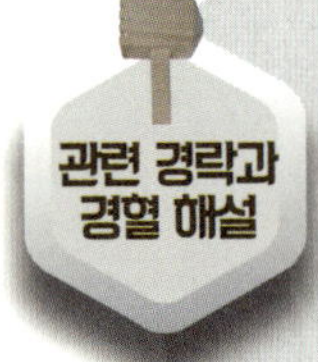

임맥 : 관원

족태양방광경 : 간유, 비유

독맥 : 명문

족양명위경 : 족삼리

수소양삼초경 : 외관

족태음비경 : 공손

수궐음심포경 : 내관

관원, 명문혈은 음과 양을 조리하여 신장에 도움을 주고 충맥을 공고히 하여 정기를 부추키고 원기를 돕는다.

간유혈은 간장과 신장에 도움을 주고 충맥과 임맥을 조리하며 비유혈은 비장을 튼튼하게 하고 기의 흐름에 도움을 주고 족삼리혈은 습관성 유산치료에 많이 쓰인다.

외관혈은 팔맥교회혈의 하나로서 태아를 안정시키는 기능이 있고, 내관혈은 마음과 정신을 안정시키고 혈에 영양을 공급하며 공손혈은 충맥과 임맥을 조리하여 태아 안정을 공고히 한다.

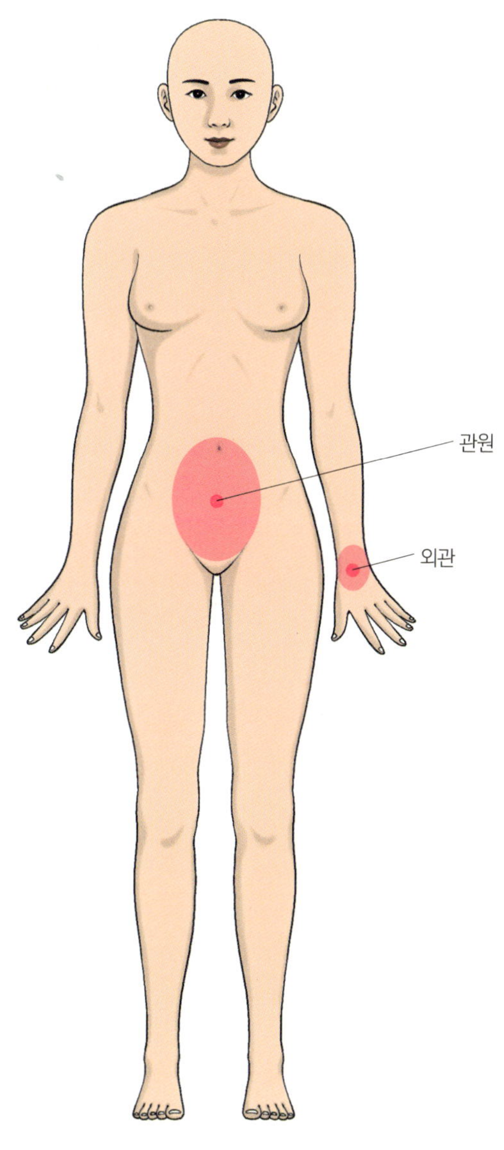

관원
외관

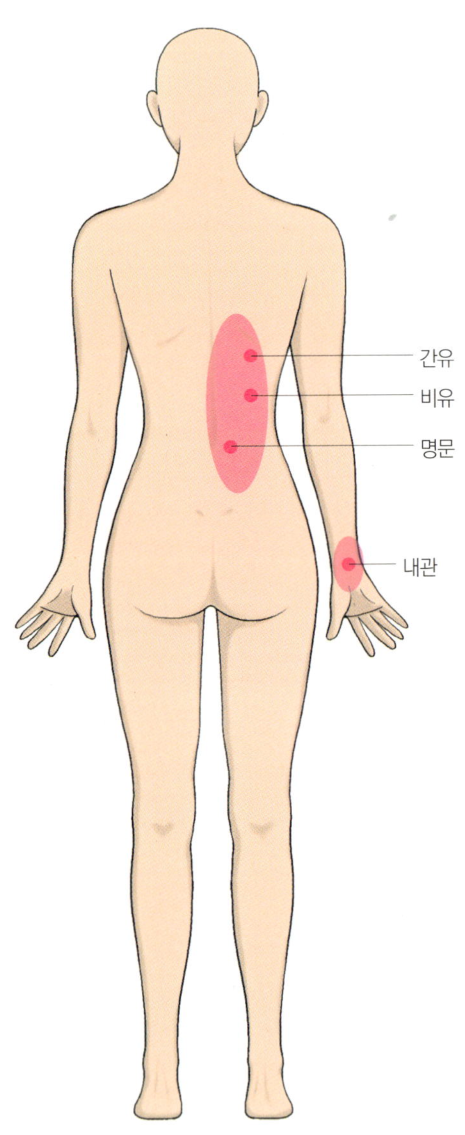
간유
비유
명문
내관

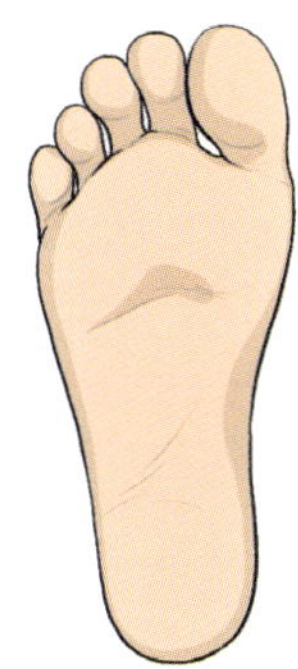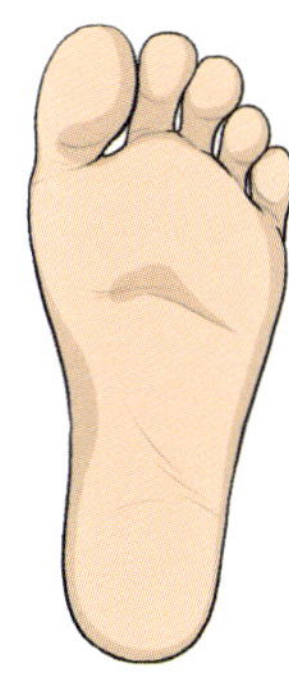

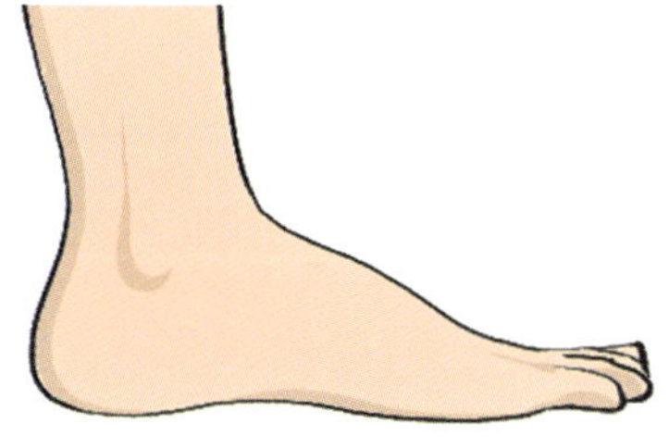

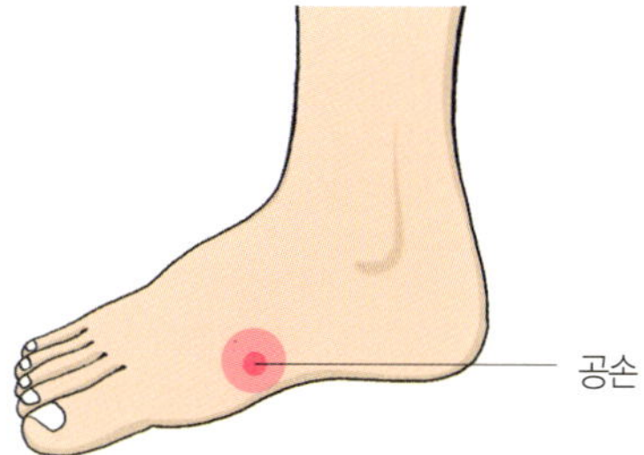
공손

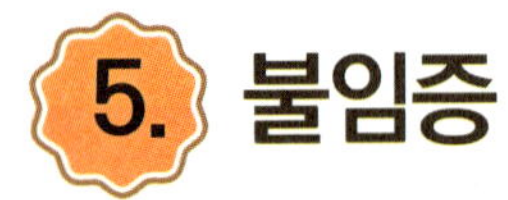 5. 불임증

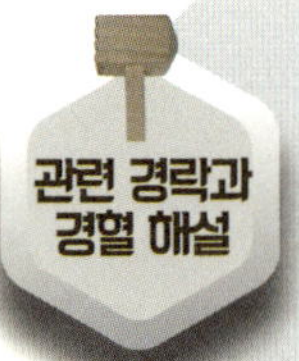

임맥 : 관원

경외기혈 : 자궁

족태양방광경 : 신유, 차료, 포황

족태음비경 : 지기, 삼음교

신유혈은 신경의 정기가 모이는 곳으로 관원혈과 배합하면 하초를 양성하고 원기를 보한다. 자궁, 차료, 포황혈을 배합하면 자궁의 기혈을 조절하여 여성불임증을 치료한다. 지기, 삼음교혈은 기의 혈의 왕성한 운행으로 어혈을 풀어 경맥을 소통시킨다.

순서별 타봉 부위 ★
01

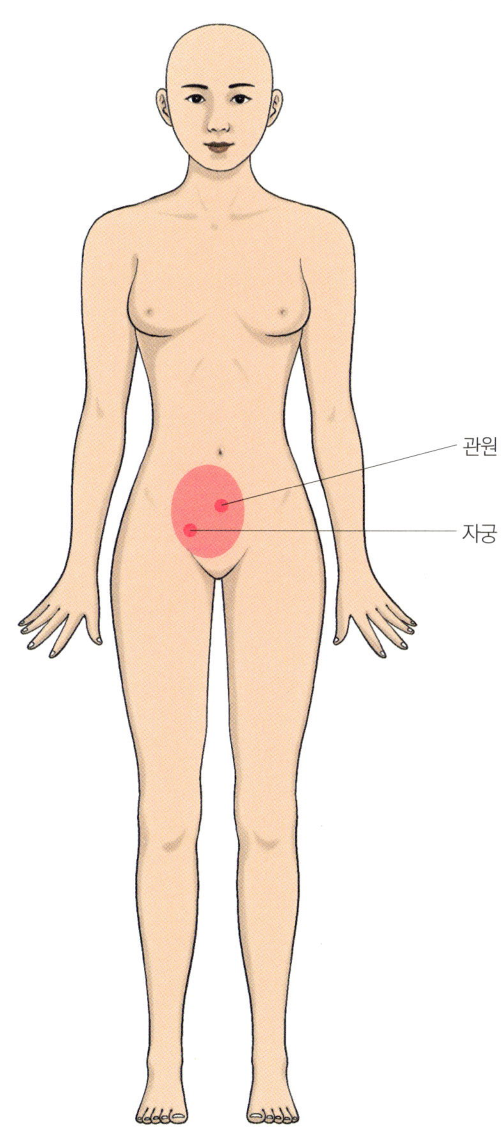

관원
자궁

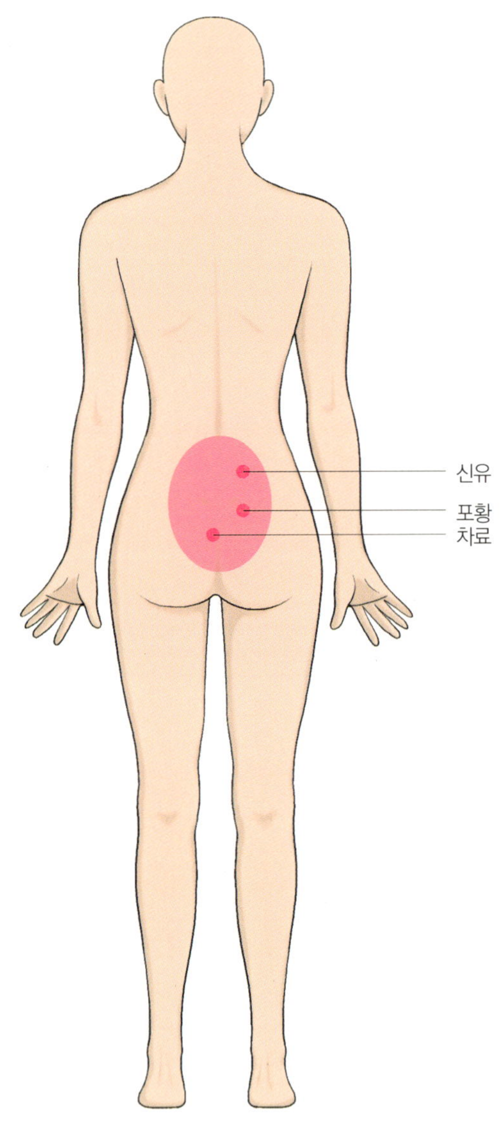
신유
포황
차료

순서별 타봉 부위 ★
03

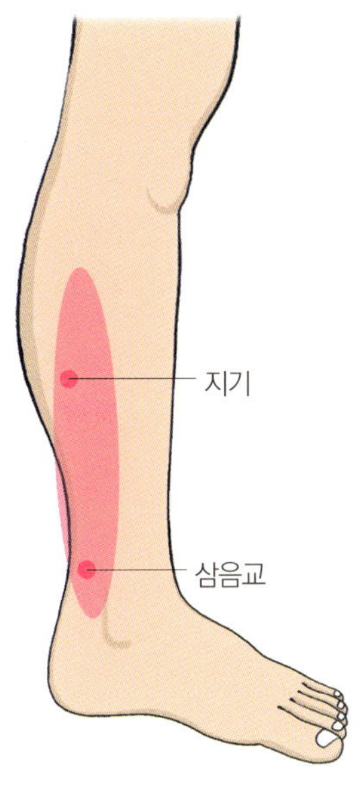
지기
삼음교

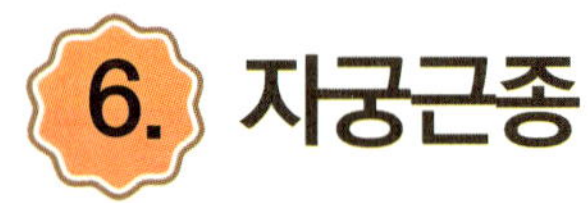

6. 자궁근종

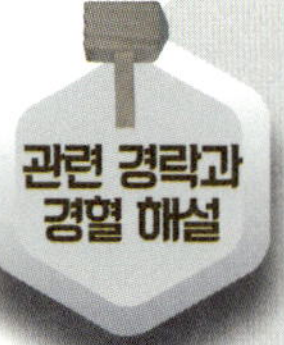

임맥 : 관원, 기해

족궐음간경 : 태충

경외기혈 : 자궁

족태양방광경 : 격유, 신유

관원혈은 임맥과 족삼음경이 합치는 혈이기에 기해혈과 배합하면 충맥과 임맥을 통하게 하고 기와 혈을 통하게 하는 기능이 있다.

격유혈은 혈을 왕성히 하여 어혈을 풀고 신유혈은 신장을 보하고 기의 흐름을 도운다. 자궁혈은 경외기혈로서 자궁치료에 주치혈이며 태충혈은 간장을 소통시키고 기의 운행을 순조롭게 한다.

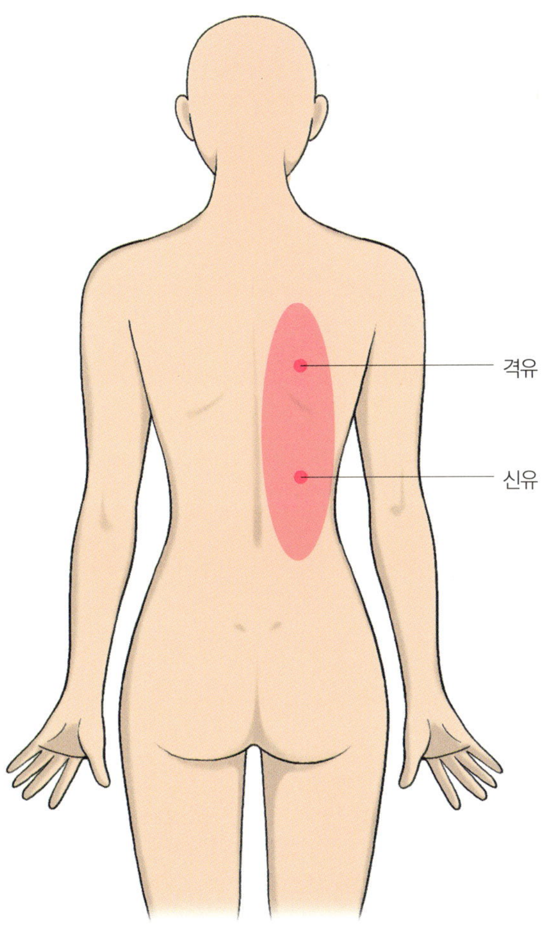
격유
신유

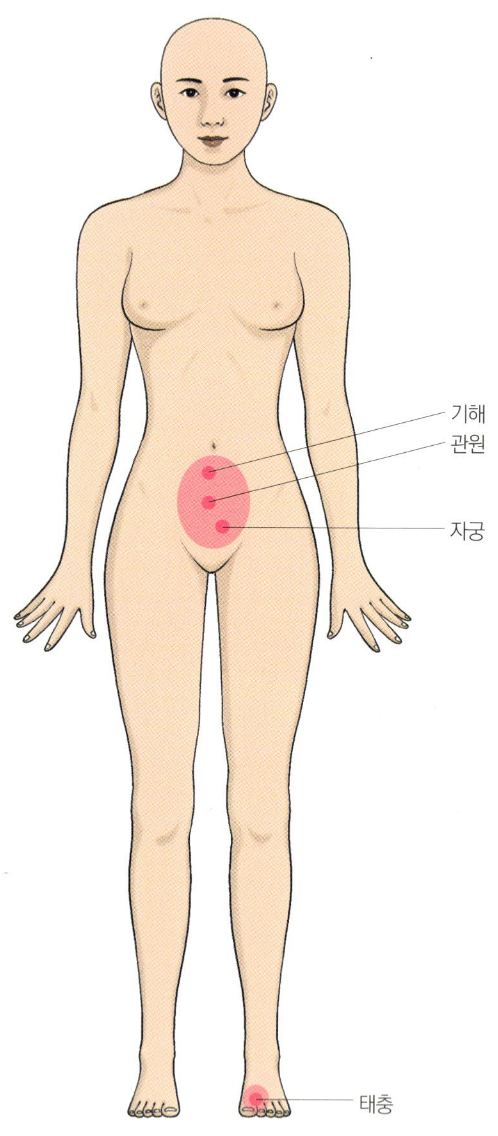

기해
관원
자궁
태충

10장
마니봉으로 다스리는
피부과 질환

1. 기미 및 주근깨

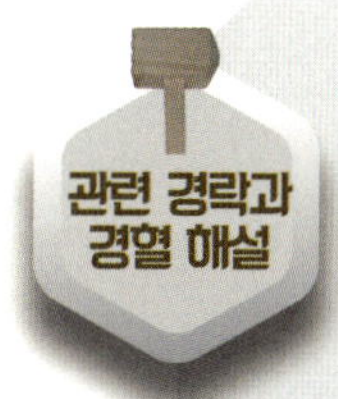

족태양방광경 : 신유

족소양담경 : 풍지, 절골

족양명위경 : 족삼리

족태음비경 : 혈해, 음릉천

신유혈은 음기와 신장을 보하고 화를 내리게 하며 뭉친 것을 흩어지게 한다.

음릉천, 혈해혈은 혈을 맑게 하여 해독작용을 하며 족삼리혈과 배합하면 어혈을 풀고 경락을 소통시키며 결절을 흩어지게 한다.

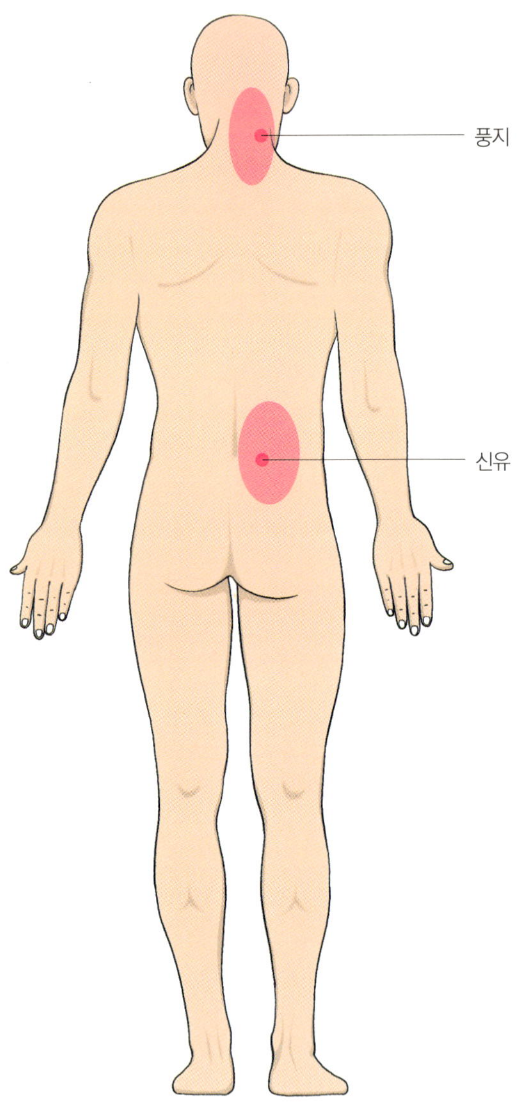
풍지
신유

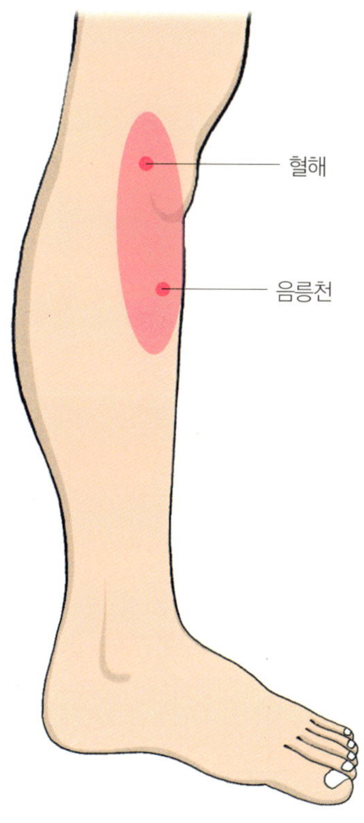
혈해
음릉천

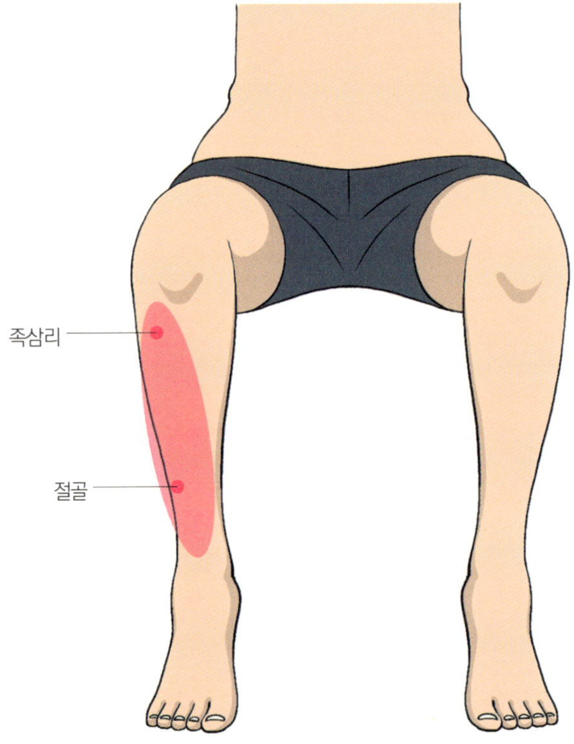
족삼리
절골

2. 노인성 색소침착

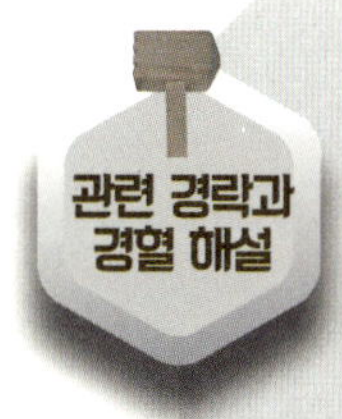

족태양방광경 : 간유, 비유, 신유

족양명위경 : 족삼리

족소음신경 : 태계

족태음비경 : 삼음교

임맥 : 중완

간유혈은 간장의 기를 소통시키고 비유, 신유혈은 신장을 보하고 비장을 튼튼하게 하며 기의 흐름에 도움을 준다. 족삼리, 삼음교혈은 혈을 보양 활약하며 어혈을 풀고 경락소통한다. 중완혈은 부회지혈로서 장부의 기혈을 조리하고 태계혈은 신장을 보하고 기에 유익하며 경맥을 조리한다.

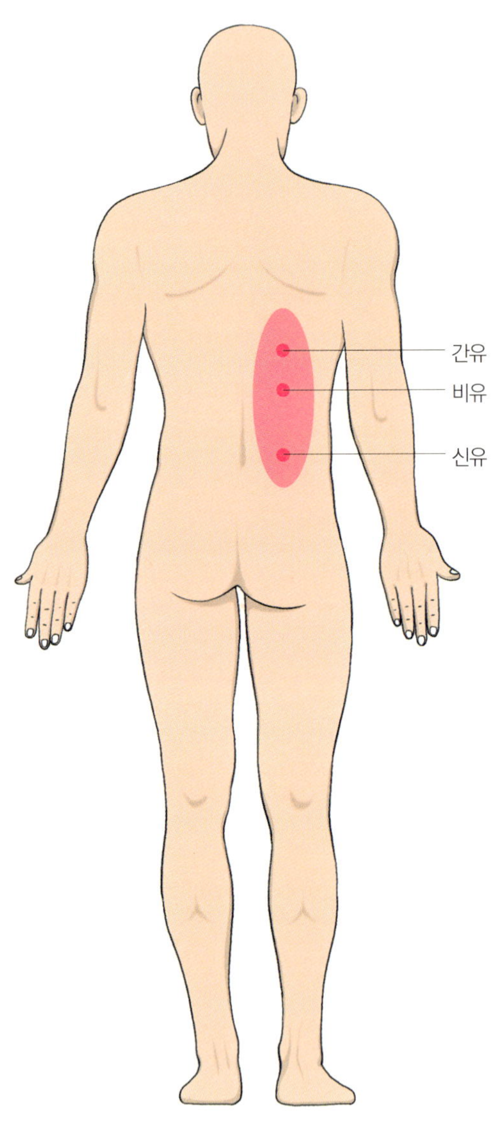
간유
비유
신유

순서별 타봉 부위 ★
02

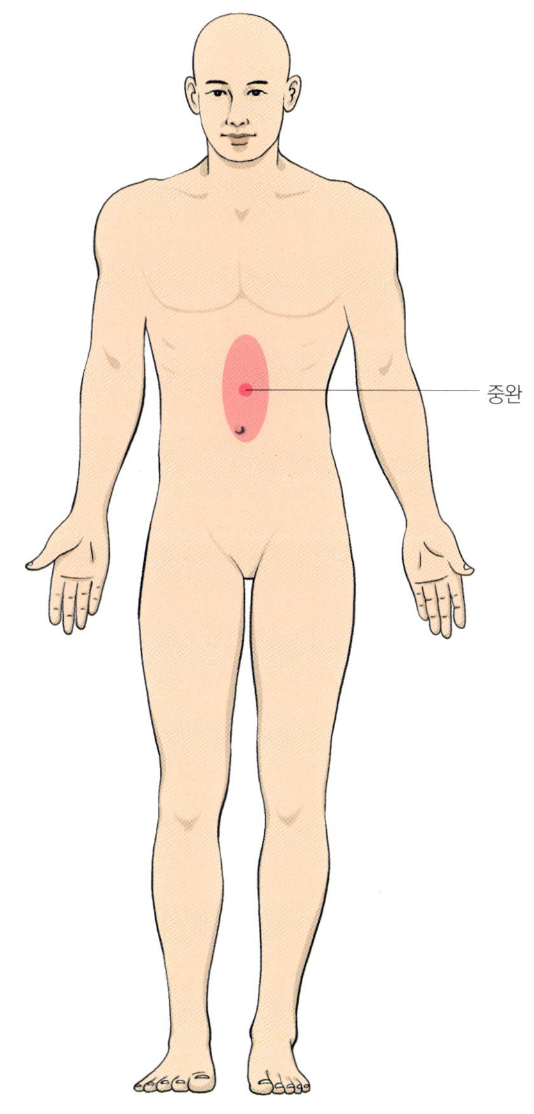

중완

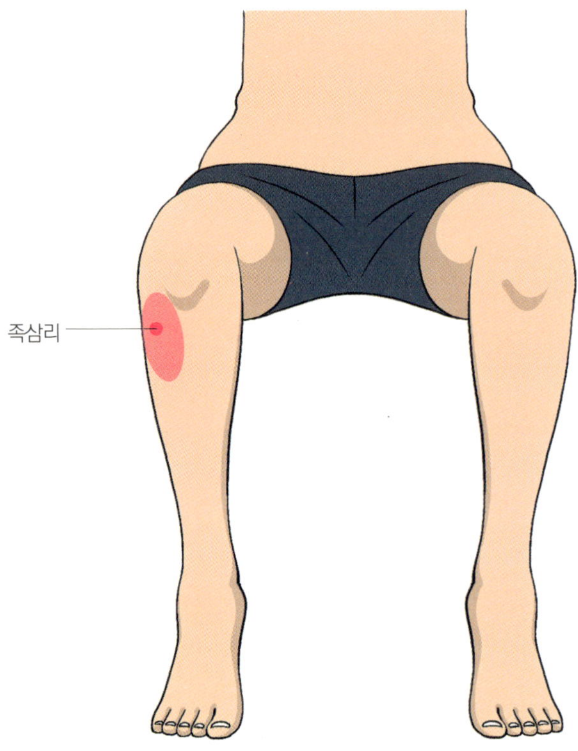
족삼리

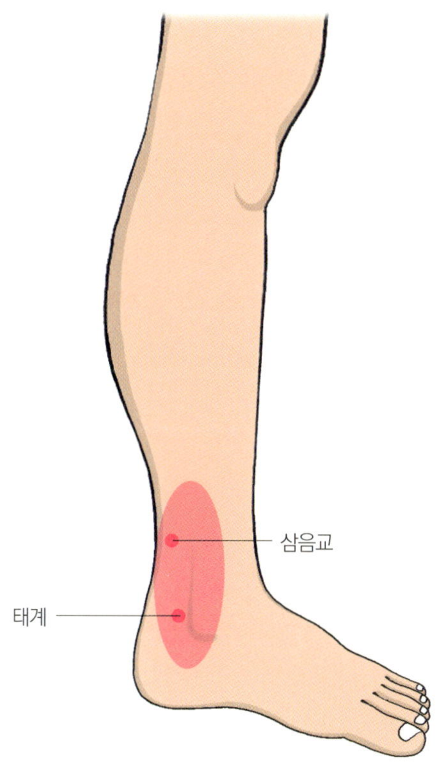
삼음교
태계

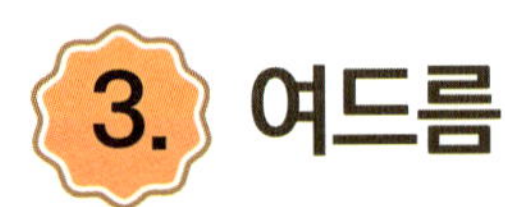

3. 여드름

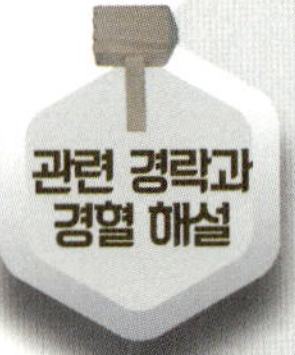

족태양방광경 : 폐유, 신유, 격유
수양명대장경 : 곡지, 합곡
족양명위경 : 족삼리
족태음비경 : 삼음교

폐유혈은 폐를 다스려 청열하고 격유혈은 팔회의 혈회혈로서 열을 내리고 혈을 식힌다. 곡지, 합곡혈은 두면부의 혈의 열을 내리게 하고, 족삼리혈은 위를 따뜻이 하여 습을 없애 양명경의 온열을 유도하며 삼음교혈은 혈의 순환을 도운다.

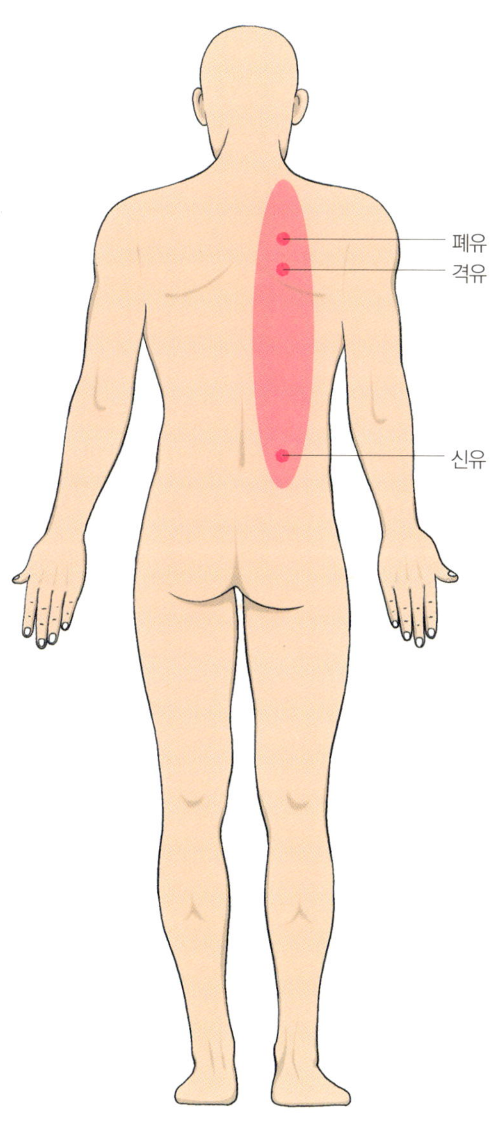

폐유
격유
신유

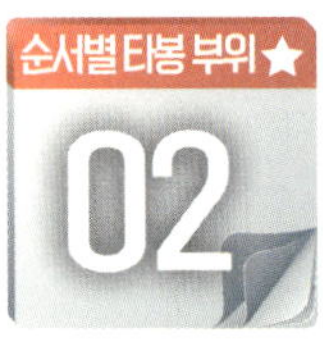

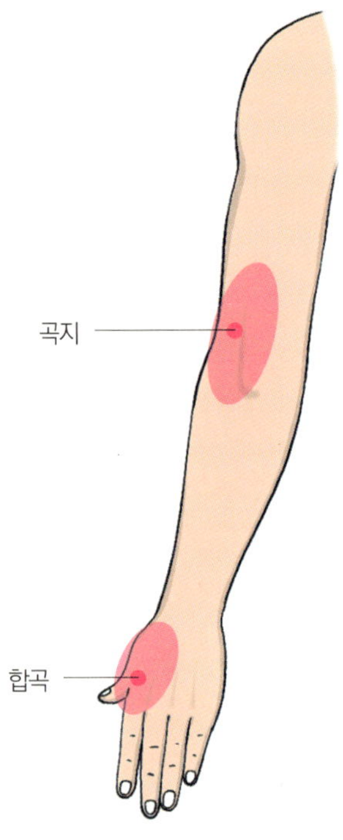

곡지
합곡

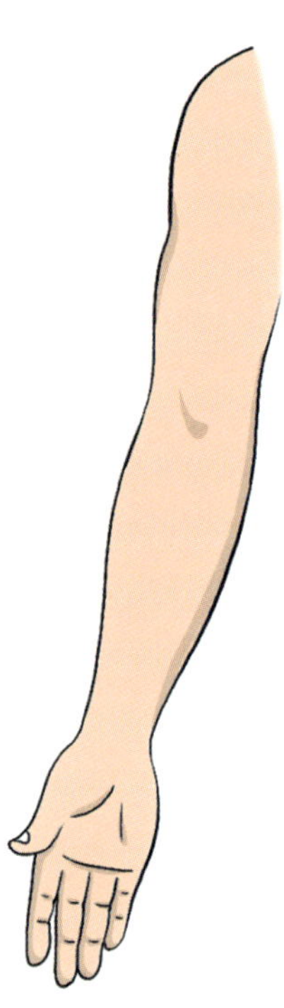

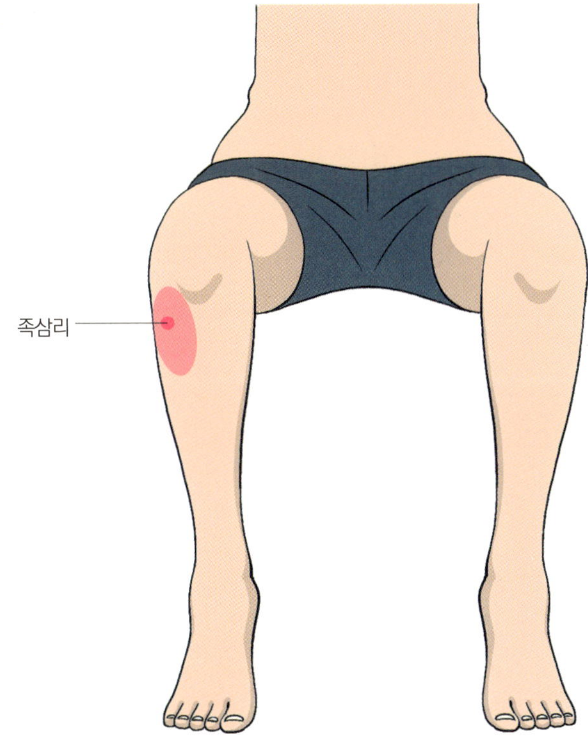

족삼리

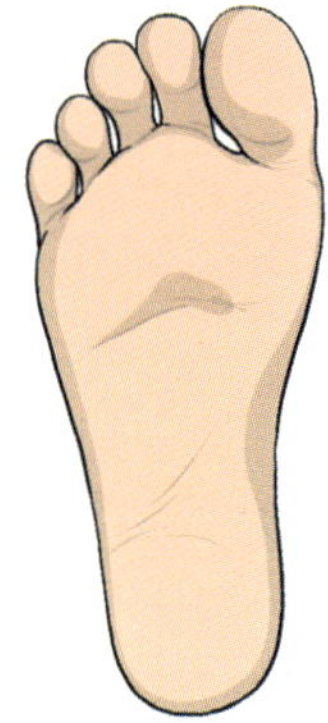

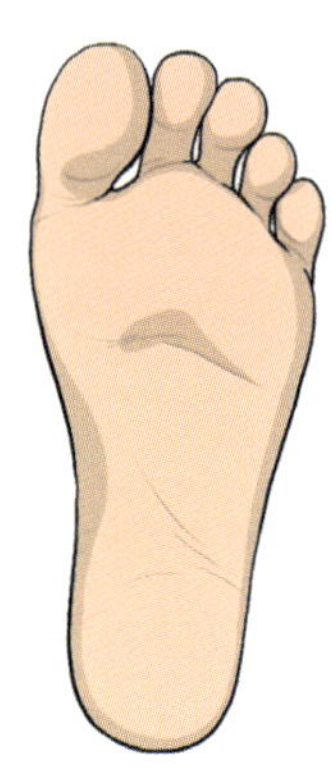

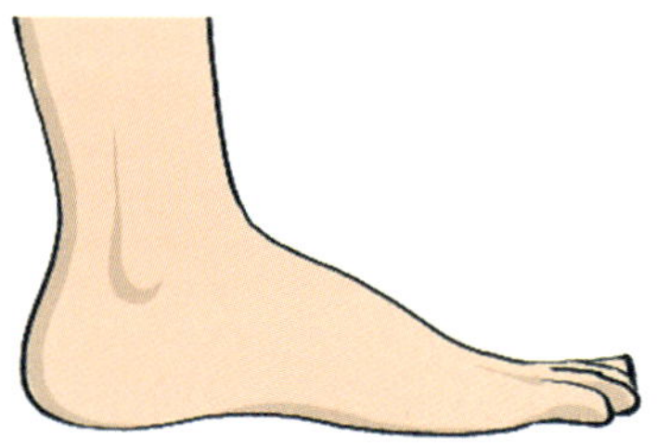

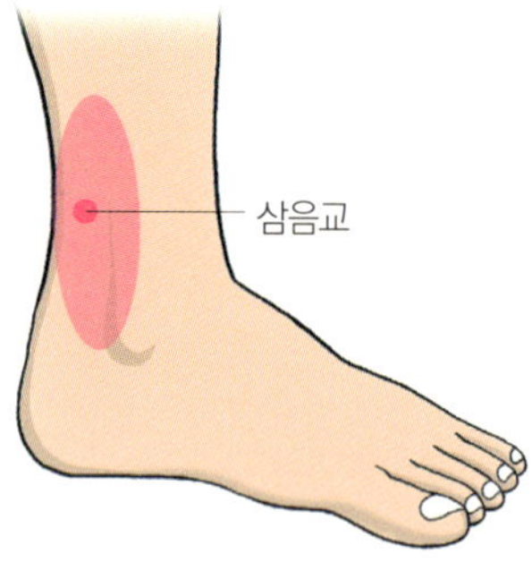
삼음교

4. 두드러기

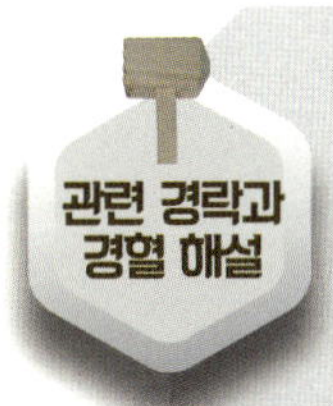

독맥 : 백회

족태양방광경 : 간유

수양명대장경 : 견우, 곡지

족태음비경 : 혈해, 삼음교

간유, 백회혈은 간경의 풍열을 내리고 견우혈은 열풍으로 나타난 두드러기를 없앤다. 곡지, 혈해, 삼음교혈은 풍기를 제거하고 혈의 순환을 왕성히 하여 비장과 위장을 튼튼하게 하고 위를 따뜻하게 한다.

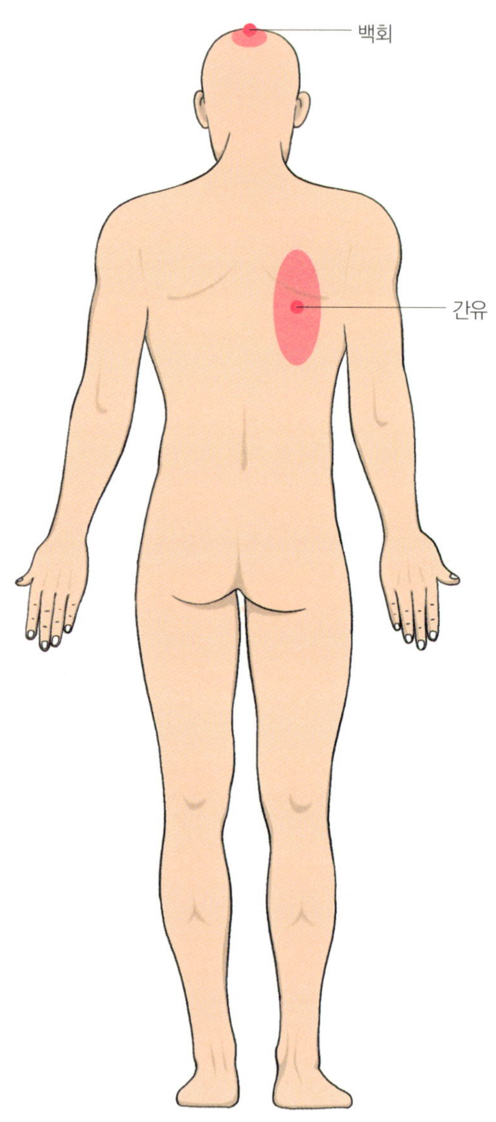
백회
간유

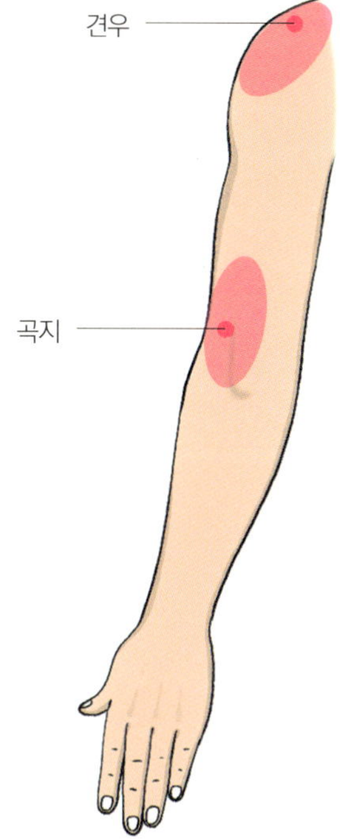

견우
곡지

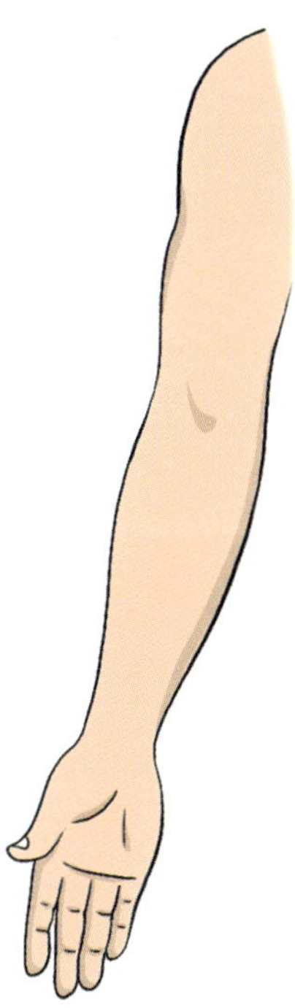

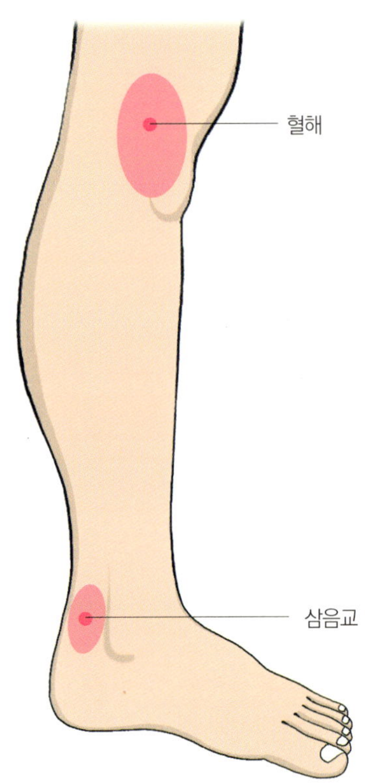
혈해
삼음교

5. 신경성 피부염

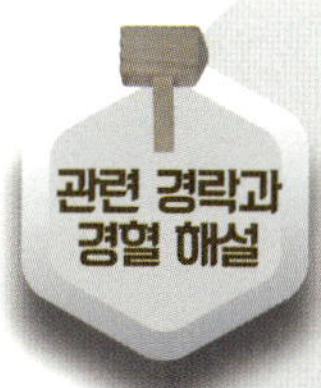

족태양방광경 : 격유

임맥 : 기해

족소양담경 : 풍지

수양명대장경 : 합곡

족양명위경 : 족삼리

족태음비경 : 음릉천

격유혈은 혈액순환에 도움을 주며 풍지, 합곡혈은 뭉친 것을 풀어주고 족삼리, 음릉천은 비장과 위를 튼튼하게 하고 혈에 영양을 공급한다.

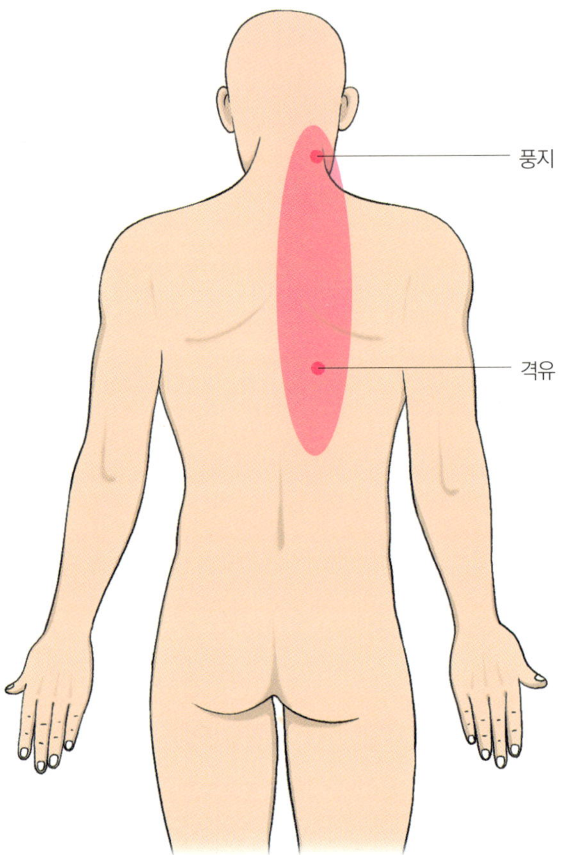
풍지
격유

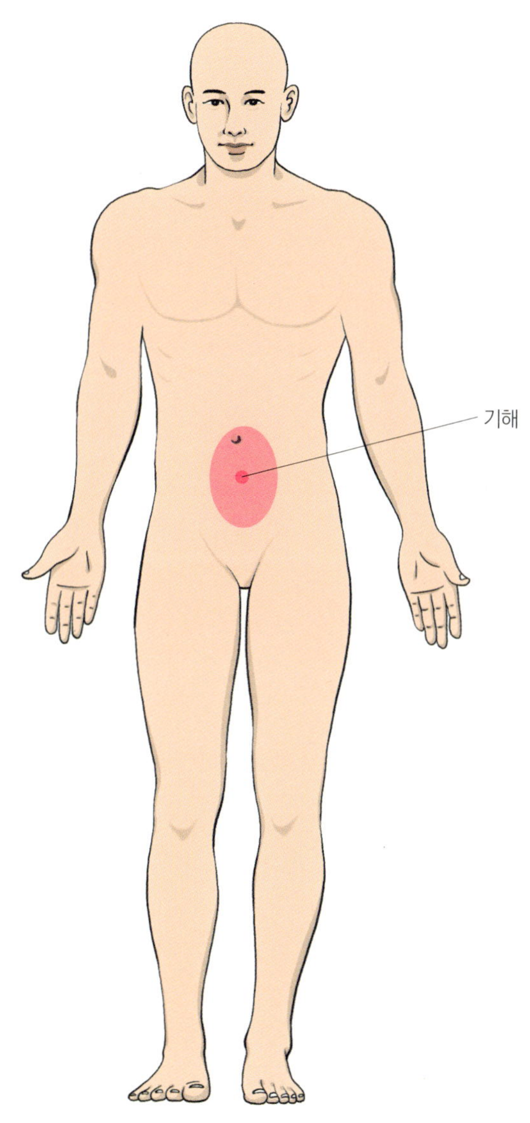
기해

순서별 타봉 부위 ★
03

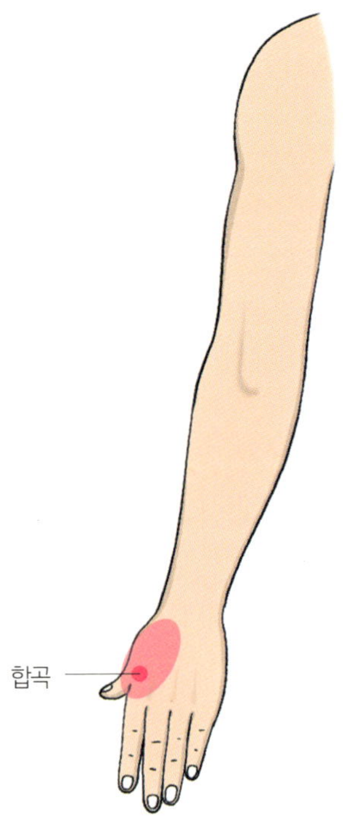
합곡

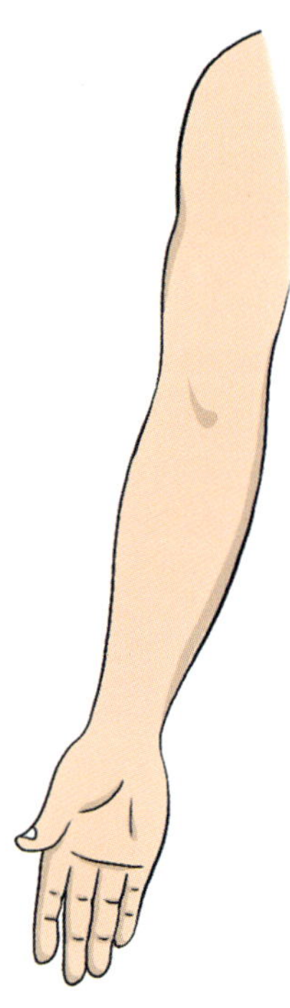

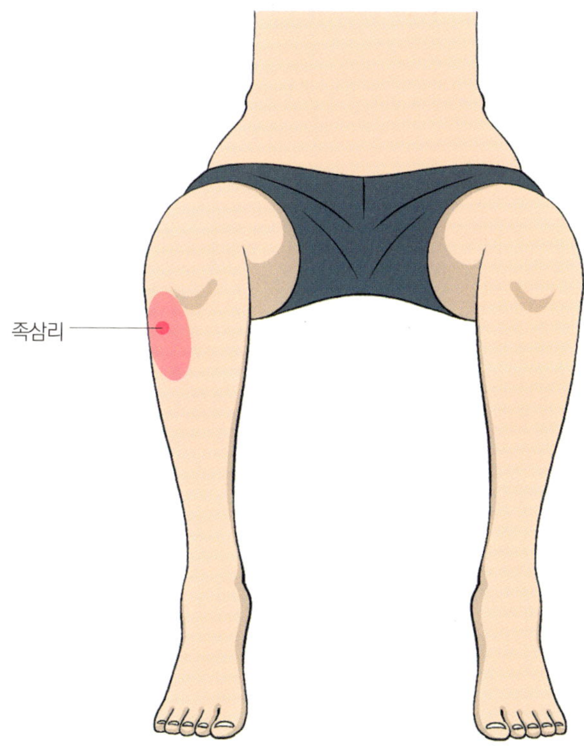
족삼리

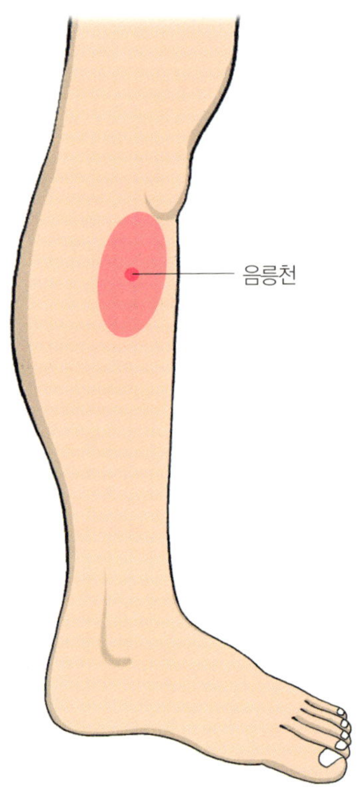
음릉천

6. 건선

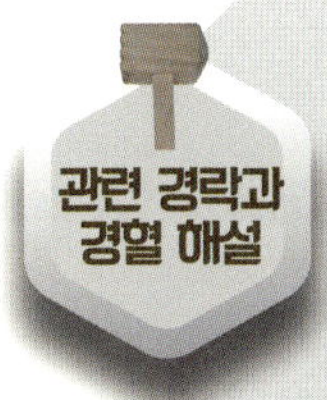

족태양방광경 : 격유
독맥 : 대추, 풍부
수양명대장경 : 곡지, 합곡
경외기혈 : 화타협척
족태음비경 : 삼음교, 혈해

격유혈은 혈회지혈로서 혈의 순환과 영양을 공급하고 풍부혈은 풍기를 제거하여 가려움증을 통제하며 곡지, 합곡혈은 뭉친 것을 뚫어주며 혈을 따뜻하게 한다.

삼음교, 혈해혈은 비장을 튼튼히 하고 습기를 제거하며 혈액에 영양을 준다. 화타협척혈은 장부의 기혈을 조절한다.

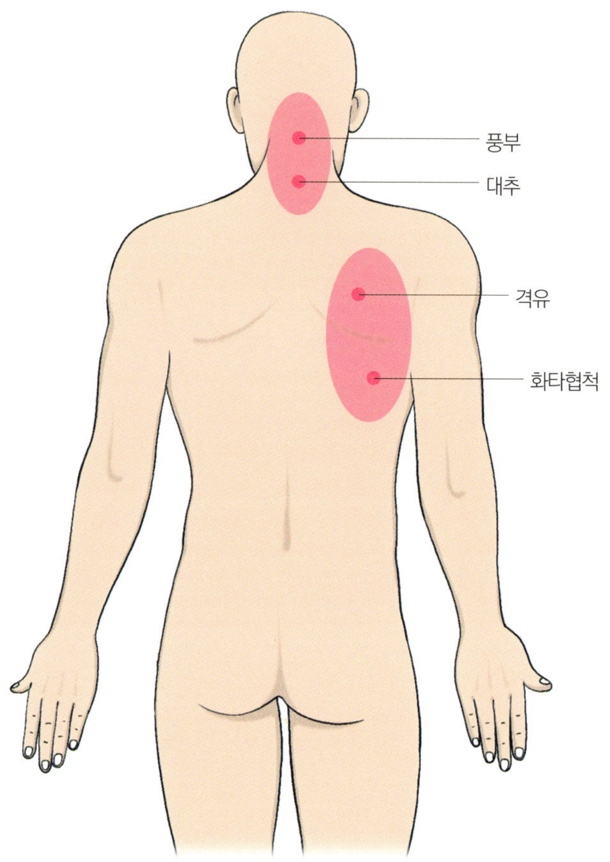
풍부
대추
격유
화타협척

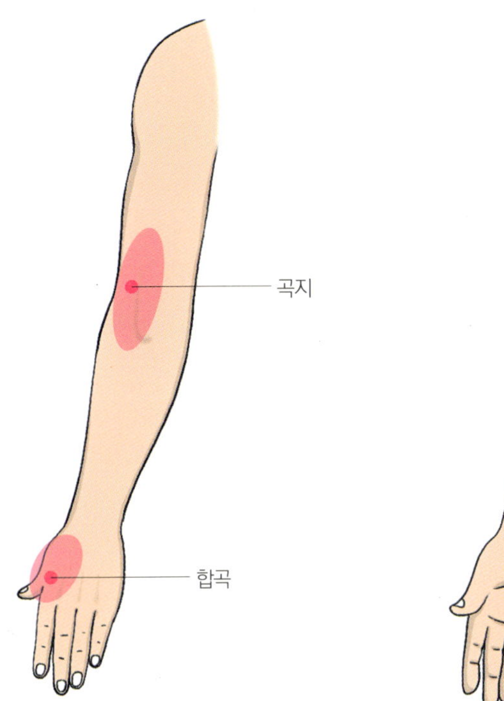

곡지
합곡

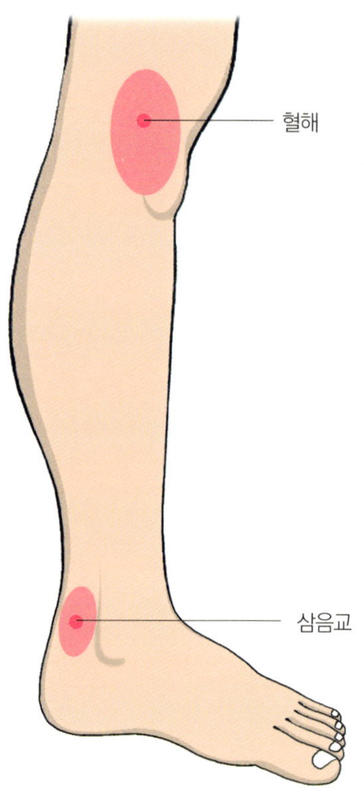

혈해
삼음교

7. 피부가려움증

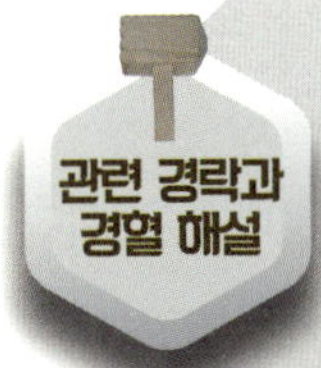

족태양방광경 : 격유

족태음비경 : 혈해, 삼음교

수소음심경 : 신문

수양명대장경 : 곡지, 합곡

곡지, 혈해, 삼음교혈은 풍을 제거하면서 혈을 왕성히 하여 피부 가려움증의 주치혈이다. 신문, 합곡혈은 바람을 제거하고 가려움을 멈추며 격유혈은 어혈을 풀어 준다.

순서별타봉 부위 ★
01

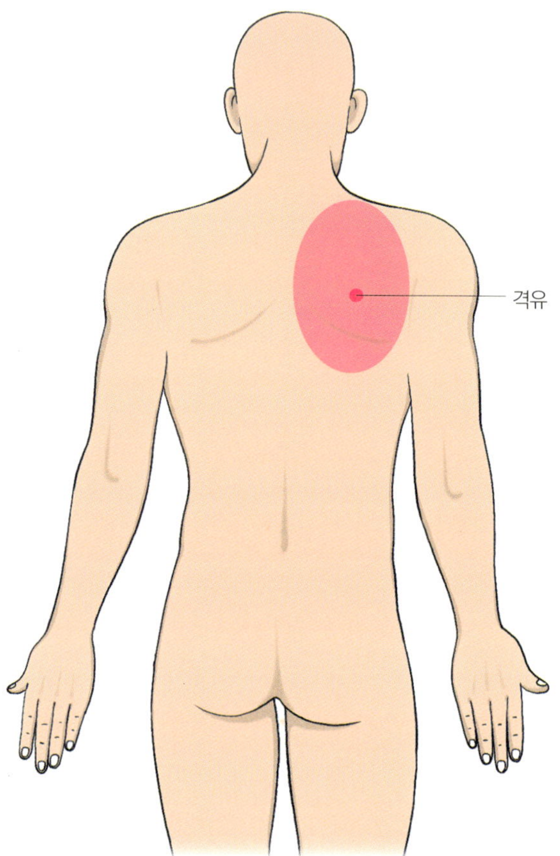

격유

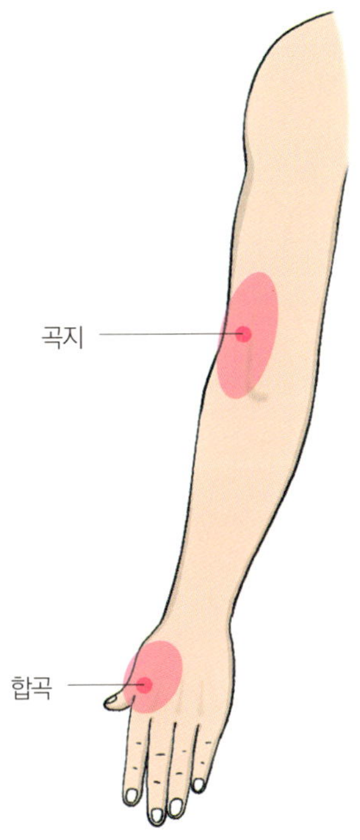
곡지
합곡

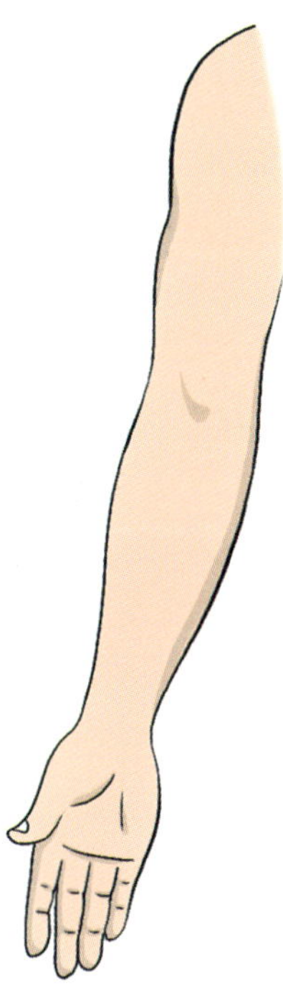

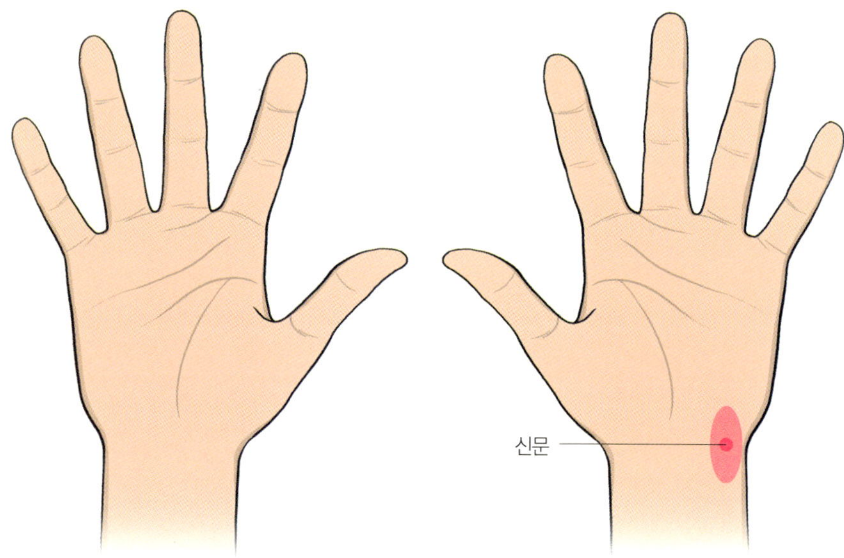
신문

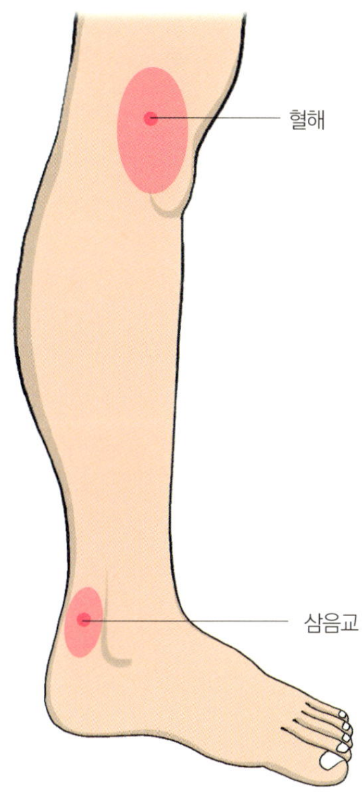

혈해
삼음교

8. 탈모(원형탈모 등)

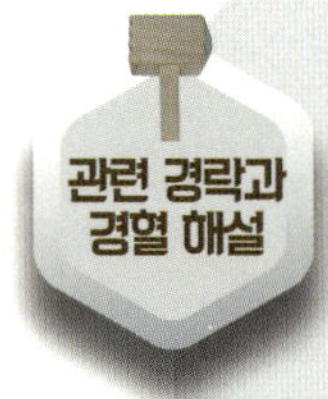

족태양방광경 : 폐유, 신유

족양명위경 : 족삼리

수소양삼초경 : 외관

족소양담경 : 양릉천

폐유혈은 풍과 열을 흩어지게 하고 족삼리혈은 비장과 위를 튼튼하게 하며 혈을 생성하여 두발에 영양을 준다.

신유혈은 신장의 음기를 보하여 모발에 영양을 공급하고 양릉천혈은 간장과 담낭을 편리하게 해주며 외관혈은 바람을 제거하고 청열하여 경락을 소통시킨다.

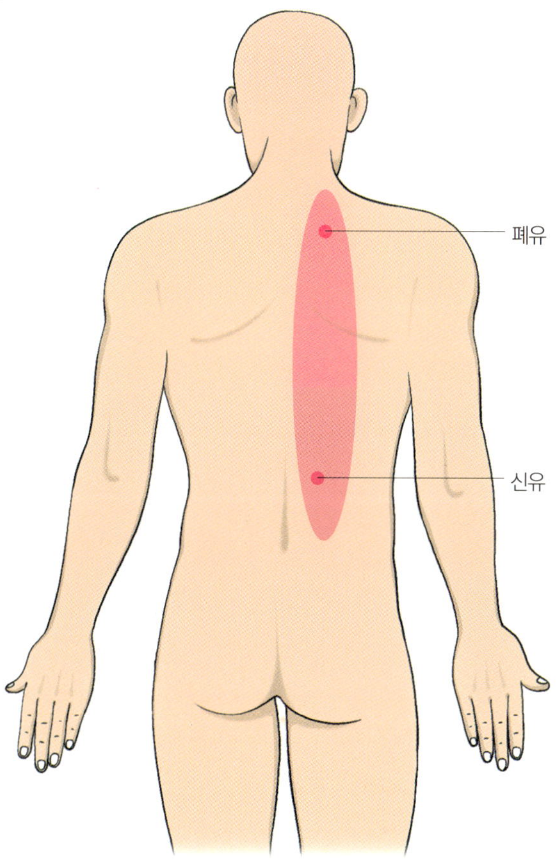
폐유
신유

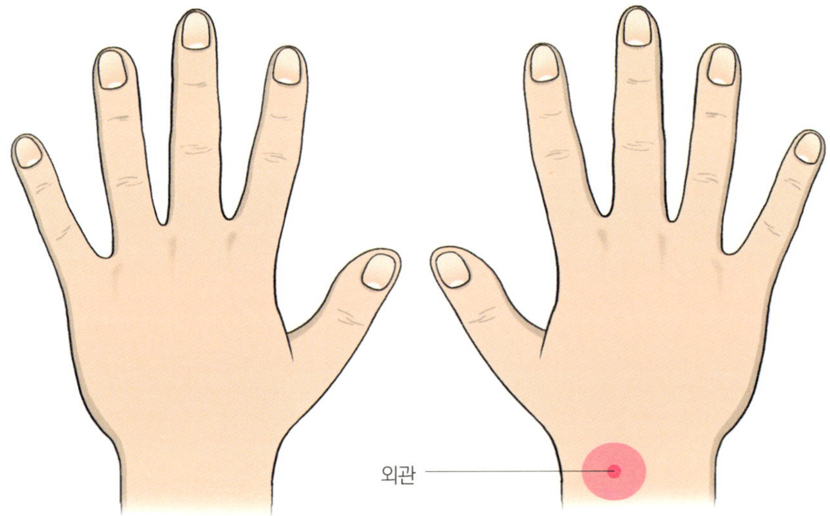
외관

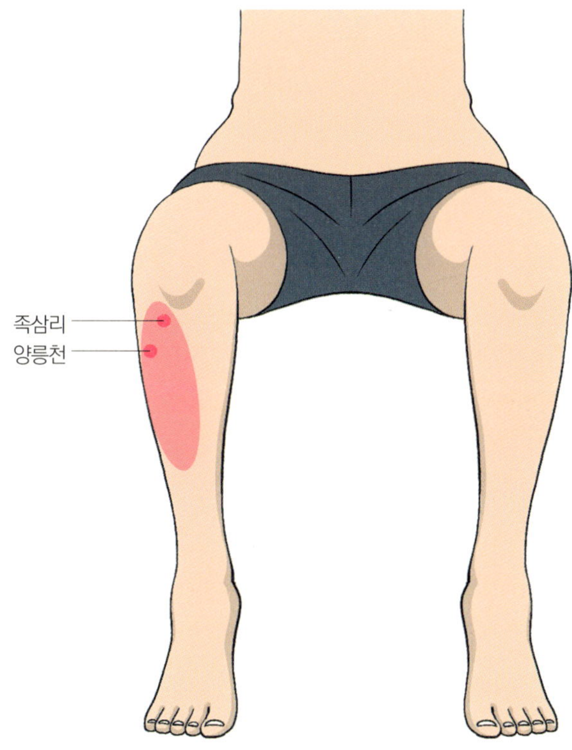

족삼리
양릉천

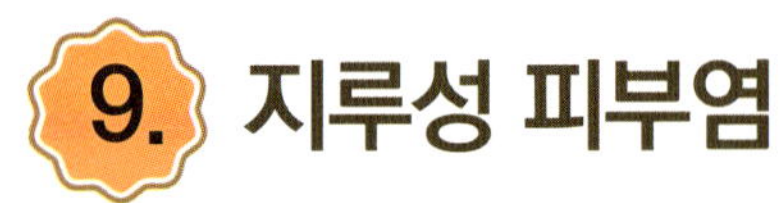

9. 지루성 피부염

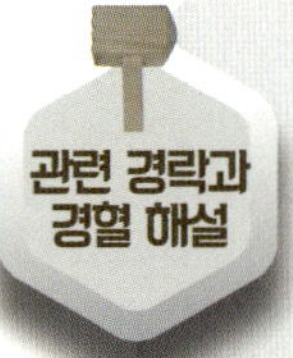

독맥 : 대추
수양명대장경 : 곡지
족양명위경 : 족삼리
수소음심경 : 신문
족태음비경 : 삼음교, 혈해

대추, 곡지혈은 막힌 것을 소통시켜 화를 내리고 삼음교혈은 족삼음경을 조절하여 습열을 배출한다.

신문혈은 정신을 안정시켜 가려움을 다스리고 혈해혈은 혈을 따뜻하게 하고 영양을 주며 족삼리혈은 비장과 위를 조절한다.

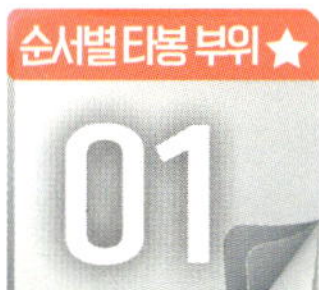

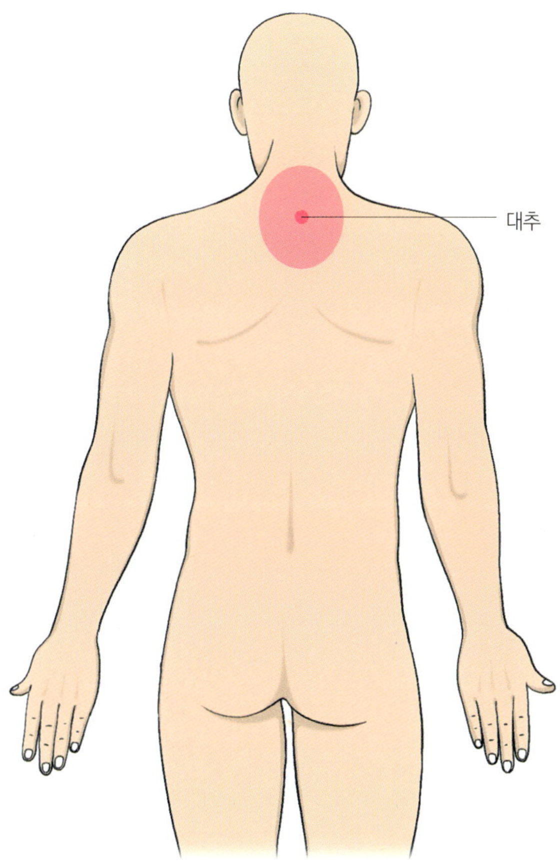

대추

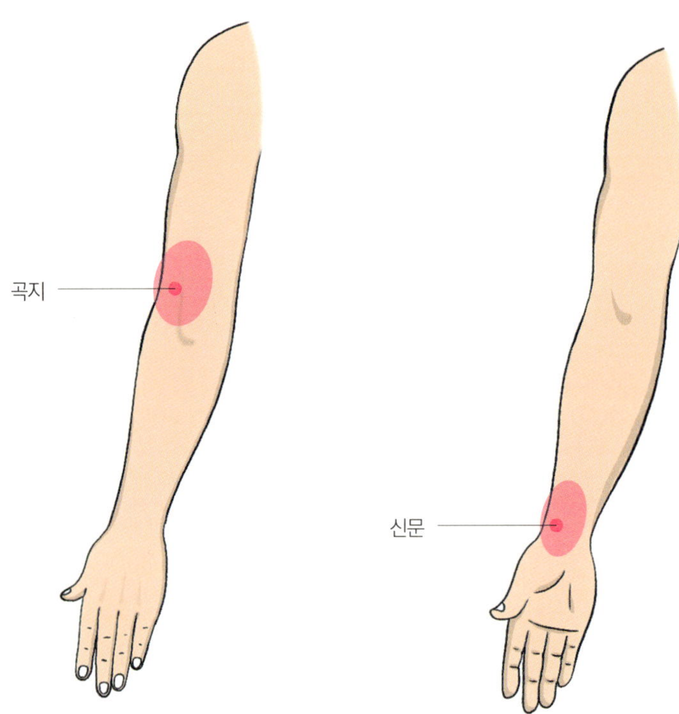

곡지
신문

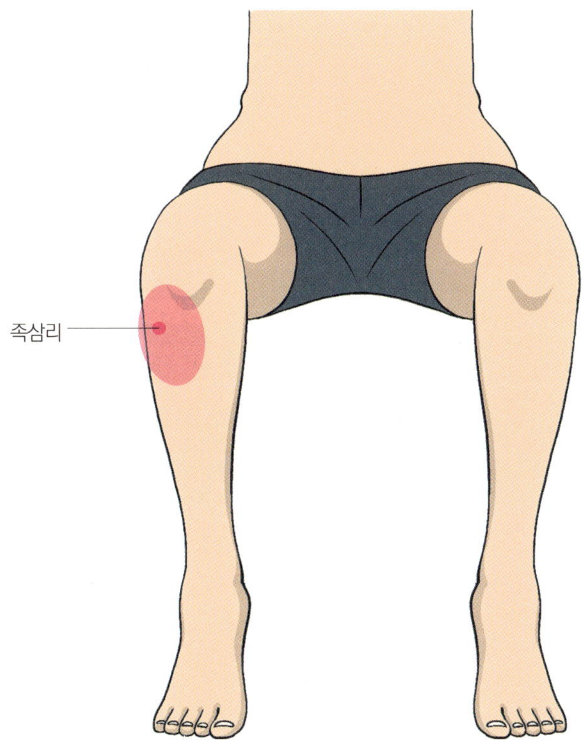

족삼리

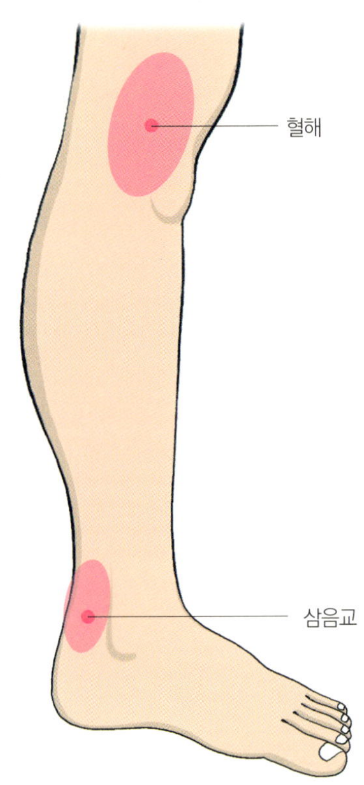
혈해
삼음교

11장

마니봉으로 다스리는 기타 중요 질환들

1. 파킨스병

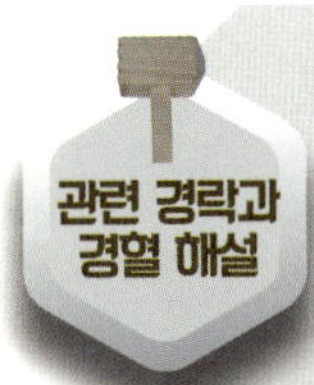

독맥 : 백회, 대추

임맥 : 기해

수태음폐경 : 열결

족태음비경 : 삼음교, 공손

족양명위경 : 족삼리, 풍륭

족소양담경 : 풍시, 양릉천

수양명대장경 : 합곡, 곡지

족태양방광경 : 간유, 신유

족궐음간경 : 태충

대추혈은 수, 족삼양경과 독맥이 모이는 곳이며 열결혈은 수태음폐경의 락혈로서 기를 조절하고 떨림을 진정시키고 지통한다. 합곡, 곡지, 삼음교혈은 어혈을 풀어 경락을 소통시키며 간유, 신유, 족삼리혈과 기해혈을 배합하게 되면 기혈을 보충하게 된다.

공손, 풍륭혈은 담을 삭이고 경락소통하며 풍시, 양릉천, 태충혈은 근맥, 경락소통과 바람을 잠재운다.

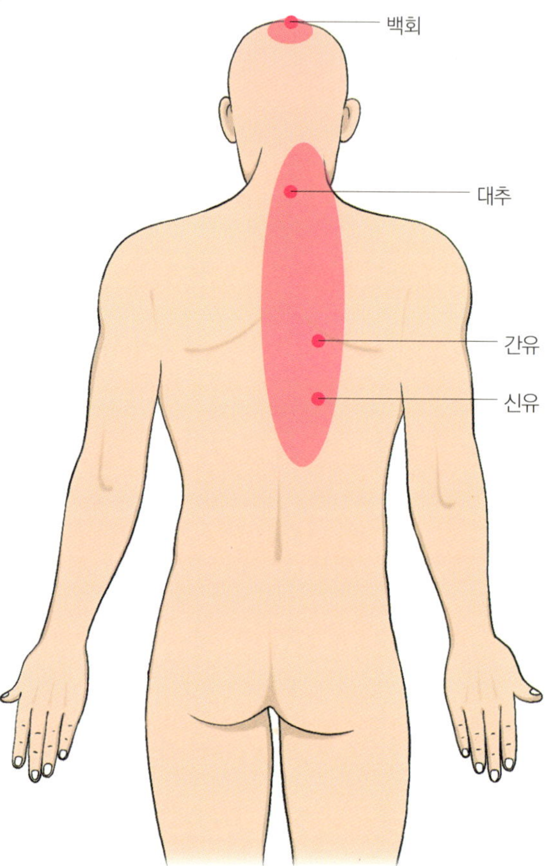
백회
대추
간유
신유

순서별 타봉 부위 ★
02

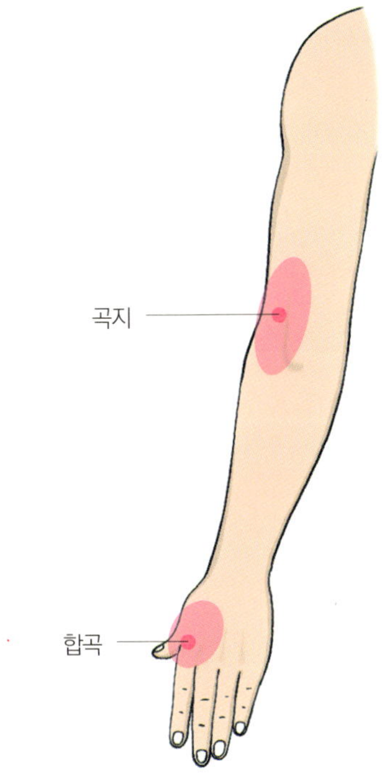
곡지
합곡

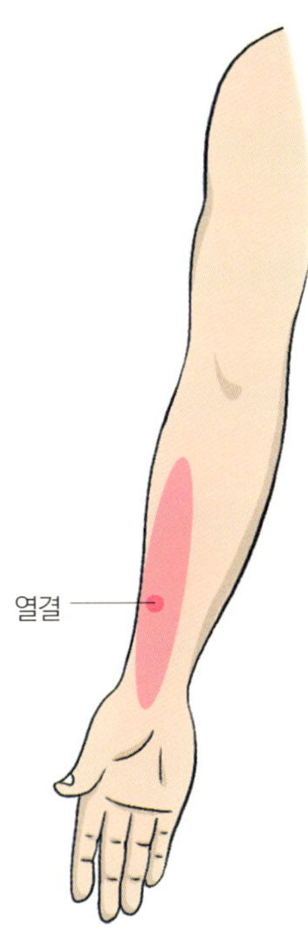
열결

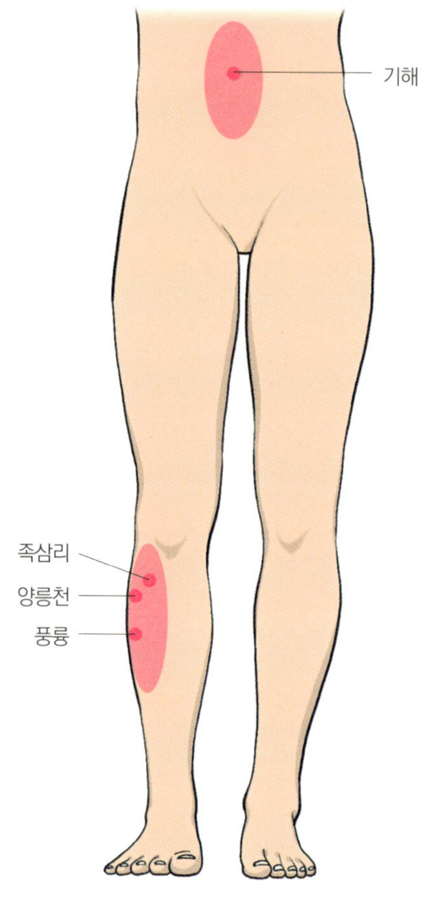
기해
족삼리
양릉천
풍륭

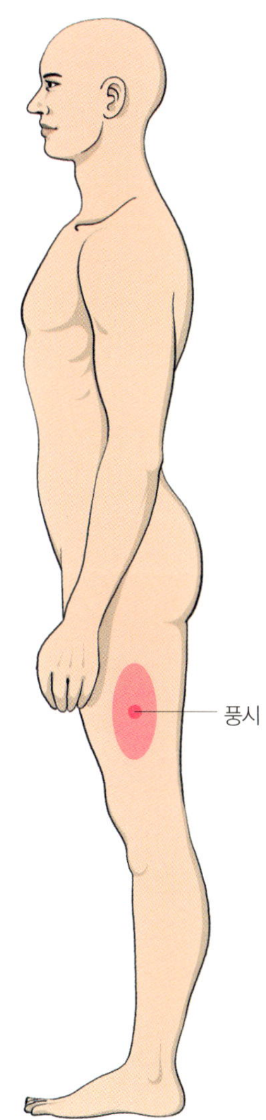
풍시

순서별 타봉 부위 ★
05

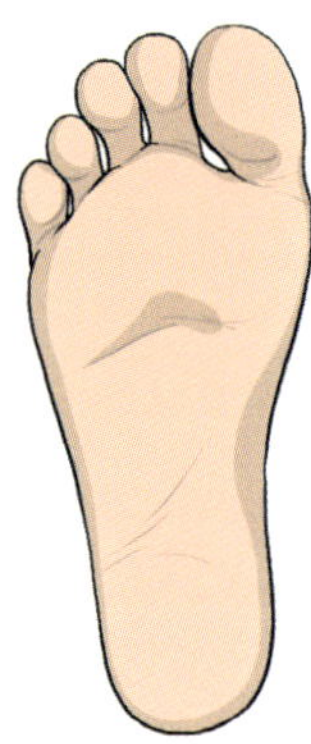

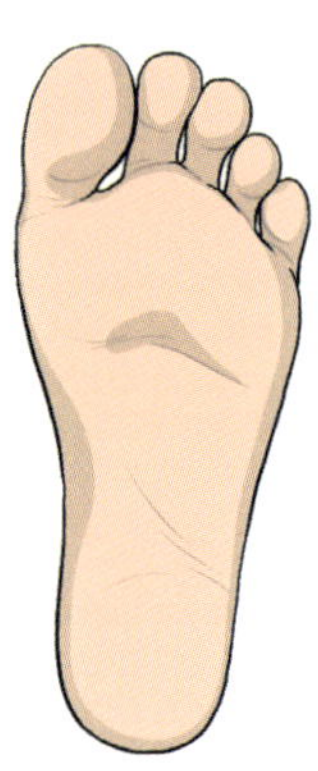

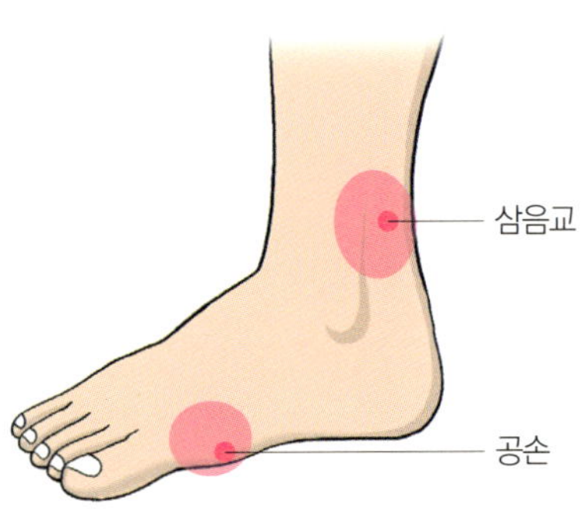
삼음교
공손

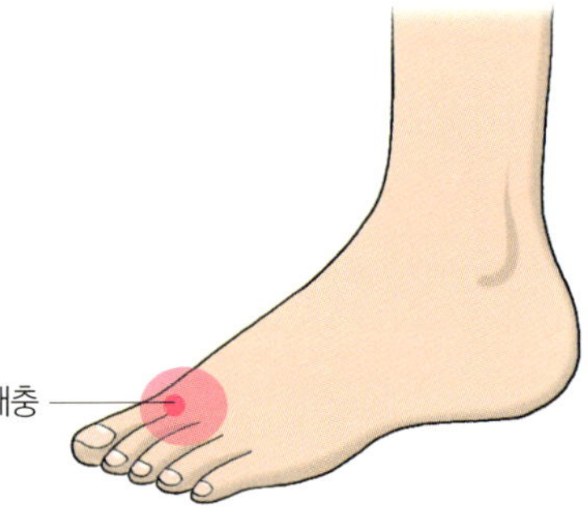
태충

2. 류마티스 관절염

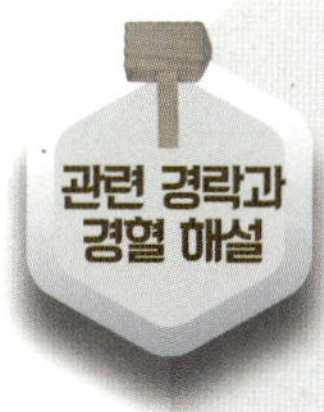

족태양방광경 : 신유, 기해수, 대장수, 관원수, 소장수, 방광수, 위중, 곤륜
족소양담경 : 거료, 환도, 양릉천, 현종
족양명위경 : 족삼리
족태음비경 : 혈해
경외기혈 : 슬안
독맥 : 요양관

신유, 기해수, 대장수, 소장수, 관원수혈은 기를 보충하고 어혈을 풀어주는 지통작용이 있다. 요양관혈은 신장을 보하고 뼈를 튼튼하게 하며 족삼리혈은 비장을 튼튼하게 하고 위에 도움을 주며 근골에 영양을 준다.

슬안혈은 근맥을 편안하게 하고 부기를 없앤다. 혈해혈은 경락을 소통시키며 혈액순환을 개선시키고 지통한다.

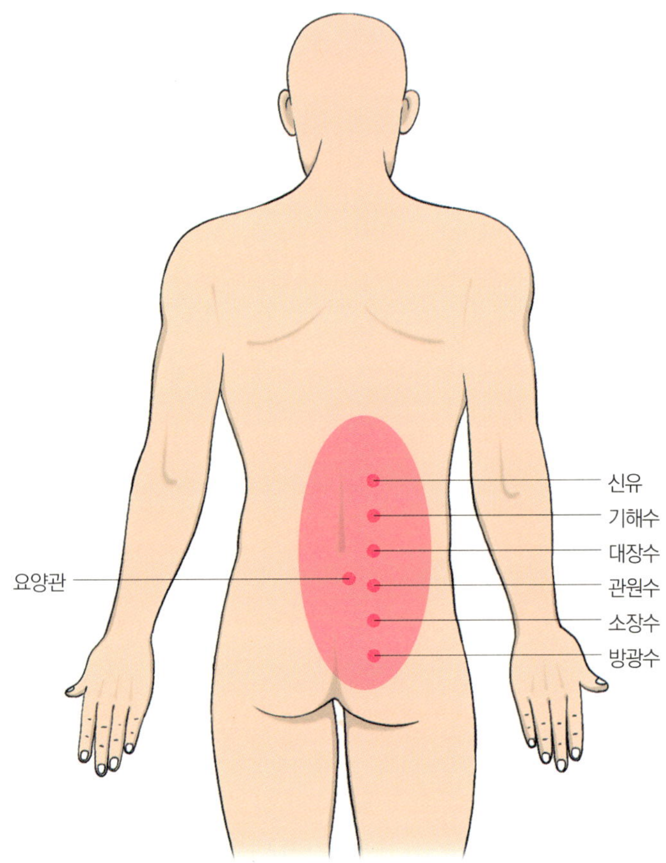
신유
기해수
대장수
관원수
소장수
방광수
요양관

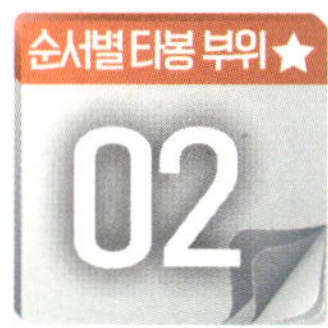

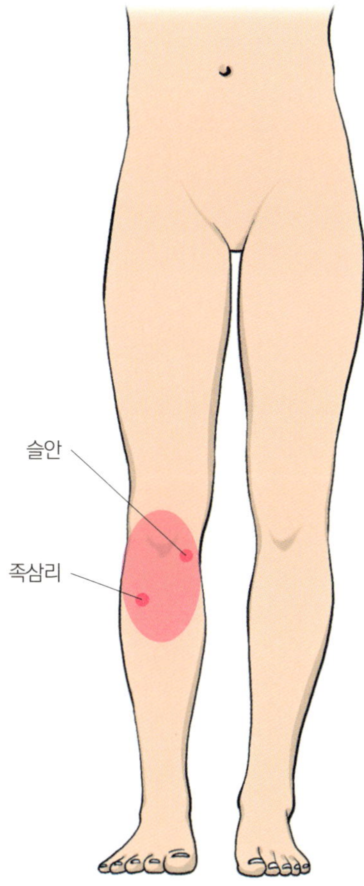
슬안
족삼리

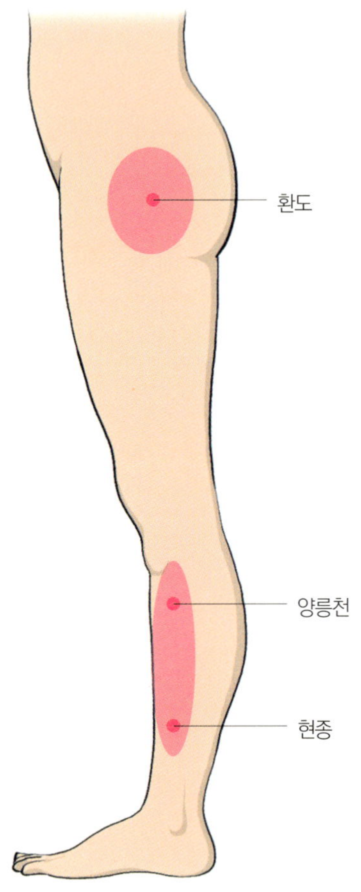
환도
양릉천
현종

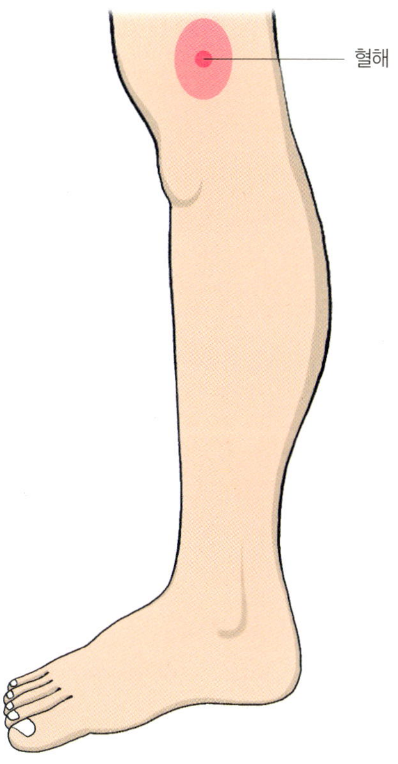
혈해

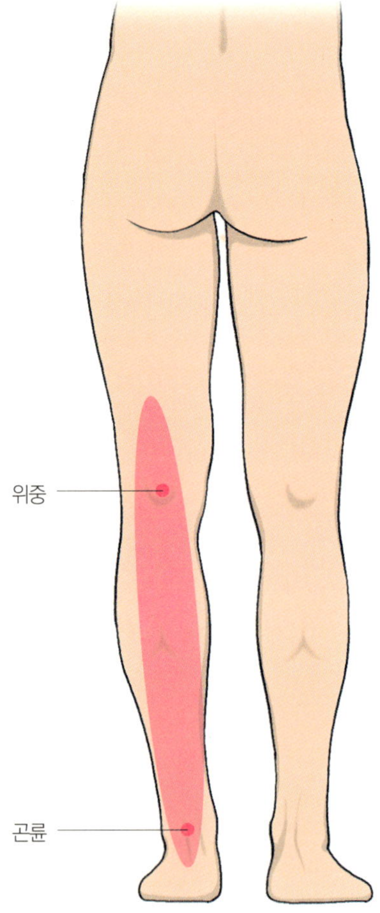
위중
곤륜

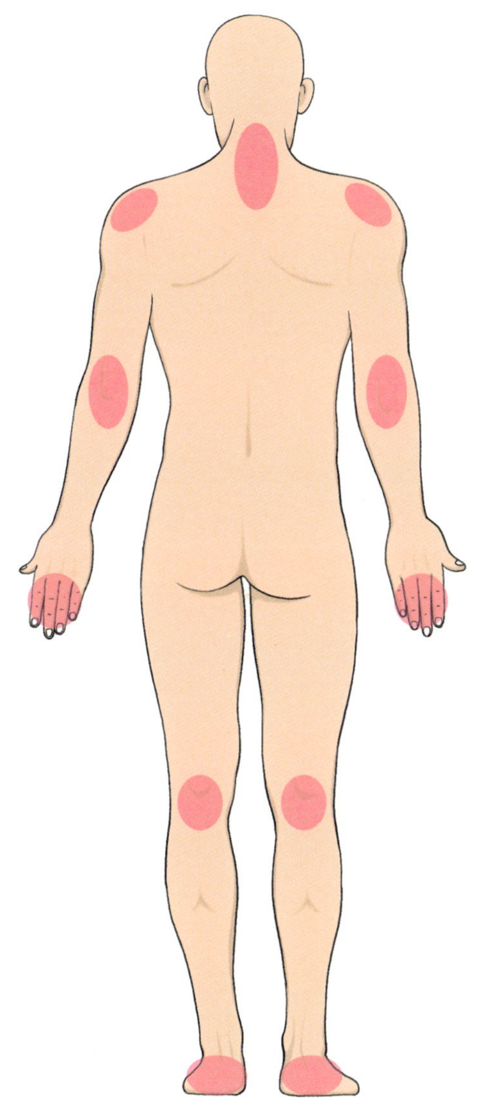

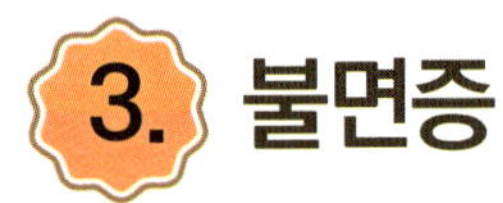

3. 불면증

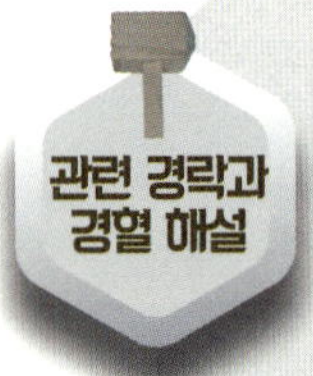

독맥 : 백회, 신주
족양명위경 : 족삼리
족소양담경 : 풍지, 견정
족궐음간경 : 행간

　백회, 신주혈은 청혈해독하여 마음과 정신을 안정시키고 풍지, 견정혈은 간, 담의 기를 조절하여 정신과 의지를 안정시키킨다. 족삼리, 행간혈은 비장과 위의 기를 온화시키고 우울증을 해소하고 화를 내리게 하여 불면증 치유를 돕는다.

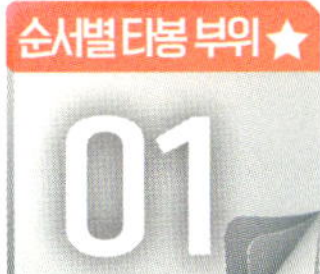

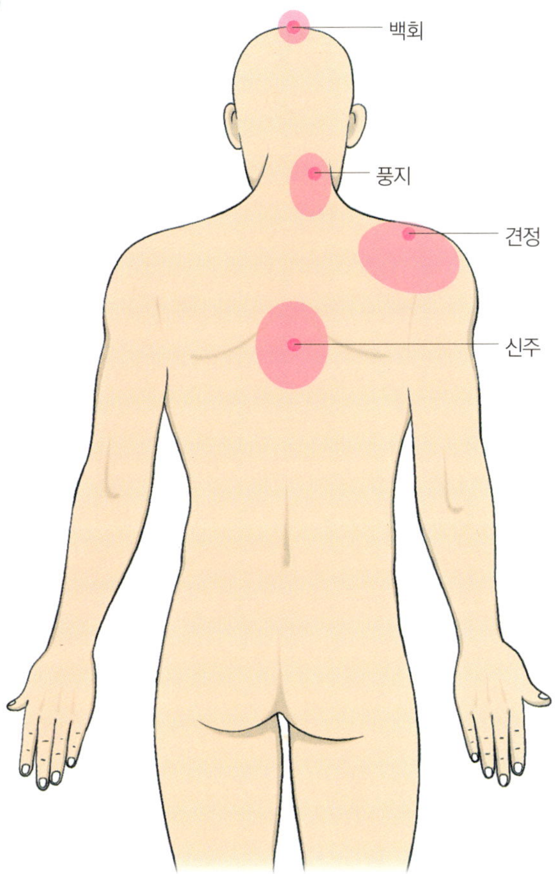

백회
풍지
견정
신주

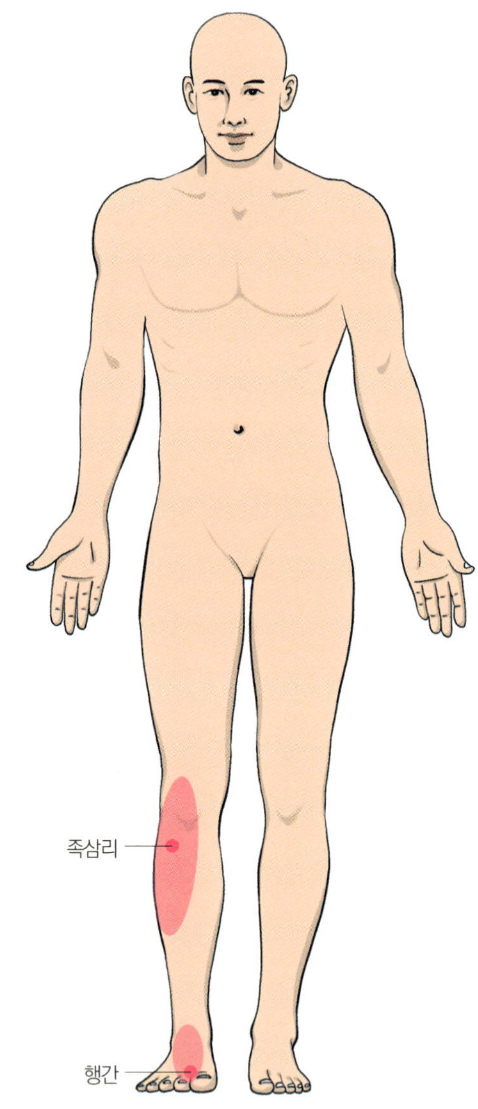

족삼리
행간

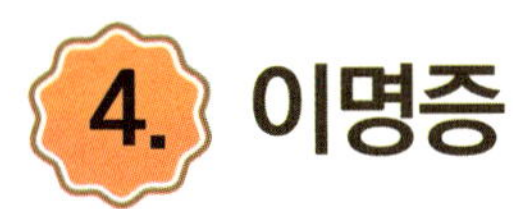

4. 이명증

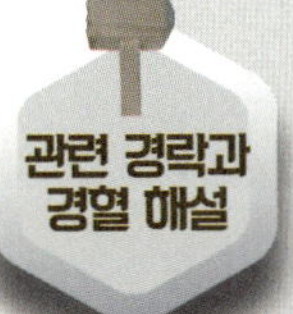

수태양소장경 : 청궁

수소양삼초경 : 이문, 예풍, 각손, 계맥

수소음심경 : 소해

족소양담경 : 교음, 청회

족소음신경 : 태계

족궐음간경 : 태충

청궁, 이문, 예풍, 교음, 청회, 계맥혈은 수족소양경의 기를 소통하여 닫힌 것을 열게 하는 기능이 있다.

태계혈은 신장에 도움을 주어 음을 양육하며 소해혈은 마음과 정신을 안정시키고 태충혈은 간장과 담낭의 화를 내린다.

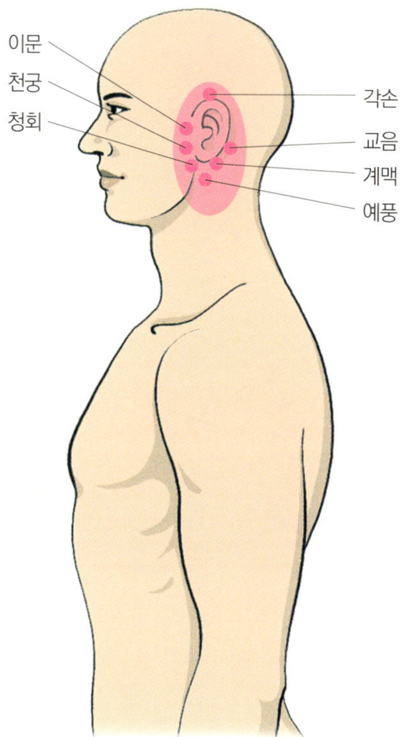

* 약하게 타봉한다.

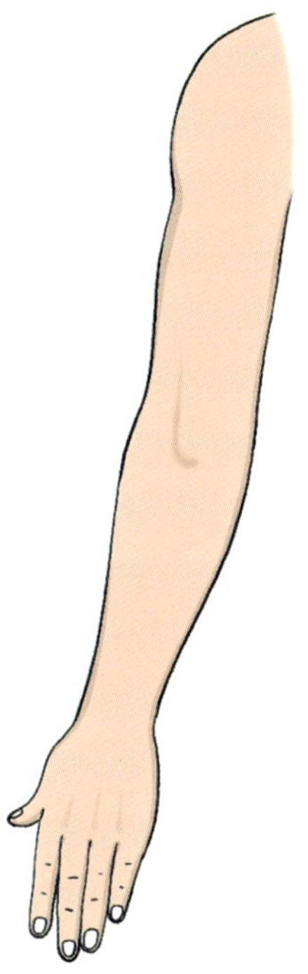

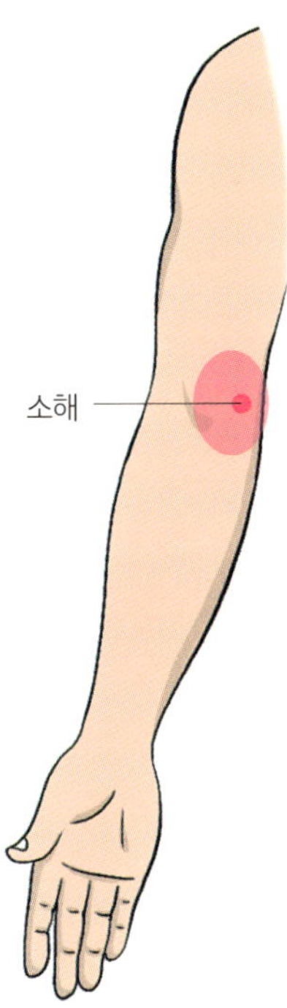
소해

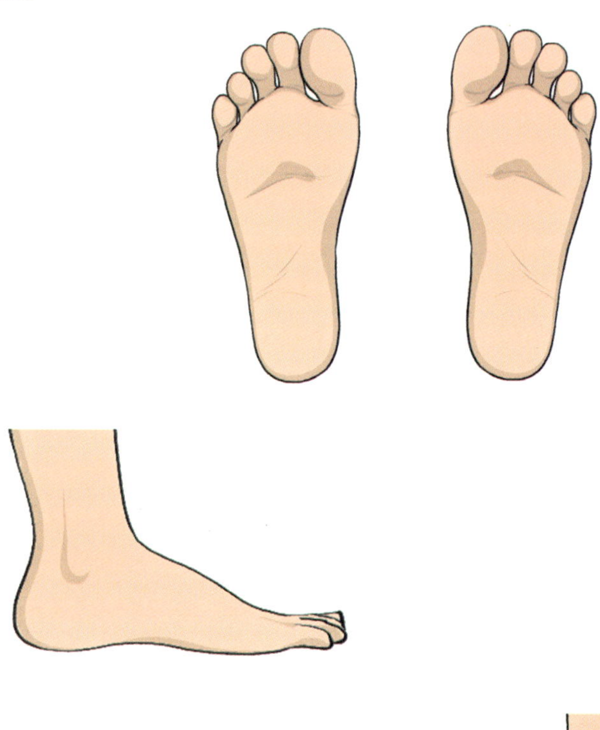
태계
태충

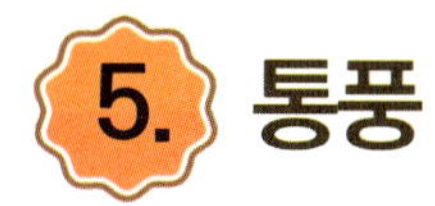

5. 통풍

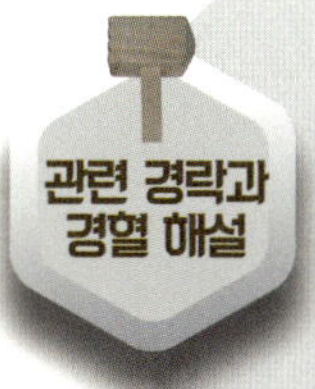

족태양방광경 : 풍문, 위유, 격유, 기해수

족태음비경 : 음릉천, 삼음교

수양명대장경 : 곡지

족소양담경 : 양릉천

독맥 : 대추

족양명위경 : 풍륭

풍문, 곡지혈은 열을 내리고 바람기를 없애며 경락을 소통한다. 양릉천혈은 근회로서 경락을 통하게 하고 관절을 원활하게 하는 기능이 있다.

위유, 음릉천혈은 비장을 튼튼하게 하고 위장을 도와 습을 제거하고 경락을 소통시킨다. 격유혈은 혈액순환을 원활하게 하고 영양공급에 도움을 주어 어혈을 풀어준다.

기해수혈은 기에 도움을 주어 경락을 소통시키며 풍륭혈은 담과 습을 제거한다.

순서별 타봉 부위 ★
01

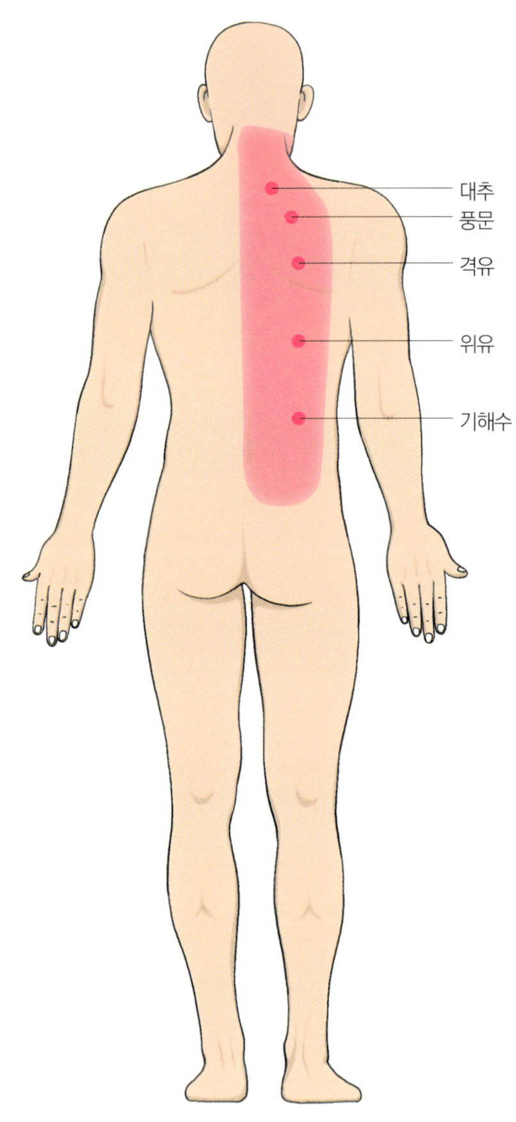

대추
풍문
격유
위유
기해수

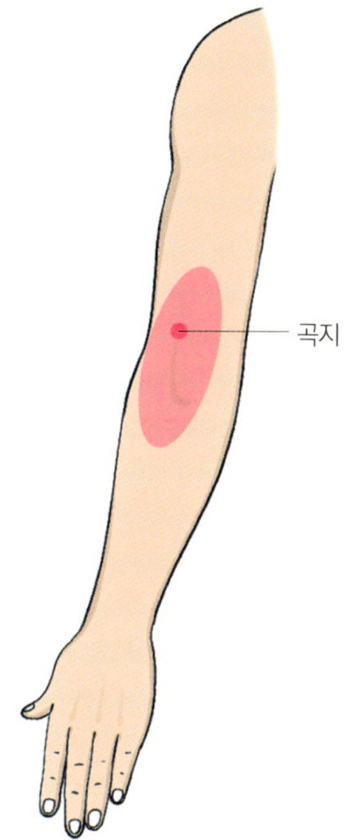
곡지

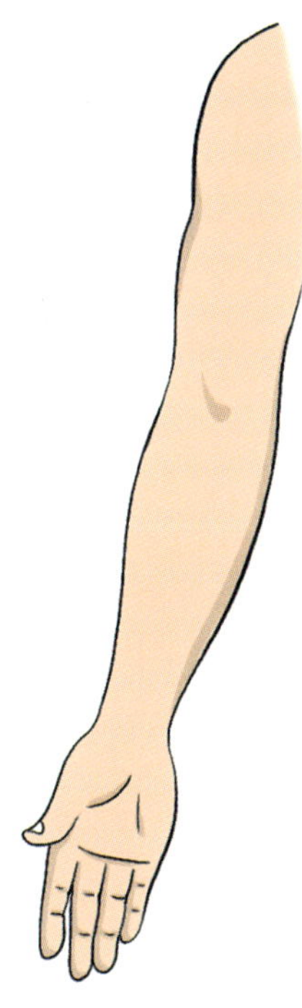

순서별 타봉 부위 ★
03

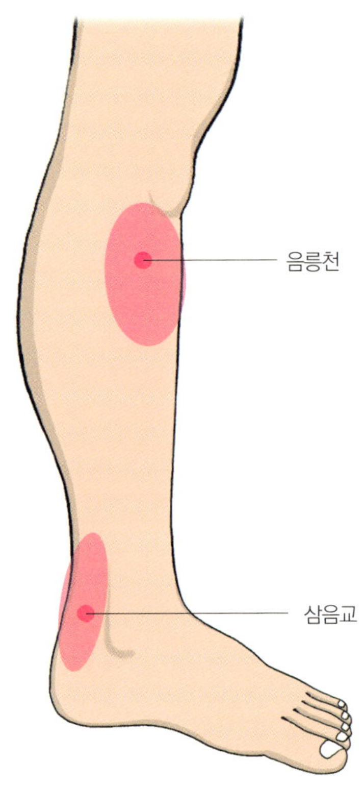
음릉천
삼음교

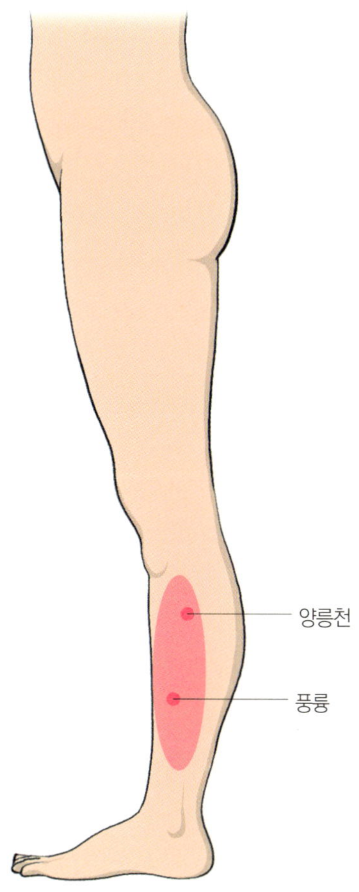

양릉천
풍륭

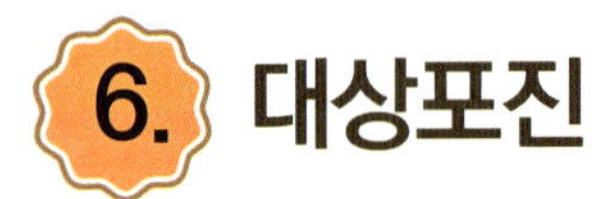

6. 대상포진

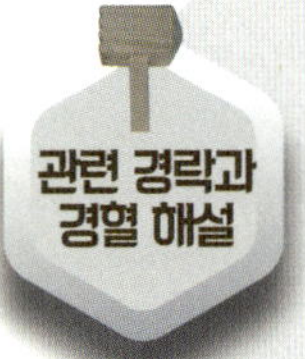

수양명대장경 : 곡지, 합곡
수소양삼초경 : 지구
족태음비경 : 혈해, 삼음교
족궐음간경 : 태충
족소양담경 : 양릉천

　곡지, 합곡혈은 풍을 제거하고 열을 내리며 경락소통, 지통하기에 상지와 흉부의 통증에 사용한다. 지구, 양릉천혈은 기의 운행을 돕고 어혈은 풀며 가슴, 옆구리 신경통증을 해소한다.

　태충혈은 간장을 편안하게 하고 혈을 순리롭게 하며 경락을 소통시킨다.

　삼음교, 혈해혈은 비장을 튼튼하게 하여 습을 제거하고 청열하며 하지질환에 많이 사용한다.

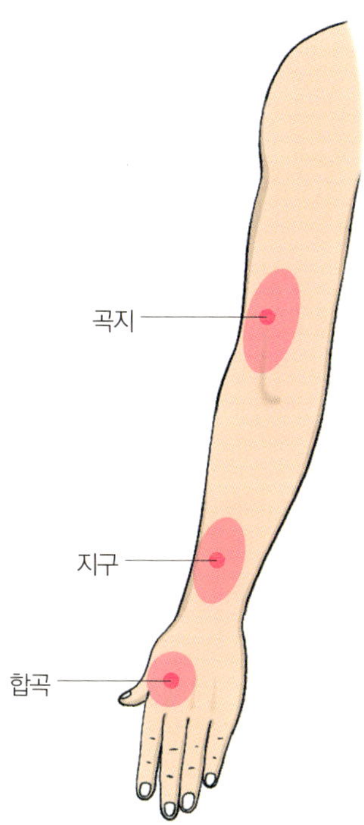

곡지
지구
합곡

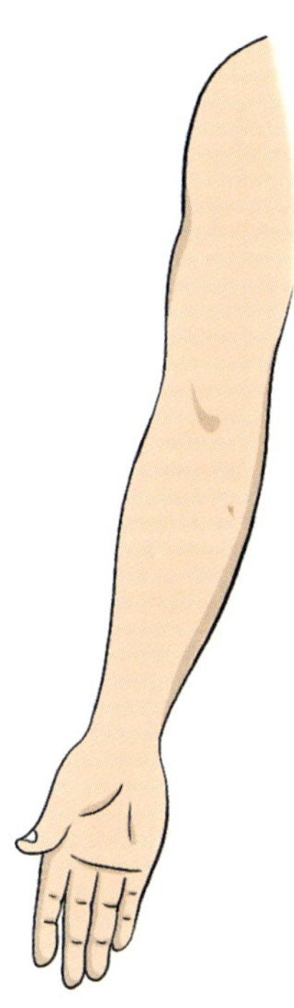

순서별 타봉 부위 ★
02

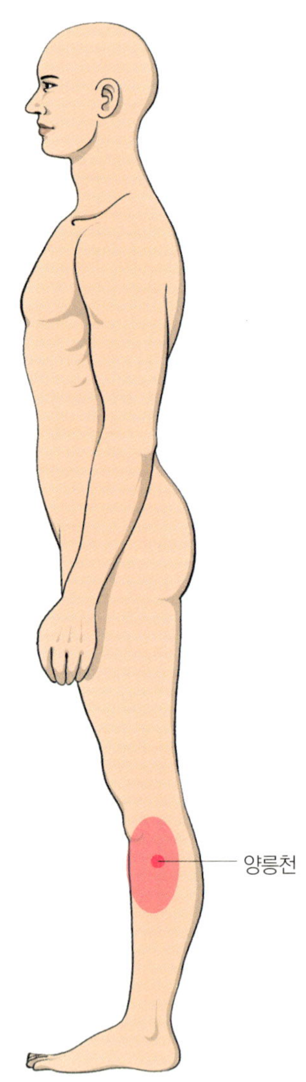
양릉천

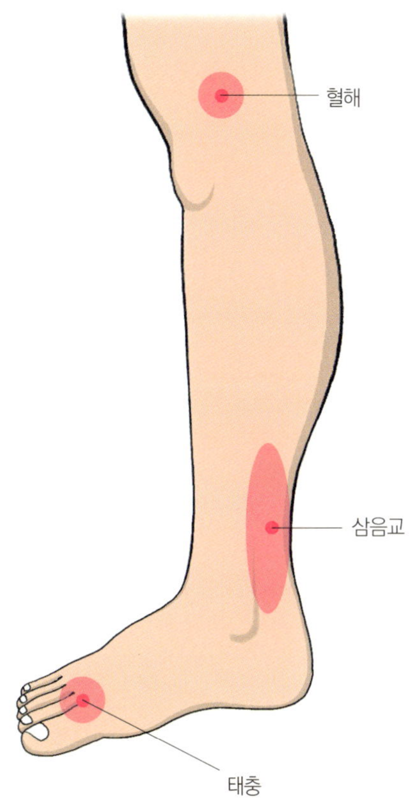
혈해
삼음교
태충

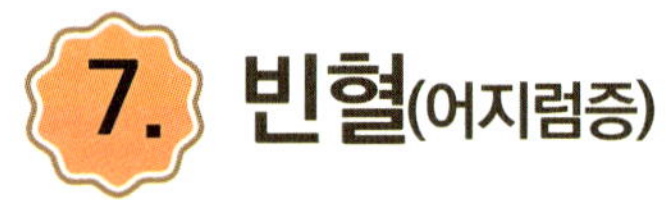

7. 빈혈(어지럼증)

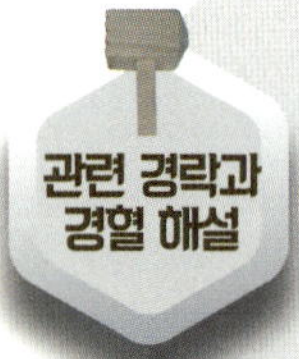

독맥 : 백회

족태양방광경 : 천주

족소음신경 : 용천

족소양담경 : 풍지, 협계

족태음비경 : 삼음교, 혈해

족양명위경 : 족삼리

백회혈은 모든 양경이 모인 곳이고 용천혈은 막힌 구멍을 열고 뇌를 깨우치며 심장, 신장을 구제한다.

족삼리, 삼음교혈은 비장을 튼튼하게 하고 위를 따뜻하게 하며 간장을 보하고 신장을 유익하게 한다. 천주, 풍지, 협계혈은 머리가 어지러운 현기증을 치료한다.

순서별 타봉 부위 ★
01

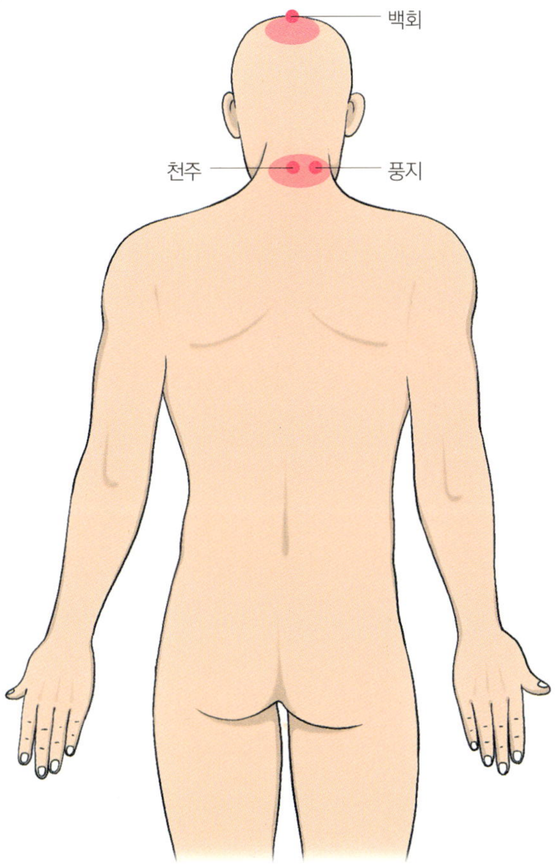
백회
천주
풍지

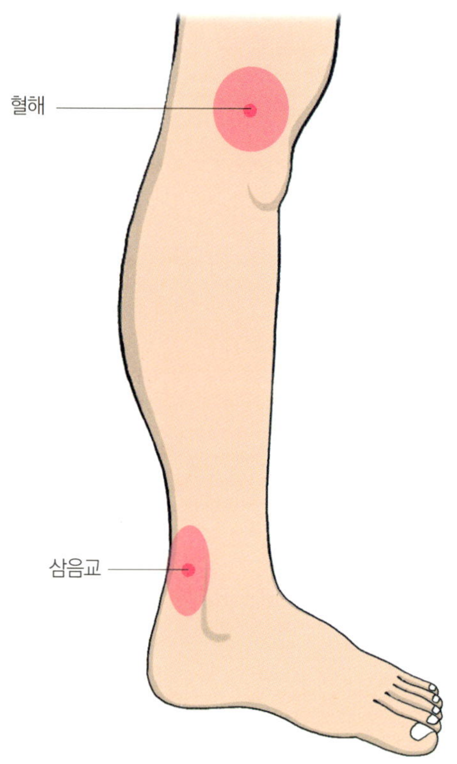

혈해
삼음교

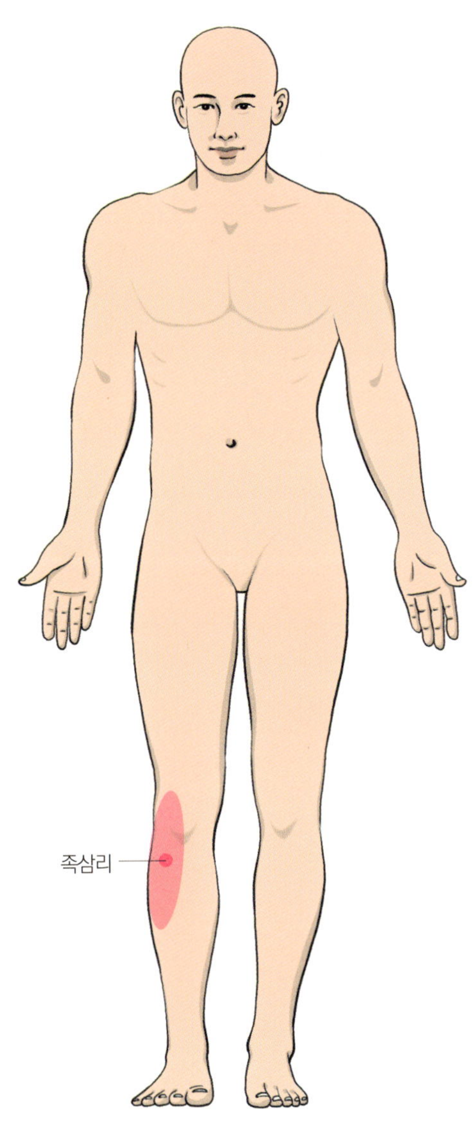

족삼리

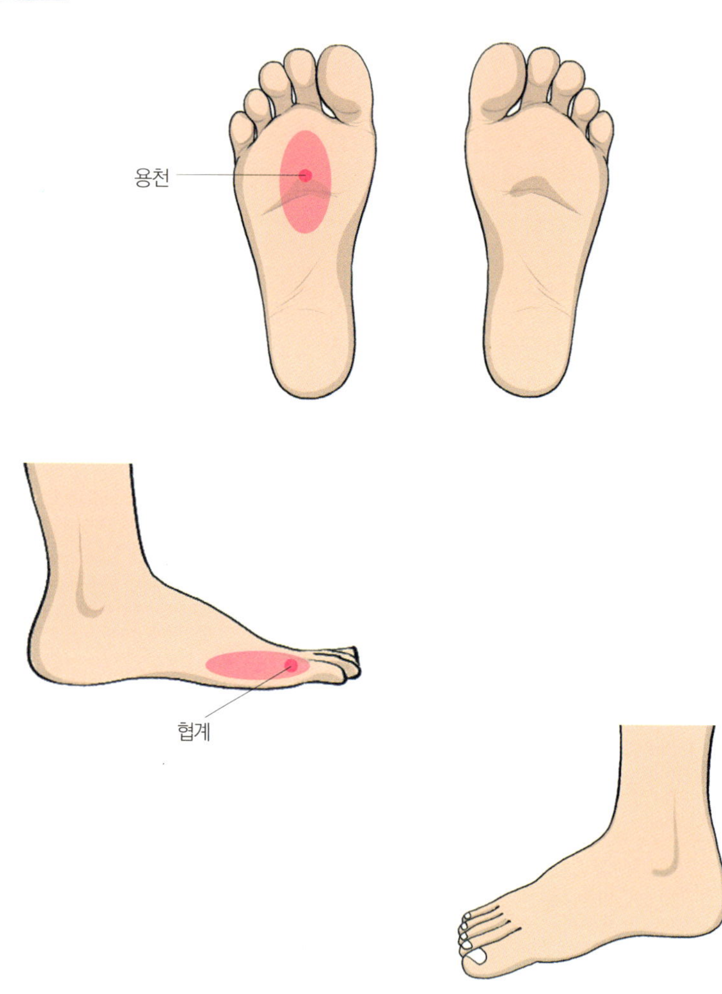
용천
협계

8. 발기불능/조루

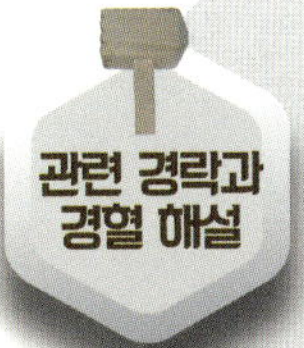

독맥 : 명문

족소음신경 : 태계

임맥 : 중완, 관원, 중극, 기해

족양명위경 : 족삼리

족태양방광경 : 신유, 차료, 지실

족태음비경 : 삼음교

이 병은 신장의 기가 허약, 쇠퇴로 일어나기에 신유, 명문혈을 취하여 신장에 기를 불어넣는다.

관원혈은 원기의 혈로서 원기 보충을 하고 신장의 양기를 부추긴다. 태계혈은 음기를 재생하고 신장을 보하며 중완, 족삼리혈은 비장과 위의 활동을 도와 후천지본을 보충한다. 신유혈은 신장의 기를 불어넣고 지실혈은 신장을 도와 정자를 지킨다.

삼음교혈은 비장을 튼튼하게 하고 기의 흐름에 도움을 주며 태계혈은 신장의 수분관리를 돕는다. 족삼리혈은 재생과 활동을 돕고 중극혈은 하초의 습열을 내

리며 명문혈은 신장의 양기를 도와 하초 원기를 충실하게 한다. 기해혈은 하초의
음과 양을 보충한다.

순서별 타봉 부위 ★
01

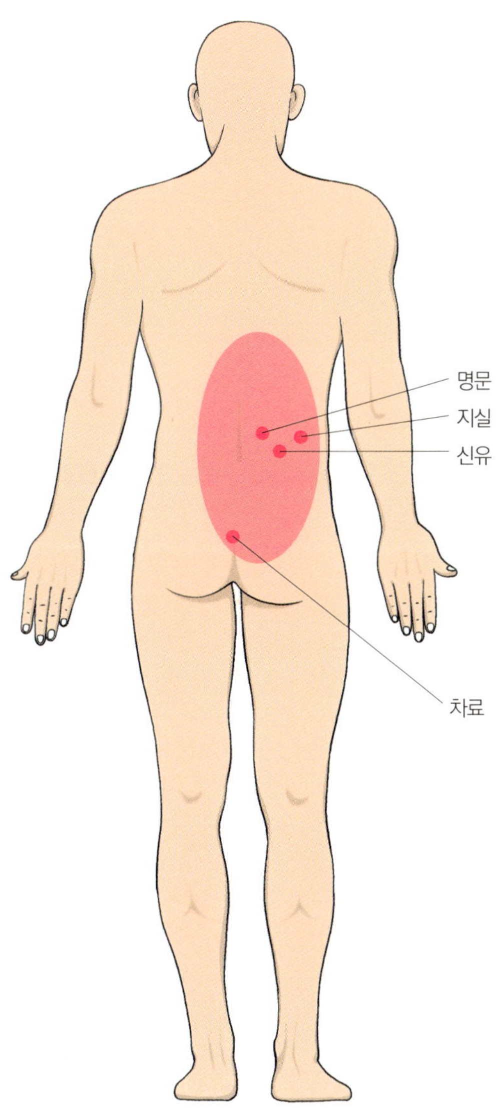

명문
지실
신유
차료

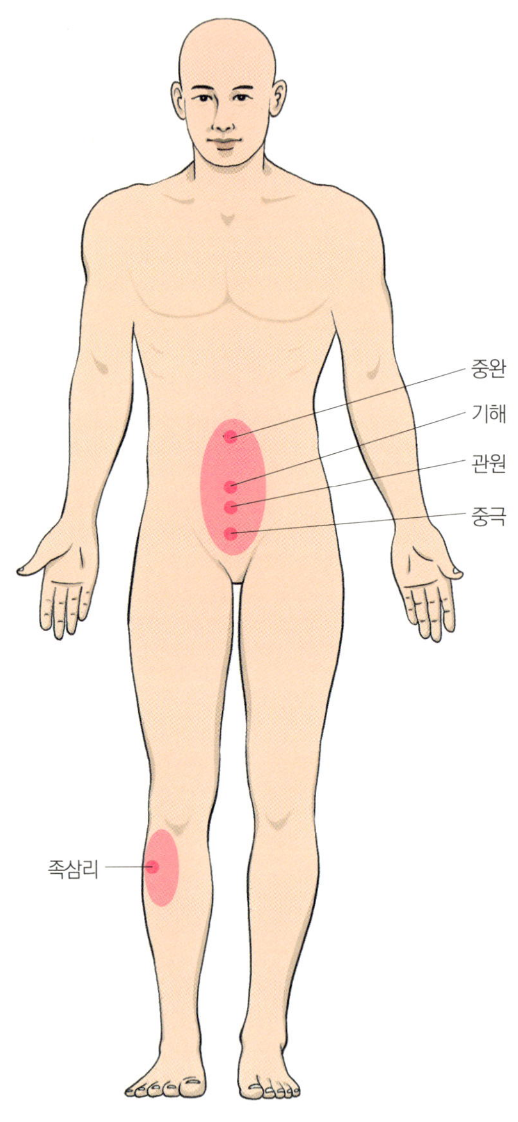

중완
기해
관원
중극
족삼리

순서별 타봉 부위 ★
03

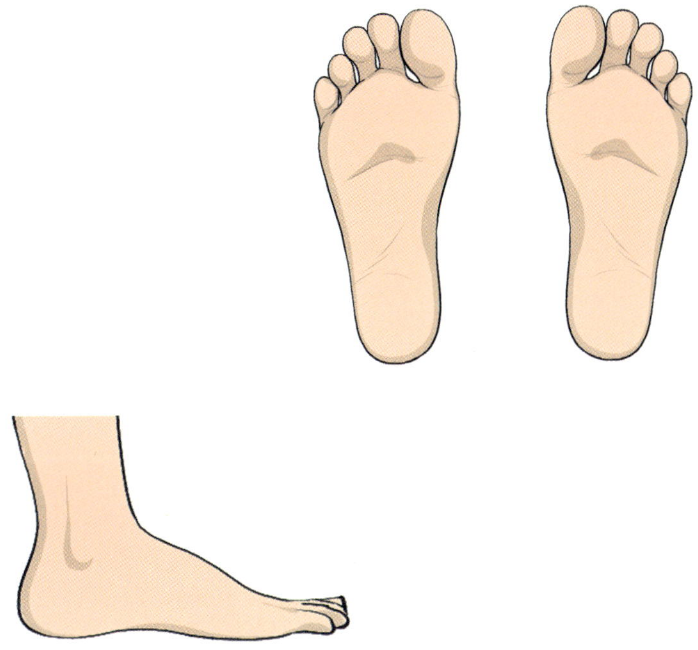

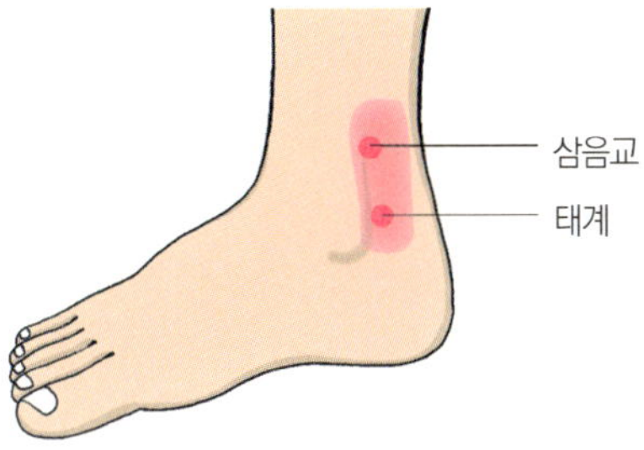
삼음교
태계

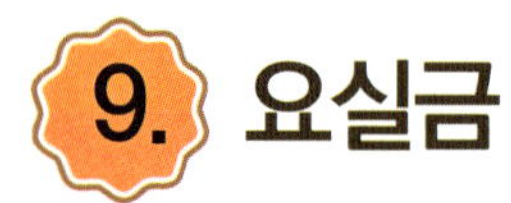

9. 요실금

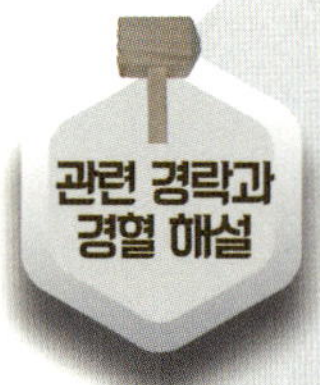

족태양방광경 : 신유

족궐음간경 : 곡천

수태음폐경 : 척택

족소음신경 : 대혁

임맥 : 관원, 중극

족태음비경 : 삼음교

신유혈은 신경에 기를 불어넣어 신장의 기를 떨치게 한다. 관원, 중극혈은 하초를 따뜻이 하고 방광의 기를 소통시키며 곡천혈은 간의 기를 소통시키고 지통한다. 삼음교혈은 비장의 기를 소통하게 한다.

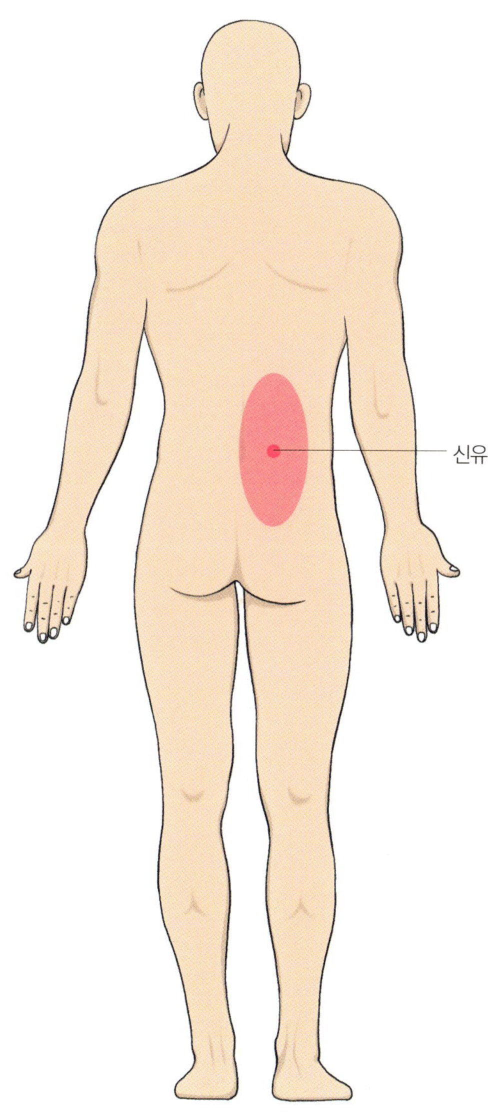

신유

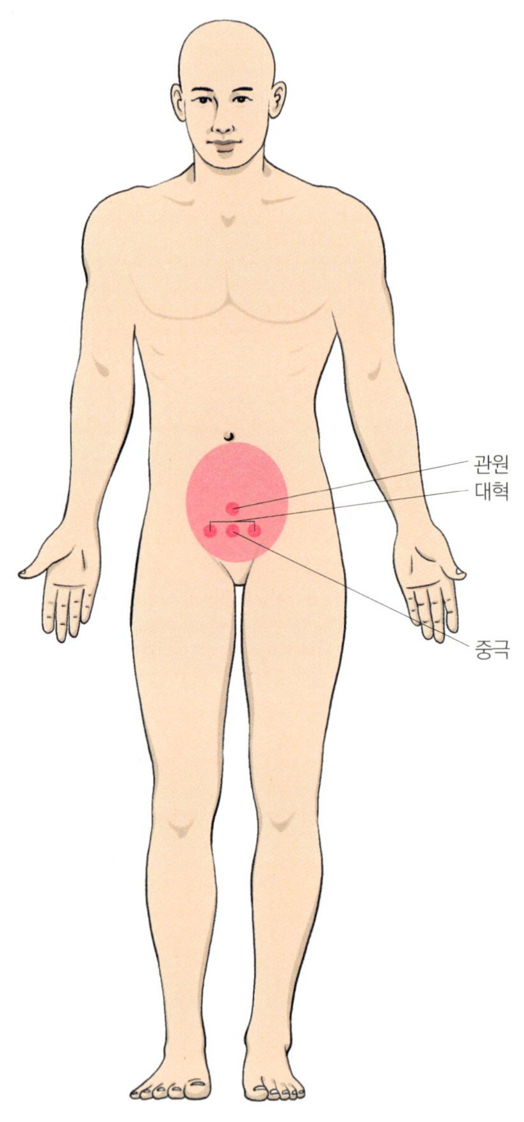

관원
대혁
중극

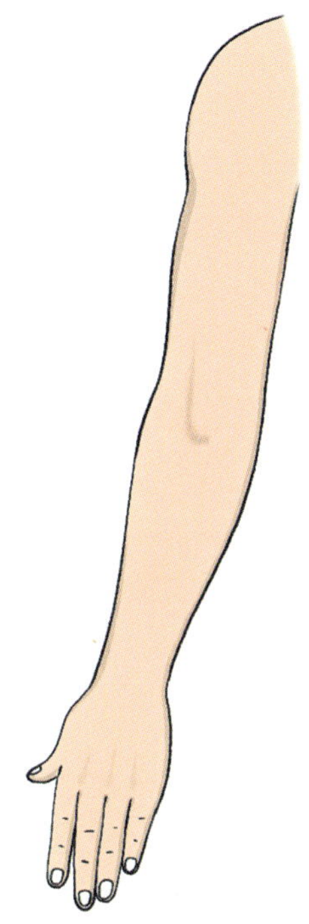

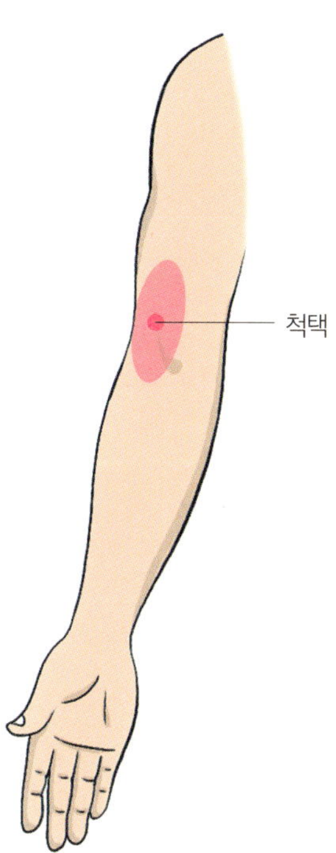
척택

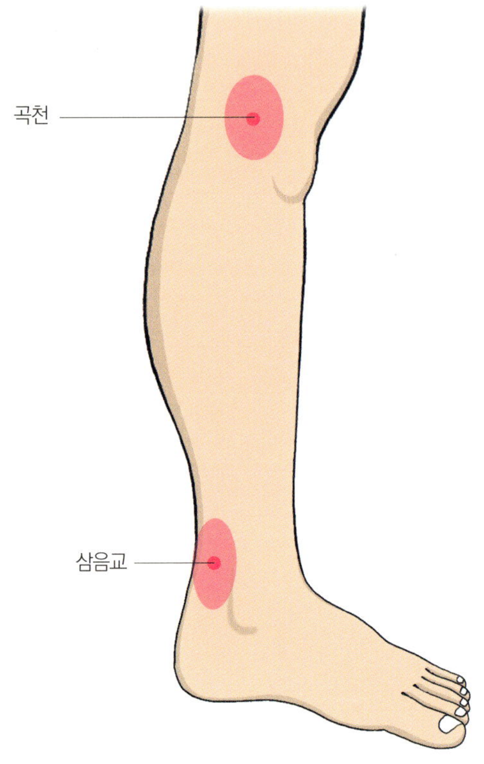
곡천
삼음교

10. 전립선염(급, 만성)

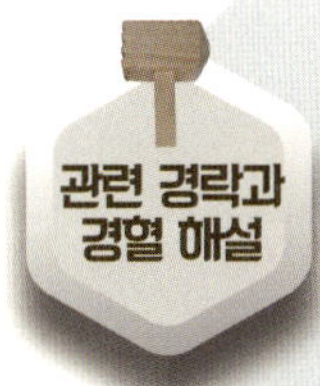

족태양방광경 : 방광수, 기해수, 신유, 지실
족태음비경 : 삼음교
족양명위경 : 족삼리
수태양소장경 : 후계
족궐음간경 : 행간, 곡천
임맥 : 중극, 회음, 기해, 관원
족태음비경 : 혈해
족소음신경 : 대혁

신유혈은 신장을 따뜻하게 하고 기를 보충하며 방광수, 기해수혈은 습기를 조절한다. 족삼리혈은 비장과 위장의 활동을 도와주고 삼음교혈은 비장을 튼튼하게 하고 소변을 통하게 한다.

행간혈은 간경의 열을 내리고 중극혈은 소변을 통하게 하며 회음혈은 열을 내리고 습기를 제거한다. 기해혈은 하초를 따뜻하게 하여 신장의 기를 보하고 소변을 통하게 한다.

중극, 관원혈은 하초의 기를 통하여 습열을 제거하고 지실, 곡천혈은 신장을
따뜻하게 하여 양기를 강하게 하고 방광을 통하게 하며 지통한다. 혈해혈은 청열
해독하며, 대혁혈은 신장을 보하여 소변을 통하게 하고 간장을 소통시켜 지통작
용을 한다.

순서별 타봉 부위 ★
01

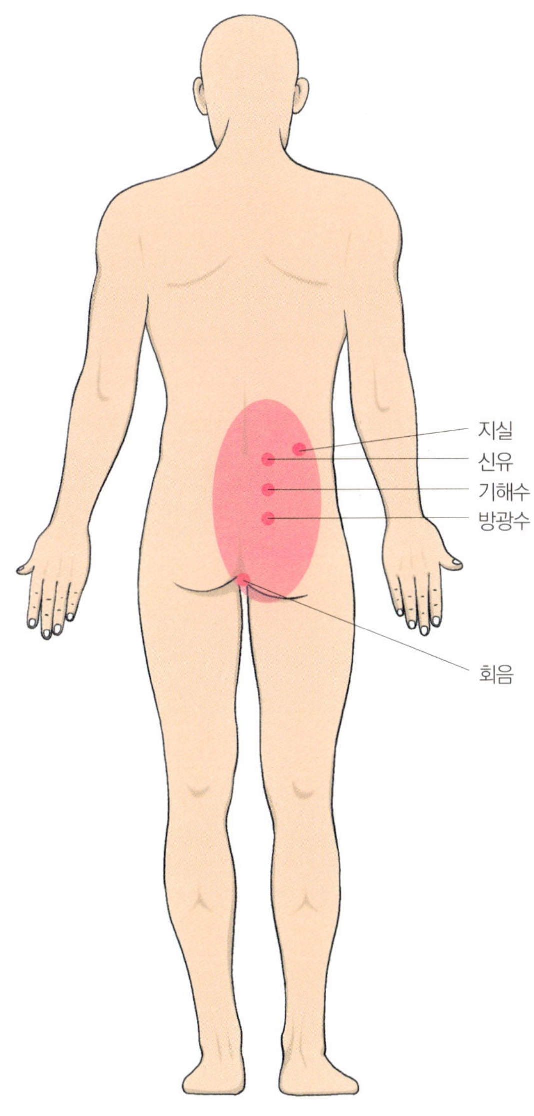
지실
신유
기해수
방광수
회음

순서별 타봉 부위 ★
02

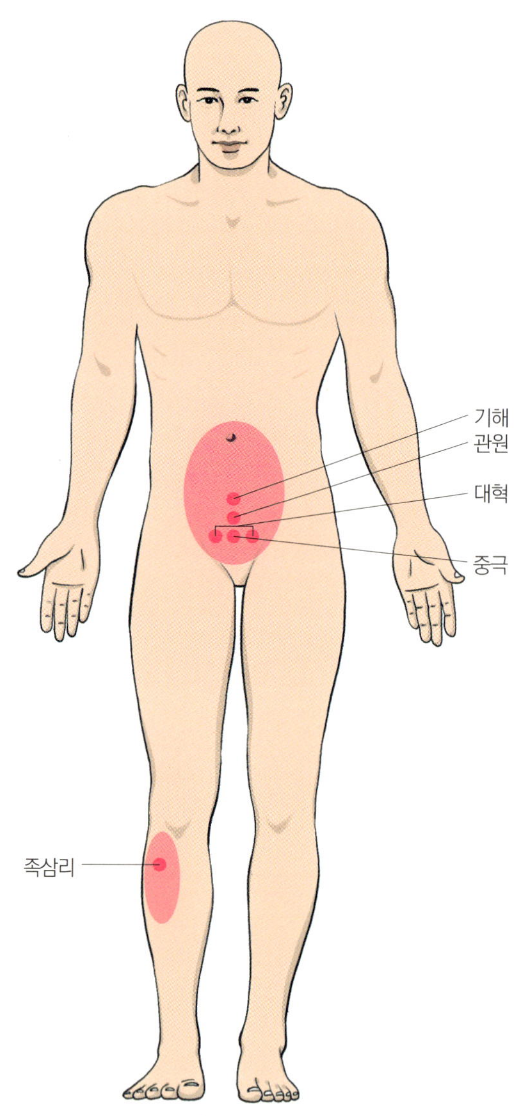
기해
관원
대혁
중극
족삼리

순서별 타봉 부위 ★
03

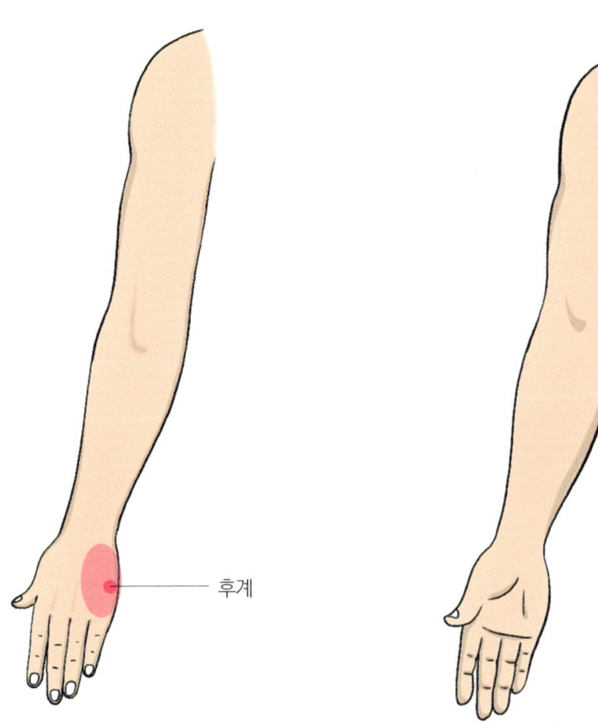
후계

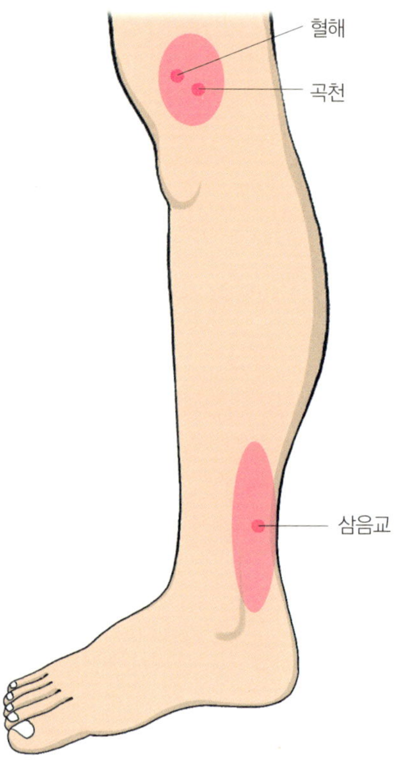

혈해
곡천
삼음교

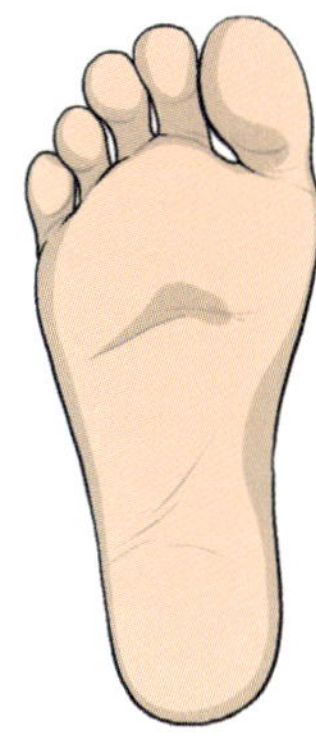

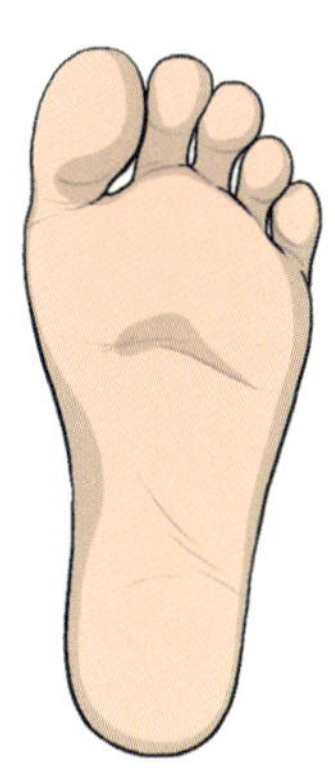

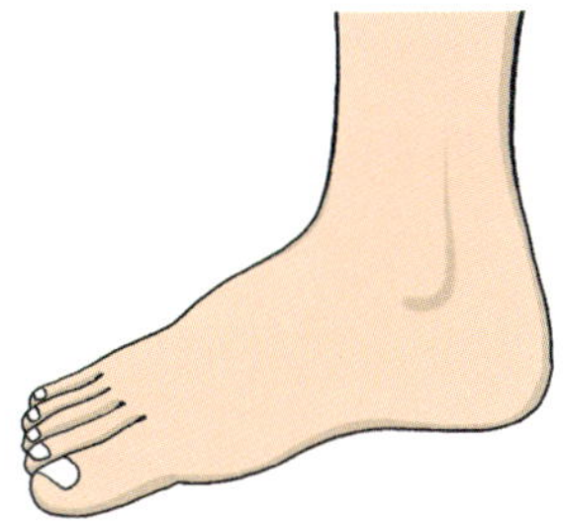

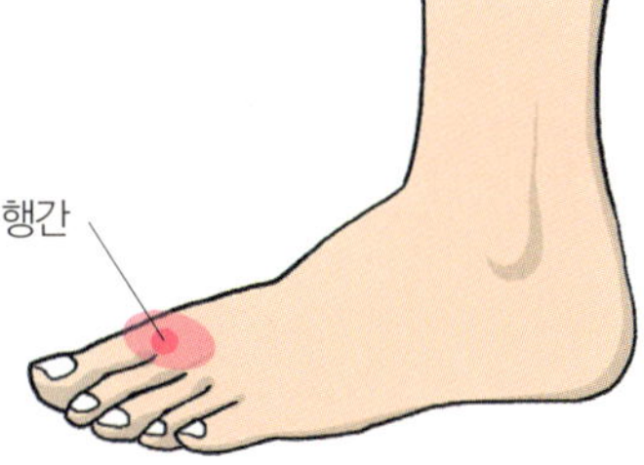
행간

11. 신우신염_(급, 만성 신염)

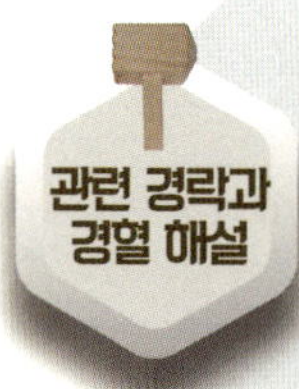

임맥 : 중완, 수분, 중극, 기해, 관원
족태음비경 : 음릉천, 삼음교
족태양방광경 : 신유, 삼초수, 황문, 비유, 방광수, 비양
족소음신경 : 복류, 태계, 수천
독맥 : 명문
족소양담경 : 풍지, 경문
수양명대장경 : 합곡, 곡지
수태음폐경 : 열결
족양명위경 : 족삼리

중완혈은 깨끗한 것을 올려 보내고 찌꺼기는 내려 보내며 위와 장의 기를 통하게 하고 따뜻하게 해준다. 중극, 삼음교혈은 하초의 기를 통하게 하여 소변을 통하게 하고 기해혈은 하초를 따뜻하게 하여 신장의 기를 보하며 삼초를 다스려 소변을 원활하게 한다.

태계혈은 신경의 원혈이며, 간장과 신장을 보하고 족삼리, 풍지혈과 배합하면 간에 열을 내린다. 곡지혈은 청혈 해독하여 비장을 튼튼히 하고 습기를 없앤다.

신유, 비유, 복류혈은 폐와 신장을 덥히고 음릉천혈은 비장을 튼튼하게 하고 수분관리를 하며 열결혈은 폐의 기를 도와 양기의 사기를 내리고 풍지혈과 배합하여 풍기를 제거한다.

관원혈은 하원을 보하여 신장의 기를 공고히 하며 수천혈은 간장, 신장을 보하여 경락소통을 돕는다. 삼초수혈은 수분과 장기를 조절한다. 수분혈은 사를 분리하고 음릉천, 삼음교혈과 배합하면 비장을 튼튼하게 하며 명문혈은 신장을 따뜻하게 하고 양기를 도우며 방광을 통하게 한다.

01

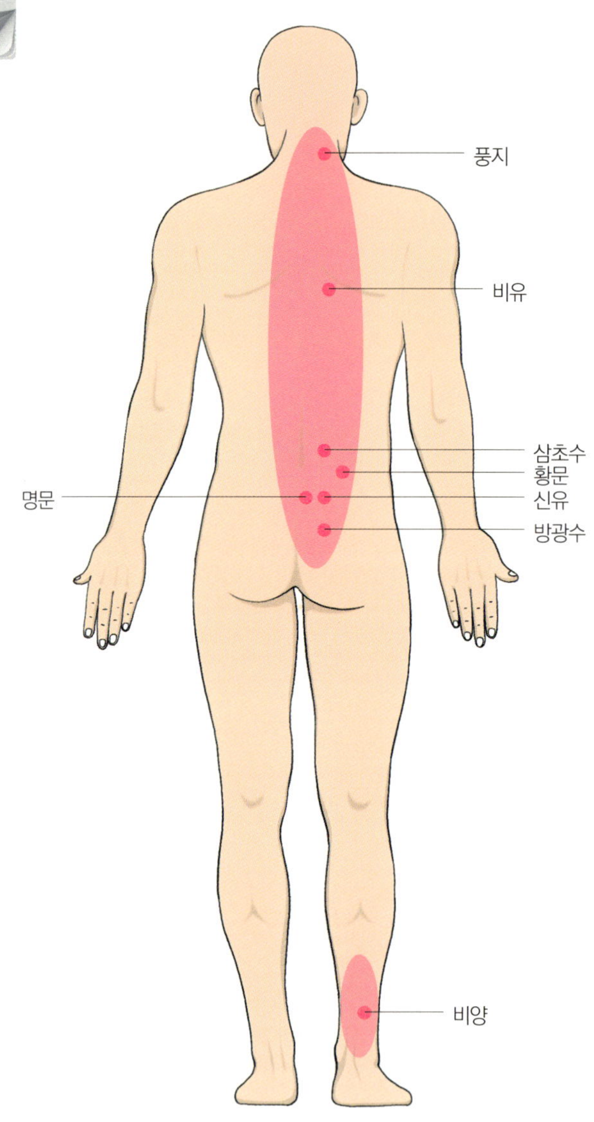

풍지
비유
삼초수
황문
명문
신유
방광수
비양

순서별 타봉 부위 ★
02

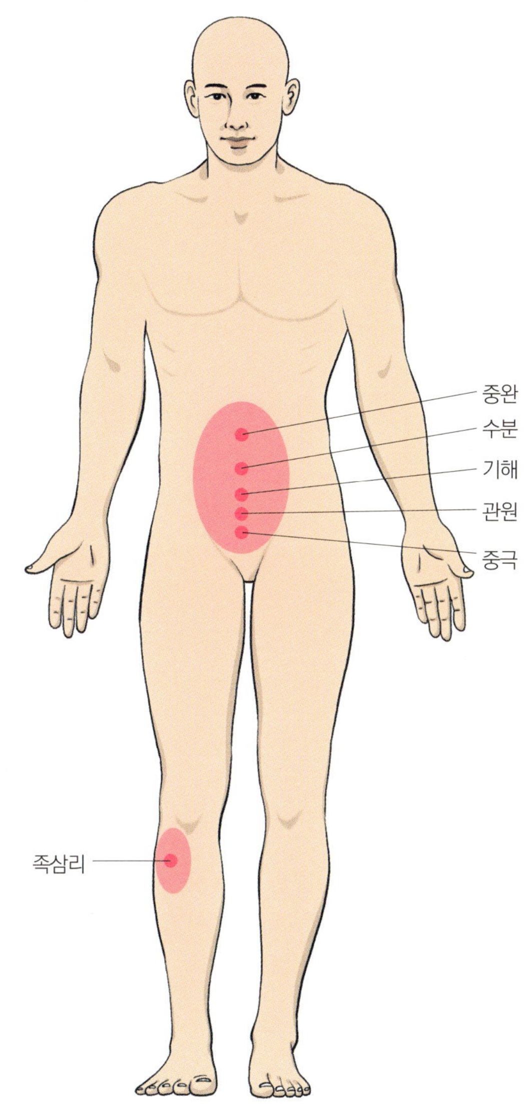

중완
수분
기해
관원
중극
족삼리

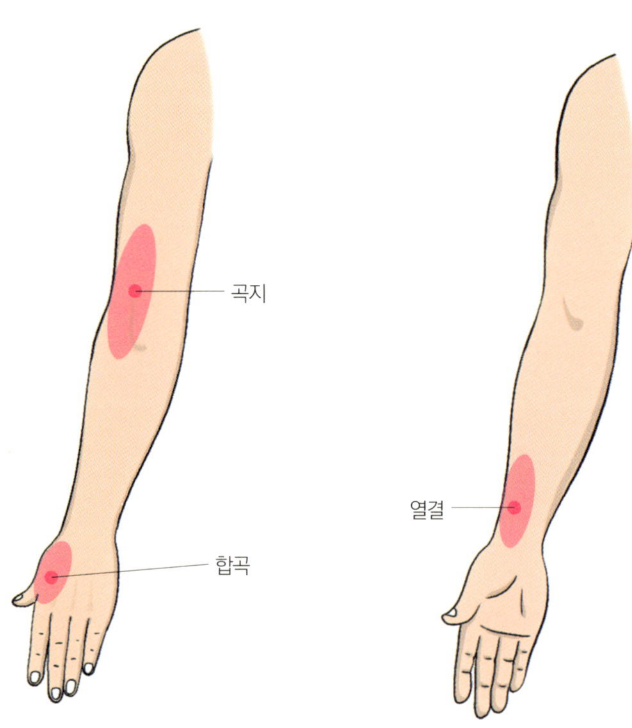
곡지
합곡
열결

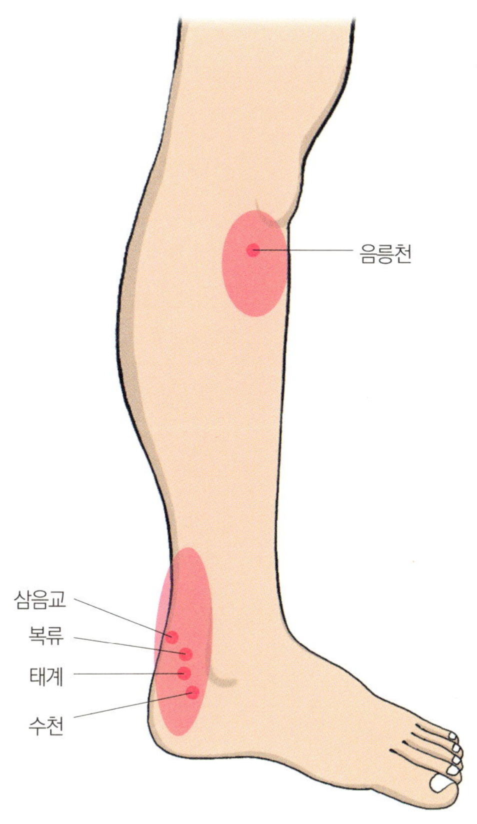
음릉천
삼음교
복류
태계
수천

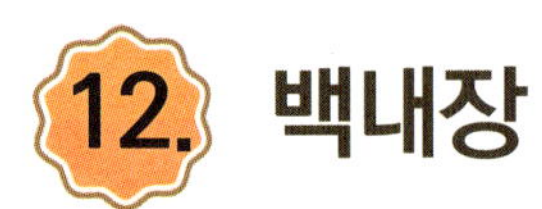

12. 백내장

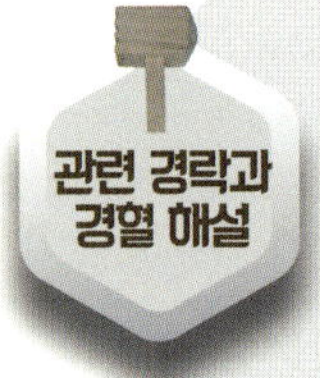

족소양담경 : 동자료, 풍지, 광명
수소양삼초경 : 예풍
족태양방광경 : 간유
족양명위경 : 족삼리

풍지혈은 안질환 치료의 주치혈로서 안 계통 소통을 유도하여 혈의 운행을 돕고 어혈을 풀어준다.

동자료혈은 눈 주변의 막히고 정체된 기를 소통시키고 광명혈은 간장과 담낭의 기혈을 소통시켜 눈을 맑게 하는 주치혈이다.

간유혈은 간장과 신장에 영양을 공급하고 족삼리혈은 비장을 튼튼히 하고 위장을 따뜻이 하여 기와 혈의 재생을 돕는다.

순서별 타봉 부위 ★
01

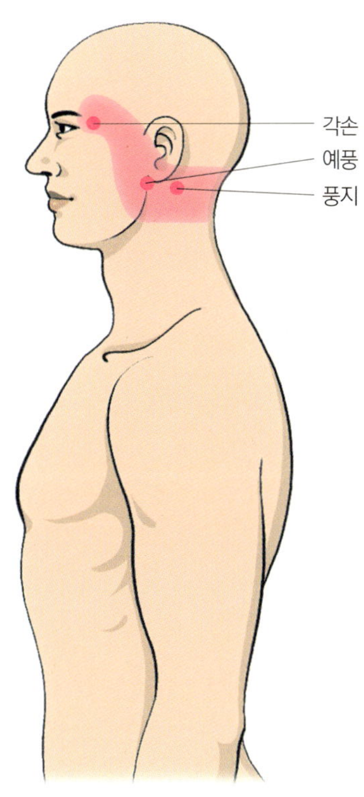

각손
예풍
풍지

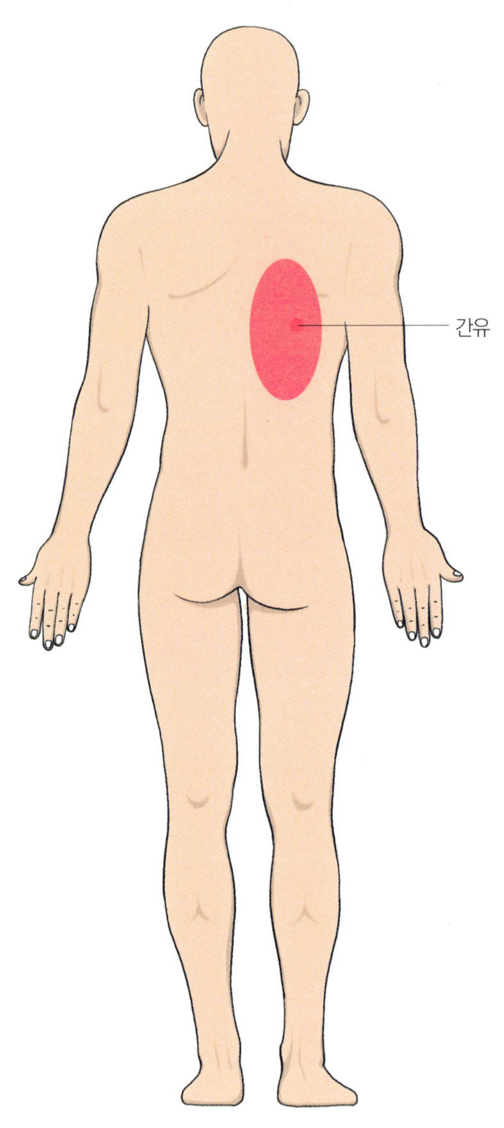
간유

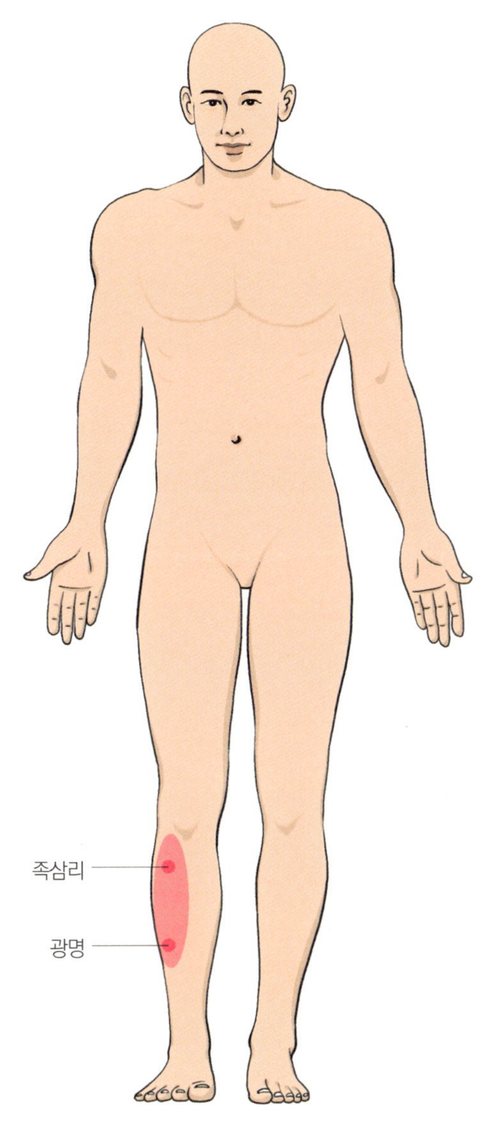

족삼리
광명

13. 시신경위축(시력장애)

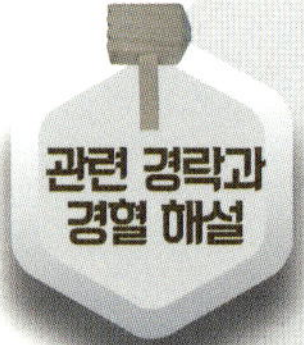

족태양방광경 : 정명, 찬죽
족양명위경 : 승읍
경외기혈 : 구후, 태양
족소양담경 : 풍지, 동자료
수양명대장경 : 합곡
수궐음심포경 : 내관

구후, 태양혈은 경외기혈로서 기에 도움을 주어 눈을 맑게 하고 풍지, 동자료혈은 눈 주변의 기를 소통한다.

내관혈은 기를 순조롭게 하고 혈의 순환을 도우며, 합곡혈은 두면부 안질환의 주치혈이다. 정명, 찬죽혈은 눈계통의 기를 소통하고 승읍혈은 눈을 맑게 해주는 주치혈이다.

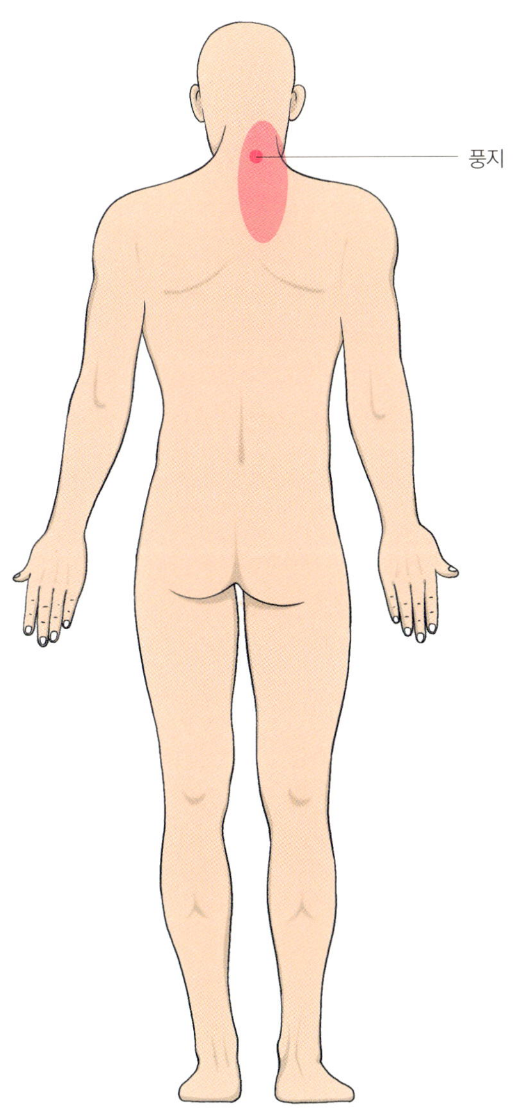
풍지

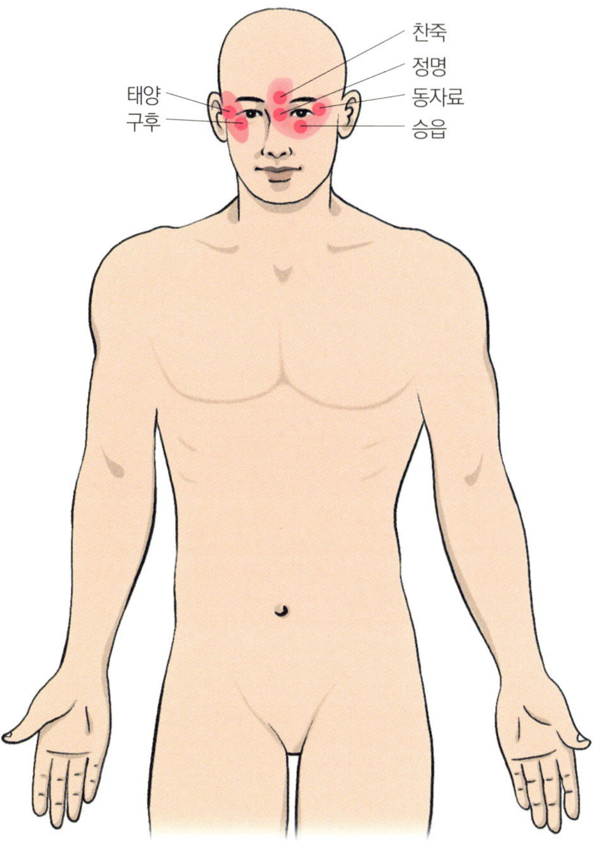
찬죽
정명
태양
동자료
구후
승읍

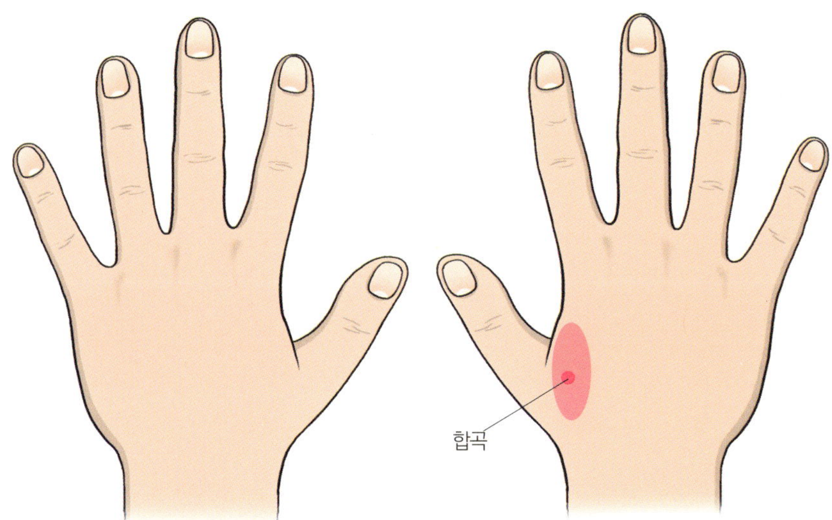
합곡

순서별 타봉 부위 ★
04

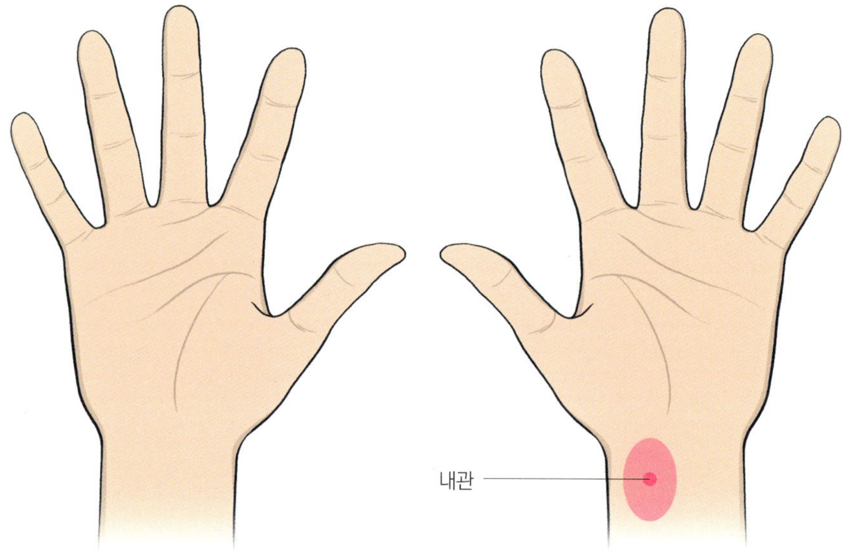
내관

14. 찬바람 후 눈물날 때

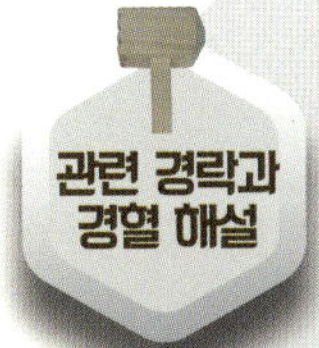

독맥 : 신정

방광경 : 정명, 찬죽, 간유, 신유

위경 : 승읍

담경 : 풍지, 족임읍, 양백

대장경 : 합곡

간경 : 태충

소장경 : 양로

정명, 찬죽혈은 눈 주변의 기혈을 소통시키며 간유, 신유혈은 혈을 맑게 하고 혈액재생에 도움을 준다.

신정혈은 눈물 흘릴 때의 주치혈이다. 족양명경의 승읍혈은 비장과 위의 습열을 제거하고 합곡, 태충혈은 기와 혈을 조정하여 눈을 보양한다.

풍지, 양백혈은 눈 주변의 경락을 소통하고 뇌를 깨끗하게 하며 눈을 맑게 한다. 특히 양로혈은 열을 내리게 하고 습을 제거하여 경락을 소통시키고 눈을 맑게 하는 효능이 있다.

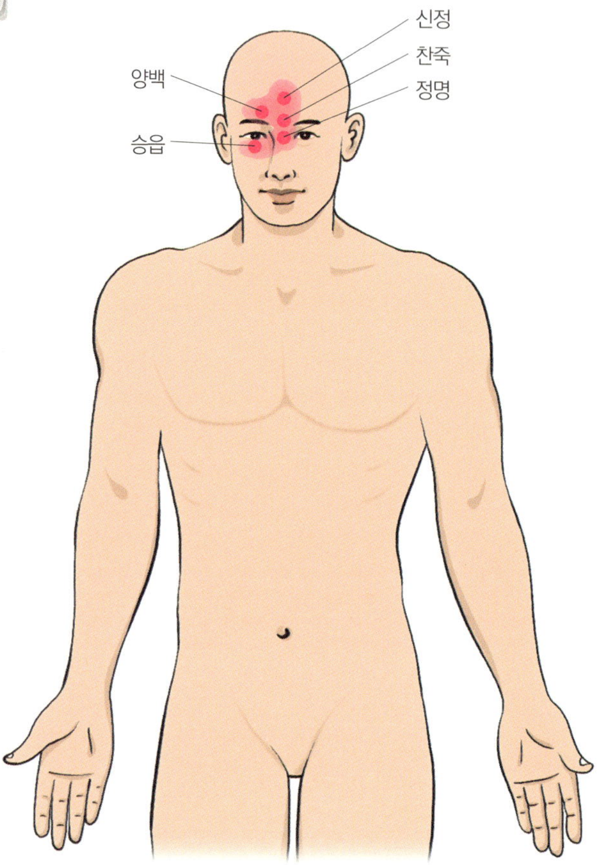
양백
승읍
신정
찬죽
정명

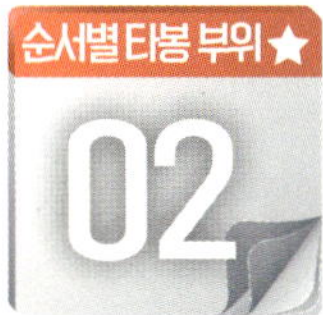

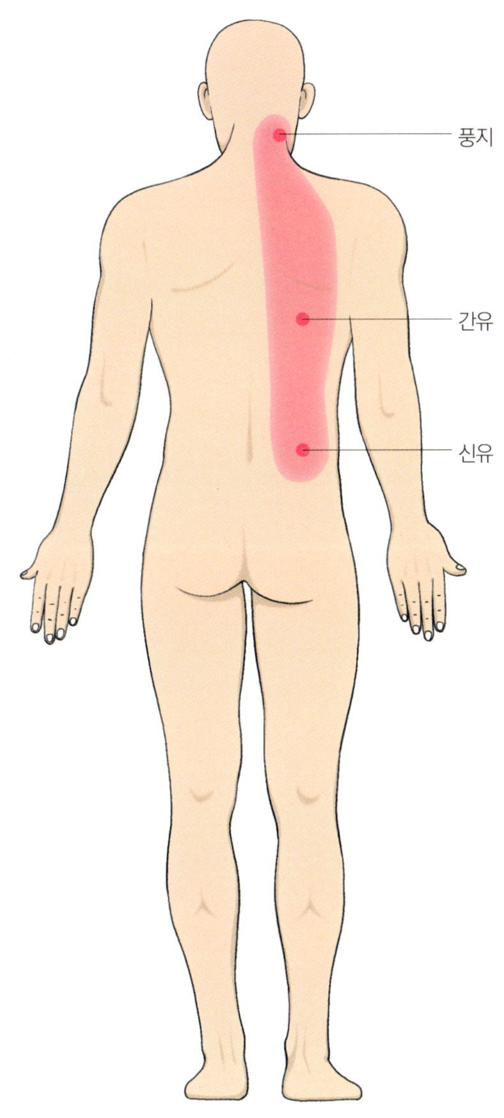
풍지
간유
신유

순서별 타봉 부위 ★
03

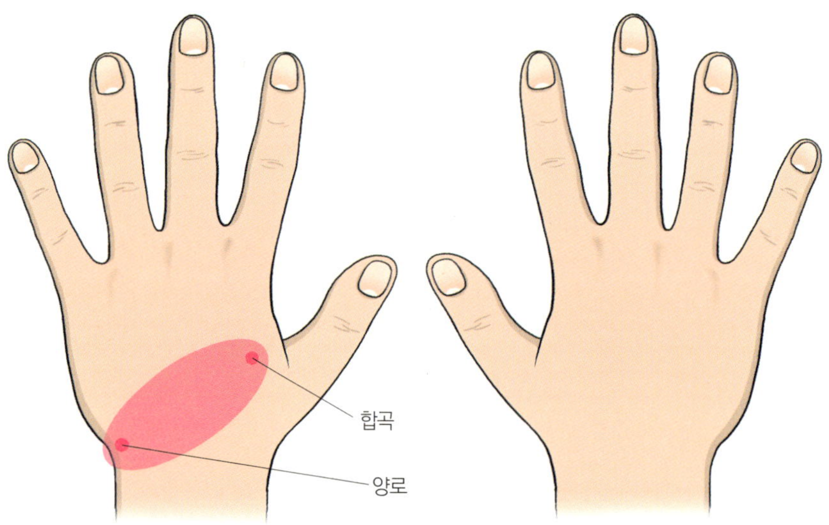
합곡
양로

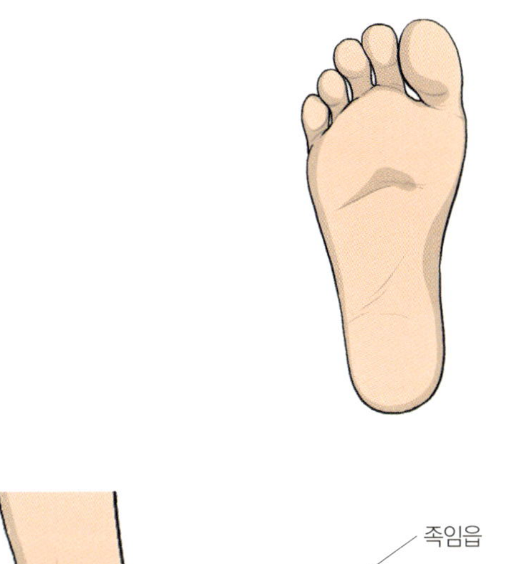
족임읍

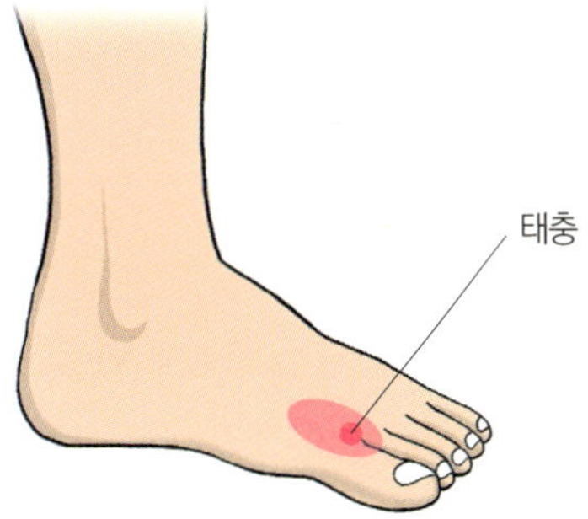
태충

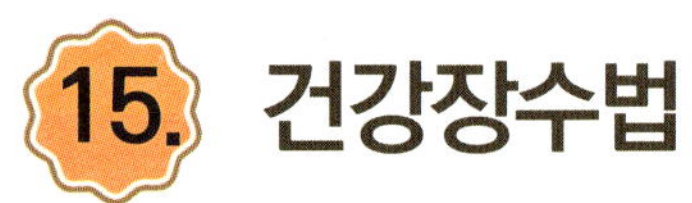

15. 건강장수법

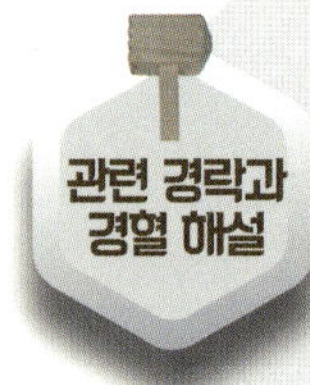

임맥 : 기해, 관원

위경 : 족삼리

기해혈은 임맥에 속하며 기를 생산하는 바다이며 보법으로 타봉하여 양기를 되찾게 한다.

족삼리혈은 장부의 허약을 보하고 정기를 끌어올려 노폐물을 내리고 기와 혈의 운행을 조절한다. 관원혈은 여성질환, 소장질환, 비뇨, 생식계질환 치료시 주치혈이다.

단, 기해, 관원, 족삼리혈을 위주로 타봉을 하되 점차로 몸 전체를 골고루 타봉을 하는 것이 좋다.

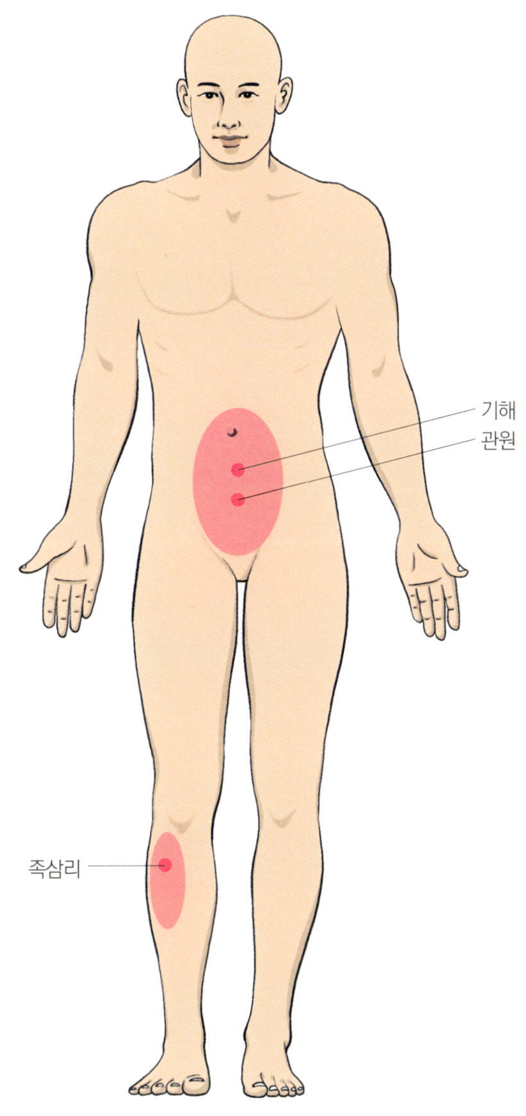

기해
관원
족삼리

책 끝머리에

우리는 누구나 살아가는 동안 삶을 훨씬 풍요롭고 아름답게 만들기 위해서 건강을 지키는 것이 자기 자신에 대한 의무요 책임감이라는 생각을 한다. 때문에 건강하게 장수하려면 인체의 전신에 흐르는 경락이 잘 소통이 되어야 하고 이러한 장기들에 산소와 영양소를 공급하여 생명을 유지할 수 있도록 전신의 혈액과 혈관이 건강해야 한다.

근육을 비롯하여 경락이나 경혈의 피부에 마니봉으로 적당한 자극을 주면 독소가 배출되어 혈액의 순환이 좋아지고 경락의 소통도 원활하게 할 수 있다. 마니봉 요법은 너무나 간단하지만 그 효과는 엄청나다. 또한 비용이 그리 들지도 않고 누구나가 손쉽게 할 수 있으며 휴대 역시 간편하다.

안마는 하는 순간에 시원함을 느끼고 그리고 지압을 하고 나면 시원함을 12~24시간 정도 느낄 수 있는 반면, 마니봉 요법은 그 효과가 1주일 이상 간다는 것을 경험할 수 있을 것이다. 또한 어혈 독소의 양에 따른 개인의 차이는 있지만 몇 번의 시술을 통하여 어혈 독소가 모두 제거가 되면 그 근본을 치료할 수 있음이 최고의 장점이라 하겠다. 요즘처럼 현대의학의 기술들이 유행처럼 차고 넘쳐날 때 마니봉을 가지고 경락을 따르고 혈을 쫓다보면 어느새 건강이 내 손안에 있다는 사실 역시도 깨닫게 될 것이다.

마니봉 요법이 동양 전통의학의 결과물 중의 하나이며 외치법 가운데 가장 우수한 치유요법임을 분명하게 확인할 것이다.